中国男性生育力规范化评估

专家共识

主　审　王一飞　黄宇烽　王益鑫
主　编　陆金春　李　铮　夏术阶

中国医师协会男科医师分会
亚洲男科学协会
《中国男性生育力规范化评估专家共识》编写委员会

中国健康传媒集团
中国医药科技出版社

内 容 提 要

中国男性生育力规范化评估专家共识力求以"全、新、实用"为目的,对目前评估中国男性生育力的规范化路径、质量管理体系以及各项指标的检测原理、具体操作、方法学评价及质量控制、正常参考值及临床意义等进行了系统地介绍,囊括了精液检查的各个方面如精液常规检查、精浆生化指标、精子功能检测、抗精子抗体检测等,生殖内分泌激素测定、遗传学检查、生殖道感染的诊断以及与男性生育力评估相关的影像学检查和病理检查,并对人类精子库捐精者的生育力评估和男性生育力保存的评估进行了详细阐述。本专家共识必将推动我国男性生育力规范化评估的普及。

图书在版编目(CIP)数据

中国男性生育力规范化评估专家共识 / 陆金春,李铮,夏术阶主编 . — 北京:中国医药科技出版社,2018.9

ISBN 978-7-5214-0339-8

Ⅰ . ①中… Ⅱ . ①陆… ②李… ③夏… Ⅲ . ①男性—生育力—研究 Ⅳ . ① R698

中国版本图书馆 CIP 数据核字(2018)第 126082 号

美术编辑 陈君杞
版式设计 也 在

出版 **中国健康传媒集团** | 中国医药科技出版社
地址 北京市海淀区文慧园北路甲 22 号
邮编 100082
电话 发行:010-62227427 邮购:010-62236938
网址 www.cmstp.com
规格 880×1230mm $\frac{1}{32}$
印张 12 $\frac{1}{2}$
字数 351 千字
版次 2018 年 9 月第 1 版
印次 2018 年 9 月第 1 次印刷
印刷 北京盛通印刷股份有限公司
经销 全国各地新华书店
书号 ISBN 978-7-5214-0339-8
定价 **59.00 元**

编写委员会

主　编　陆金春　李　铮　夏术阶

主　审　王一飞　黄宇烽　王益鑫

专家委员会委员（按姓氏笔画排列）

王洪华　无锡市妇幼保健院

王树玉　北京妇产医院

史轶超　南京医科大学附属常州市第二人民医院

冯　科　河南省人民医院

刘凯峰　苏北人民医院

刘　锋　广西医科大学第三附属医院

朱文兵　中南大学中信湘雅生殖与遗传专科医院

朱　勇　上海交通大学附属第一人民医院

邢晋放　上海交通大学附属第一人民医院

李　铮　上海交通大学附属第一人民医院

李凤华　上海交通大学医学院附属仁济医院

谷龙杰　华中科技大学同济医学院附属同济医院

陆金春　武警江苏总队南京医院

陈向锋　上海交通大学医学院附属仁济医院

张欣宗　广东省计划生育科学技术研究所

张　锋　复旦大学附属妇产科医院

张翠莲　河南省人民医院

辛爱洁　复旦大学附属妇产科医院

金保方　东南大学附属中大医院

欧珠罗布　西藏阜康医院

施惠娟　上海市计划生育科学研究所

郭兴萍　山西省生殖科学研究所

高　峰　上海交通大学附属第一人民医院

夏术阶　上海交通大学附属第一人民医院

夏欣一　南京军区南京总医院

蒋祥龙　江西省人类精子库

蓝儒竹　华中科技大学同济医学院附属同济医院

谭　艳　十堰市人民医院

秘　书（按姓氏笔画排列）

汪小波　上海交通大学附属第一人民医院

宋春英　山西省生殖科学研究所

李卫巍　南京军区南京总医院

黄煜华　上海交通大学附属第一人民医院

薛云婧　上海交通大学附属第一人民医院

序一 中国男科学发展中的重要一环

在生殖医学领域中，男科学还是一门新兴学科。为了推动中国男科学走上可持续发展之路，其中有一个重要环节是制定中国规范、标准和指南。由陆金春、李铮和夏术阶等三位专家主编的《中国男性生育力规范化评估专家共识》就是一个重要标志。

男性生育力评估是生殖医学中一个重要领域，各国男科学家正致力于制定男性生育力评估的国际标准。例如世界卫生组织（WHO）曾先后组织世界各国专家制定人类精液检测方法标准，2010年第五版"人类精液检查与处理实验室手册"已出版，受到国际学术界高度重视。但在临床实践中发现，WHO手册中列出的精液标准并不能客观反映世界不同人群的实际情况。

本书有三个关键词：男性生育力、评估规范和中国数据，即围绕男性生育力评估的一系列技术，制定中国的检测规范，并列出中国人数据。除精液常规检测外，本书还系统介绍了精液生化指标、精子功能检测、男性生育力相关的遗传学分析、男性生殖道感染和病理检查等检测标准，远远超出了WHO"人类精液检查与处理实验室手册"（2010年第五版）的检测技术范围。本书不但是广大生殖医学工作者的重要参考文献，也是中国男科学工作者在世界男科学舞台上发出的中国好声音。

《亚洲男科学杂志》主编　王一飞

序 二

男科学是一门发展十分迅速的学科，尤其是近几年男科实验室的发展取得了令人瞩目的进步。但我们也看到，男科学的发展十分不平衡，男科实验室的从业人员构成复杂，学历层次相差较大，不同男科实验室的水平参差不齐，尤其是在一些民营医院，许多实验室检查很不规范，给男性生育力评估的准确性大打折扣。欣喜的是，中国医师协会男科医师分会男性生殖医学专家委员会意识到了这种不足，并着手组织编写了《中国男性生育力规范化评估专家共识》，这本共识的出版发行，必将对我国男科学的发展起一定推动作用。

这本共识的第一主编陆金春教授，一直从事男科实验室诊断和新技术研发工作，尤其对男科实验室检测项目的规范化和质量控制有较深的造诣，由其来组织编写此共识是非常合适的选择。该共识内容"新、细、全"，"新"就是囊括了目前男科实验室的最新进展，个人经验与国内外参考文献并重；"细"就是对每一个检测项目的检测原理、检测方法、方法学评价与质量控制、正常参考值及临床意义等都详尽叙述，使读者能够看懂，并能够参照去做；"全"就是囊括了评估男性生育力的几乎全部内容，包括男性生育力规范化评估路径和质量控制体系的建立；精液常规分析、精液生精细胞检查、精浆生化指标分析、精子功能检测、精子免疫学及电镜检查等；生殖激素测定、生殖道感染和前列腺液的规范化评估；相关的病理学检查、超声和影像学检查；对捐精者的生育力评估和生育力保存亦有详尽阐述。另外，在每个章节前面均有"本章要点"，可以指导读者阅读。

总之，这本共识结合了许多编者的宝贵经验，对目前评价中国男性生育力的各项检测项目提出了规范化要求，使得读者能够真正掌握那些在一般教科书中难以阅读到而又非常必需的经验体会，这也是本共识的精华和特点所在。因此，该共识具有国内先进水平，并具有重要的临床实用价值，应该得到鼓励和支持。

有鉴于此，我十分乐意将此共识推荐给广大读者。

《中华男科学杂志》原主编

中华医学会男科学分会原副主任委员

南京军区南京总医院解放军临床检验医学研究所原所长

序　三

　　正常男性的生育力，是指有健康正常的性功能和具有使生育力正常女配偶受精、怀孕、诞生健康婴儿的精液质量。

　　正常健康的性功能，不仅指具有正常性欲、勃起功能和正常射精功能，使射精排出的精液输送到女配偶的生殖道，而且还应具备夫妇双方在情感上、性知识上和社会适应能力均健康，表现出积极完善的人格，美好的人际关系、爱情和夫妻关系。因此对性健康的评估是男性生育力评估的第一步。

　　男性生育力评估的第二步，就是精液质量的检测。精液质量评估包含精液中的精子和精浆的各项检测。必要时还应进行各项精子功能试验，近年来还对影响精子功能的机理，以及影响精子质量因素进行检测和分析，其中包含生殖内分泌、染色体检查、生殖系统超声波检查以及生殖系统感染性疾病的检查，以及影响精液质量的生活方式、环境、职业、饮食以及接触影响精子质量的药物和化学制剂、放射性物质等。

　　评估男性生育力的终极目标是正常胎儿的出生，而非单纯的精子参数的改善，应综合生活情况、女性生育能力和精液质量共同进行评估。

　　这本共识的编者中有长期从事男科实验诊断和研究工作的，他们把精液质量评估做到精准、细致。理论结合临床，撰写的内容具有先进性、科学性和实用性。有的编者长期从事男科临床诊疗、还有从事精子库以及与男科相关的遗传、免疫、超声、内分泌等。

　　本共识聚集许多编者宝贵经验的集体智慧，因此本共识具有重要的临床实用价值，我十分乐意推荐本共识出版，并期望能为推进男科学发展作贡献。

上海交通大学医学院仁济医院泌尿科

上海市男科学研究所

王益鑫

2018 年 6 月 28 日

前　言

随着我国人民生活水平的不断提高和社会的巨大进步，生殖健康问题逐渐成为社会及大众关注的热点之一。生殖健康不仅仅是女性的事，男性的生殖健康同等重要。随着男科学的快速发展，对男性生殖健康的社会需求日益增加。如何准确评估男性生育能力是目前亟需解决的问题。

在目前的男性生育能力评估过程中，经常会出现同一患者在同一实验室或不同实验室的检测结果相差较大的现象，这不仅给临床医生和患者带来困惑和不信任感，而且严重影响对患者生育力的准确判断和制定合适的治疗措施。为了切实改善这种状况和进一步规范男性生育力的评估，2017年4月中国医师协会男科医师分会男性生殖医学专家委员会成立了《中国男性生育力规范化评估专家共识》编写委员会，组织三十余位国内知名专家，经过多次讨论和修改，历时一年，终于编写完成了此共识。

本共识力求以"全、新、细、实用"为目的。"全"就是囊括了评估男性生育力的几乎全部内容，包括男性生育力规范化评估路径和质量控制体系的建立；精液检查的各个方面如精液常规分析、精液生精细胞检查、精浆生化指标分析、精子功能检测、抗精子抗体检测及电镜检查等；生殖内分泌激素测定、生殖道感染和前列腺液的规范化评估；相关的病理学检查、超声和影像学检查；以及对人类精子库捐精者的生育力评估和男性生育力保存的评估等。"新"就是囊括了目前男科实验室的最新进展和个人经验，许多编者的宝贵经验都是读者在一般教科书中难以阅读到而又非常必需的经验体会；"细"就是对每一个检测项目的检测原理、检测方法、方法学评价与质量控制、正常参考值及临床意义等都详尽叙述，使读者能够看懂，并能够参照去做；"实用"就是本共识可作为评估男性生育力的工具书，可以直接指导相关技术人员的具体操作。因此，本共识适合于男科实验室、生殖中心、检验科等从事实验室工作的专业技术人员阅读，对泌尿男科医生、生殖医学专业的医生、研究生等亦有重要的参考价值。本共识的出版发行必将推动我国男性生育力规范化评估的普及，并对我国男科学的发展起一定推动作用。

由于编写人员较多，编写水平有限，书中难免有些不足之处，恳请读者和同行专家批评指正，以便再版时修订。

编者

2018 年 4 月

目　录

第一章 男性生育力评估的规范化路径与质量管理体系

本章要点

要进行男性生育力评估，并获得全面而准确的评估结果，首先要建立规范化的男性不育评估路径与质量管理体系。

体格检查时，要重视睾丸体积、质地，仔细观察有无精索静脉曲张，不能忽视肛门直肠指检。综合考虑第二性征等体征，在病史提示下，验证男性不育的类型，在睾丸性不育、睾丸前不育、睾丸后不育中寻找蛛丝马迹。

男性生育力规范化评估，是男性不育诊断过程中的核心与依据。在对精液进行标准化评估后，结合性激素检查、遗传学分析、影像学检查等，确定男性不育的病因。

要保证男性生育力评估结果的准确可靠，必须建立一套质量管理体系。质量是男科实验室的生命，是保证男性生育力准确评估的基石。

男科实验室的质量管理体系，主要包括各种管理制度的制定、各种检验项目的标准操作程序（SOP）和质量保证方案、以及各种表格的实时、规范和完整地填写、分析和保存。

要进行男性生育力评估，并获得全面而准确的评估结果，首先要建立规范化的男性不育评估路径与质量管理体系。规范化的路径可以指导我们全面而系统地评估男性生育力，而质量管理体系的建立是获得准确评估结果的根本保证。

第一节　男性生育力规范化评估路径

男性不育症是指夫妇双方在未采取避孕措施的情况下，正常性生活1年以上，因为男方因素而导致女方未怀孕（王晓峰，2013）。未受孕的时间不是绝对因素，婚前或婚后检查发现精液无精子或精液参数明显异常，都应该诊断为男性不育症，而不必考虑不育的时间。对男性生育力评估的核心是明确其为睾丸性、睾丸前还是睾丸后因素所致不育（李铮等，2015）。

不育症在育龄夫妇中的发病率为10%~15%，其中约50%是由男方因素导致。因此，对于生育需求的夫妇，需要对男女双方进行生育力的评估。男性生育力的评估，需要收集患者的基本信息和病史，对患者进行相应的辅助检查，根据患者病史、体征、精液参数等评估其生育能力，并进行相关病因学评估。男性不育症的基本诊疗流程见图1-1。

1. 围绕男性不育类型"三分法"收集基本信息和病史

所谓男性不育类型"三分法"，即睾丸性、睾丸前和睾丸后男性不育。在病史中寻找蛛丝马迹有利于不同类型男性不育的诊断，如睾丸前不育，患者常性欲差，合并嗅觉障碍；睾丸后输精管道梗阻所致不育，患者既往可能有受孕史、附睾睾丸炎病史、双侧斜疝手术史、双侧输精管结扎术手术史等，且射精量可能减少；而睾丸性不育，患者既往可能有隐睾、腮腺炎性睾丸炎、精索静脉曲张等。

基本信息和病史包括夫妇双方的年龄、生育史、性生活情况、手术史、全身疾病病史、药物服用史、毒物接触史、居住地、职业和工作环境等。夫妇双方的年龄，可能会对生育造成一定的影响，其中女方年龄的影响尤为显著。生育史的采集，包括未避孕未育的时间，以及既往妊娠的方式和时间、流产的细节等。性生活情况的采集，包括夫妻双方性生活的频率和时间点，以及性生活时间与月经、排卵期之间的关系。而在性生活中，

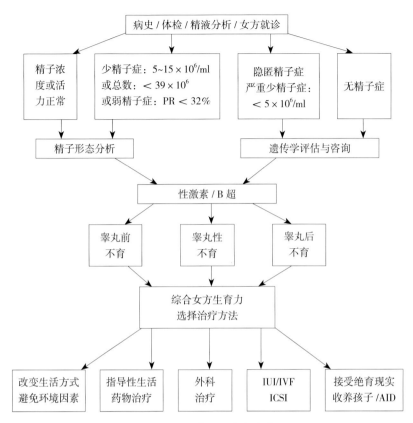

图 1-1　男性不育症的基本诊疗流程

IUI：宫腔内人工授精；IVF：体外授精；ICSI：卵细胞浆内单精子注射；AID：供精人工授精

男方射精的情况也是影响生育的重要因素，自然怀孕要求男方在女方阴道内射精，部分男性可能因为勃起功能障碍而无法插入女性阴道，部分男性则可能出现逆行射精或不射精症，而无法达到自然受孕。此外，部分夫妇在进行性生活时可能采用润滑液，其对于自然受孕也有一定的影响。对于既往曾经接受手术治疗的男性，依据其手术方式的不同，可能对其生育力造成不同的影响。对于曾经接受大脑或垂体手术的男性，可能会出现垂体功能受损，导致促性腺激素和性激素水平低下，影响精子发生。对于接受后腹膜手术、脊柱手术、盆腔手术、膀胱颈部和前列腺手术的男性，其勃起和射精功能可能因手术损伤相应的肌肉或神经而受到影响。腹股沟疝修补术和输精管结扎术，以及其他的腹股沟区和阴囊的手术，可能损伤输精管，从而导致生育力的异常。隐睾是影响男性生育力的重要因素，睾丸下降固定术对于改善隐睾患者生育力具有重要意义，因此隐睾手术史也需要引起重视。高温、辐射、污染等环境因素，以及药物、毒物、全身疾病等，都可能会影响男性的生育力。

2. 体格检查

体格检查时，要重视睾丸体积、质地，仔细观察有无精索静脉曲张，不能忽视肛门直肠指检。综合考虑第二性征等体征，在病史提示下，确诊男性不育的类型。

男性的体格检查，包括一般状况的体格检查和生殖系统的体格检查。

在评估男性生育力时，应了解男性的身高、体重，观察其面容、腰围、全身脂肪分布、毛发分布、颈部情况和有无乳房发育等，初步评估有无明显的内分泌系统的异常和遗传学的异常。

生殖系统的体格检查，对于评估患者生育力具有极其重要的作用，包括：

（1）阴茎：需检查阴茎的长短、大小和形状，查看有无包皮过长、包茎、阴茎弯曲、尿道下裂、尿道憩室等，以及有无尖锐湿疣、带状疱疹及其他性传播疾病和泌尿生殖系统感染；

（2）阴囊：需触诊双侧阴囊大小是否对称和正常，有无隐睾、鞘膜积液、异常窦道等；

（3）睾丸：需评估睾丸的大小、质地、位置、有无肿块、是否回缩等情况；

（4）附睾：需评估附睾体积、有无缺失、有无附睾炎症等；

（5）输精管：需通过触诊了解有无输精管缺失，有无迂曲、增粗，对于附睾结核的患者，通过触诊可能发现输精管串珠样改变；

（6）精索静脉：需通过视诊和触诊判断有无精索静脉曲张以及Valsalva 试验是否存在反流等；

（7）前列腺、精囊：需通过直肠触诊前列腺、精囊情况，了解有无前列腺炎症、增生以及精囊炎等。直肠指检时，嘱患者深呼吸，有时可触及精囊。

3. 辅助检查

男性生育力规范化评估，是男性不育诊断过程中的核心与依据。在对精液进行标准化评估后，结合性激素检查、遗传学分析和影像学检查等，可确定男性不育的类型。

精液常规、泌尿生殖系统超声和性激素检查是男性生育力评估中最常见的三项检查。此外，还包括染色体核型检查、Y染色体微缺失检查、生殖道感染检测、精浆生化指标测定、血清抑制素B和抗苗勒管激素（AMH）测定、精子功能试验、抗精子抗体检测、精子DNA碎片率检测，以及睾丸穿刺和睾丸活检等有创检查。

精液常规是男性生育力评估中最重要的辅助检查，也是男性不育患者症状学分类的依据，根据WHO第五版的标准（WHO，2010），它主要包括：

（1）精子浓度：精子浓度 $\geq 15 \times 10^6/ml$ 的男性视为正常，对于精子浓度偏低的患者，$(10{\sim}15) \times 10^6/ml$ 者视为轻度少精子症，$(5{\sim}10) \times 10^6/ml$ 者视为中度少精子症，$(1{\sim}5) \times 10^6/ml$ 者视为严重少精子症，小于 $1 \times 10^6/ml$ 者视为极严重少精子症，精液离心后才能发现精子为隐匿精子症，经反复离心检测 2~3 次以上，仍然无精子者则为无精子症；

（2）前向运动精子比例：前向运动精子比例 $\geq 32\%$ 者为正常，低于32% 者为弱精子症，若精液中无活动精子则为不动精子症；

（3）精子形态：精子形态的评估包括精子头部、顶体、颈部和中段以及尾部等部位的评估，正常形态精子比例 $\geq 4\%$ 者为正常，低于 4% 则为畸形精子症。

泌尿生殖系统超声是评估泌尿生殖系统情况的重要依据，其参考意义主要包括：

（1）睾丸：超声能够测量睾丸体积，评估睾丸内部血流信号及有无异常回声，初步评估睾丸功能、睾丸血供和有无睾丸占位，弹性超声还可以判断睾丸质地与硬度（李敏等，2012）；

（2）附睾：超声能够查看附睾是否完整，了解附睾头、体、尾部的回声情况及附睾周围的血供，测量附睾各段的厚度，判断有无附睾缺失、炎症或梗阻；

（3）输精管：超声可以评估输精管是否存在缺失、迂曲、增粗等情况，判断有无输精管或输精管道远端的梗阻；

（4）精索静脉：通过超声可以测量精索静脉内径，计量 Valsalva 试验的反流时间，判断精索静脉有无曲张及其曲张程度；

（5）前列腺：经直肠超声可以测量前列腺的体积，查看内部回声，判断有无前列腺增生、前列腺结节或囊肿以及前列腺炎症；

（6）精囊：经直肠超声可以查看精囊有无缺失、扩张或炎症；

（7）泌尿系统：泌尿系统超声可以判断有无肾脏肿瘤、多囊肾及胡桃夹综合征，它们可能与精索静脉曲张、输精管道囊肿等因素存在关联。

性激素检测主要包括睾酮、雌二醇、卵泡刺激素、黄体生成素、泌乳素等五项，其对于判断下丘脑 – 垂体 – 性腺轴的功能具有重要意义，也是评估睾丸生精功能的重要指标。

遗传学评估主要包括染色体核型检测和 Y 染色体微缺失两方面，主要针对严重少精子症和无精子症患者，其中克氏综合征是无精子症最常见的遗传学因素，Y 染色体微缺失次之（Jungwirth et al，2017）。

4. 男性生育力评估路径

男性生育力评估，首先进行症状学评估，根据其性生活情况和精液参数判断其是否正常，若存在异常，则需进行后续的病因学分类和病因学评估。

（1）症状学评估：症状学评估主要依据性生活情况和精液参数进行评估。性生活方式不正确的患者，通常建议指导其采用科学的性生活方式。存在性功能障碍的患者，需评估其性功能障碍是否影响生育，必要时进行纠正，或建议采用辅助生殖技术。

对于评估生育力的男性，通常建议其至少进行 2 次规范的精液常规检查后，再进行评估。通常根据精子浓度可分为精子浓度正常、轻度少精子症、中度少精子症、重度少精子症、极严重少精子症和无精子症，再根据精子活力和形态评估是否为弱精子症和畸形精子症。

（2）病因学分类：病因学分类的主要依据是男性不育"三分法"。精子发生受到下丘脑 – 垂体 – 性腺轴的调控，在睾丸的生精小管内进行增殖和分化，并通过输精管道运输并射出至体外，以上三个步骤的任意一步受影响都可能影响生育力，因此可以将男性不育症初步分为三类：睾丸前不育，即下丘脑 – 垂体 – 性腺轴受影响导致的不育；睾丸性不育，即睾丸本身受损伤，影响其精子发生从而导致的不育；睾丸后不育，即精子发生正常，因为输精管道的梗阻导致精子无法运输至体外。对于生育力异常的男性，在评估时需将其归为以上三类中的一类，再进行后续的诊疗。但有时可能同时存在两种原因，既有睾丸受损伤影响生精功能的因素，又存在梗阻性因素，影响精子经输精管道排出体外。

（3）病因学评估：在将患者进行病因学分类后，根据各类别相对应的病因，结合患者的病史，找出相关联的因素。

睾丸前因素：主要与下丘脑的功能不全或垂体的功能不全有关，对该类患者的评估关键在于明确病变部位位于垂体还是下丘脑。下丘脑功能不全的患者促性腺激素释放激素（GnRH）分泌不足，从而导致促性腺激素水平低下，以散发性的为主。其中部分患者合并嗅觉缺失或减弱，可以诊断为卡尔曼综合征（Flannigan et al，2017）。还有一部分患者则可能出现选择性卵泡刺激素（FSH）缺乏或选择性黄体生成素（LH）缺乏。垂体功能不全，可能由于肿瘤、感染、垂体手术等损伤垂体引起，影响垂体的促性腺激素分泌。血清中泌乳素水平较高的患者，下丘脑会受到负反馈作用，抑制垂体产生促性腺激素。GnRH 激发试验对于鉴别下丘脑病变和垂体病变具有一定的作用。下丘脑病变的患者注射 GnRH 后 FSH 和 LH 升高，垂体病变的患者 FSH 和 LH 水平无明显变化。部分下丘脑功能障碍的患者，在注射 GnRH 后 FSH 和 LH 水平上升不明显，可能与长期缺乏 GnRH 刺激，垂体失去对 GnRH 刺激的正常反应能力有关，对这部分患者采取连续注射或滴注 GnRH 7~14d，对 GnRH 刺激的反应可恢复正常。

睾丸性因素：包括克氏综合征、Y 染色体微缺失、隐睾、精索静脉曲张、腮腺炎性睾丸炎、全身疾病、热损伤、辐射、药物和毒物等。对此类患者通常先进行遗传学检查和评估，其中最常见的遗传学因素为克氏综合征。其次为 Y 染色体长臂的无精子因子区域的微缺失，而该区域可分为 a 区、b 区和 c 区，患者可能出现其中一个或多个区域的微缺失，其中 a 区和 b 区的缺失会导致无精子症，c 区的缺失可能导致无精子症，但部分患者也可能在精液中发现精子（Yu et al，2015）。隐睾是影响生精功能的重要因素，需要充分了解患者是单侧隐睾还是双侧隐睾、睾丸的位置和体积、是否接受过隐睾手术及手术的时间和细节，并且关注其睾丸是否存在恶变征象。

精索静脉曲张是影响生精功能的重要因素，也是继发性不育的重要病因，然而关于精索静脉曲张和男性不育的关系尚不明确，部分 Ⅲ 度精索静脉曲张的患者也能通过自然怀孕生育子代。因此，在对精索静脉曲张的男性进行生育力评估时，首先需明确其精索静脉内径和 Valsalva 试验反流时间，评估其曲张程度，结合年龄、睾丸体积、质地、性激素水平等多个方面的因素判断精索静脉曲张对睾丸生精功能的影响，同时需全面考虑是否存在影响精液参数的睾丸前因素或睾丸后因素，以达到准确评估（Tatem et al，2017）。此外，对于精索静脉曲张的患者，还需排查肾脏肿瘤和胡桃夹综合征。

对于既往有腮腺炎病史的患者，需询问其病程中有无出现睾丸肿胀和疼痛，以了解睾丸等是否受到损伤，但是发病时患者可能年龄较小，无法记得发病细节，可能需要通过患者的家长来了解病程。全身疾病、环境因素、药物、毒物等可能对生精功能造成影响，在评估时也需考虑在内。

睾丸后因素：包括输精管道梗阻、先天性输精管道缺失、多囊肾、纤毛不动综合征、附睾或附属性腺功能障碍等。其中输精管道梗阻依照发病部位不同，可以分为睾丸网梗阻、附睾梗阻、输精管梗阻、射精管梗阻等。输精管道的缺失和梗阻一般可以通过体格检查和超声检查进行诊断，而既往腹股沟区手术史和阴囊手术史也具有重要的参考价值，最常见的是腹股沟疝修补术和输精管结扎术，前者可能导致输精管盆腔段受损伤，而后者则可能导致输精管阴囊段梗阻。多囊肾患者可能存在输精管道的囊肿，其中射精管囊肿可能会导致射精管梗阻，影响精液的排出，完全性的梗阻可能导致无精子症，而不完全性的梗阻则可能导致少精子症或弱精子症，而对于此类患者在评估其生育力时，也要关注其血压、肾功能等多个方面的情况，并且了解其家族史。纤毛不动综合征是一种常染色体隐性遗传疾病，患者因纤毛结构异常，可能存在支气管炎和支气管扩张，出现弱精子症甚至不动精子症，部分纤毛不动综合征患者可能合并内脏反位，可以诊断为 Kartagener 综合征（Leigh et al，2009）。附睾或附属性腺功能障碍多与炎症、结石、囊肿等的存在有关，可影响精子成熟、活力不足等，导致畸形精子症或弱精子症的发生。

综上所述，男性不育是由多种因素而导致的综合征，故对其分类评估是生育力评估核心。尤其是无精子症患者，作为男性不育的疑难重症，更应规范化评估。男性生育力评估时，不能忽视女方因素，尤其女方年龄，因为生育是男女双方的事。对男性生育力评估，在询问病史和体检过程中，要以男性不育的三分法为核心，即男性生育力，决定于睾丸是否能够有序精确调控精子发生；决定于下丘脑、垂体功能是否正常；决定于睾丸后输精管道是否完整，即睾丸网、附睾、输精管、射精管、尿道等组织器官的功能与解剖是否正常。以三分法为基础，规范进行男性精液分析，辅以性激素测定、男性生殖系统超声检查，基本可以确定男性不育的类型。之后通过男性核型分析、Y 染色体微缺失筛查，进一步遗传学检测，可明确男性不育的原因和生育力受损的可能部位与程度。

（黄煜华　李铮）

第二节　男性生育力评估的质量管理体系

一、建立质量管理体系的重要性

要保证男性生育力评估结果的准确可靠，就必须建立一套质量管理体系。质量是男科实验室的生命，是保证男性生育力准确评估的基石。由于我国男科实验室的复杂性和精液分析的特殊性，质量管理体系的建立显得尤为重要。在我国，男科实验室往往隶属于医院生殖中心、精子库、泌尿男科或检验科，尽管近年来在某些三级医院或专科医院，科室领导对男科实验室的建设和质量管理有所重视，但大多数男科实验室的重视程度不够；一些医院男科实验室组建时间不长，男科实验室的人员组成相对复杂，有的来自医学检验专业的检验技师，有的来自以从事科研工作为主的生物技术专业，有的甚至为男科医师或护士转行进入男科实验室，故男科实验室人员对男科学、检验技术以及相关临床基础知识的了解和掌握程度参差不齐；精子是一个特殊的会活动的细胞，与人类生殖活动密切相关，而人类对精子发生、成熟和参与受精的许多内在机制尚未完全了解，对精子质量尤其是精子功能的评估方法尚存在许多缺陷。这些均给男科实验室的质量管理带来一定难度，也突显出质量管理在男科实验室评估男性生育力中的重要性。

男科实验室检测结果的准确性与男性生育力的准确评估和制定合适的治疗措施直接相关，这不仅可为患者大大节约医疗费用，而且在医患关系日益紧张的今天也可避免不必要的医患矛盾，提高男科医师的声誉。因此，男科实验室的质量管理应该受到高度重视。

男科实验室的工作流程包括报告单的申请、患者的准备、标本的采集与运送、标本的处理和分析、结果的确认、发出报告、给出解释和建议、标本的贮存等。此外，还应考虑生物安全性和伦理学问题。男科实验室涉及到的检验项目包括精液常规分析、精浆生化检测、抗精子抗体的分析、精子功能试验、分泌物的常规检验和病原体检查、细菌培养、无精子因子（AZF）的检测、染色体分析、性激素测定等，因此与体液学、临床化学、临床免疫学、微生物学、遗传学及分子生物学等多个学科相关，这就要求男科实验室的检验人员具有较广的知识面、一定深度的专业理论和较熟练的操作技能，还应具有较好的与临床医生沟通的能力。同时，要重视新理论、新技术的学习，必要时开展相关的科研工作，从而推动男科实验室诊断技术不断发展。

要保证男科实验室有序和高质量的运行，男科实验室必须具备先进的技术能力和科学的管理体系，即男科实验室必须加强能力建设和质量管理，前者是指男科实验室要为临床男科诊疗活动提供充分的检测项目和先进的方法，后者是指男科实验室要保证检测的结果和数据准确、可靠。然而，我国男科实验室的系统管理刚刚起步，还没有系统的指导文件或规范，导致我国男科实验室发展参差不齐、许多分析项目的检测很不规范，不同实验室发出的结果差异较大，难以达到不同实验室的结果互认，给患者和临床医生带来不少麻烦和困惑。因此，男科实验室应建立质量管理体系（图 1-2），包括各种管理制度的制定、各种检验项目的标准操作程序

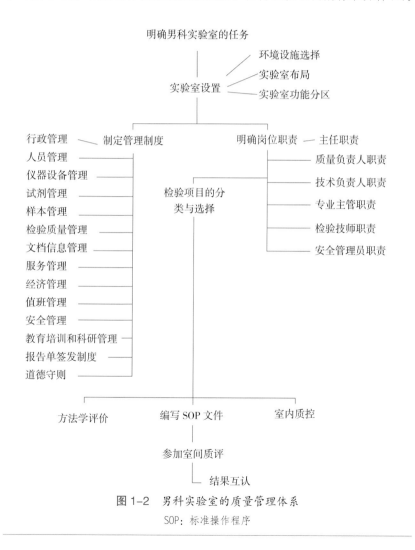

图 1-2　男科实验室的质量管理体系

SOP：标准操作程序

（SOP）和质量保证方案、以及各种表格的实时、规范和完整的填写及分析和保存，从而对患者的精液、血液、分泌物等各种标本进行科学的、规范的实验检测，获得准确可靠的检验结果，为临床男科疾病和生殖问题的诊断、治疗和预防提供科学依据。

二、职能管理

职能管理是保证准确评估男性生育力的男科实验室长期、稳态运行并不断发展的基本措施。男科实验室的职能管理主要包括男科实验室的任务、设置、各级人员的职责以及各类规章制度等，男科实验室的负责人要有整体、发展的眼光来规划男科实验室，各级人员的职责和各类规章制度要上墙，要定期组织学习。但要注意的是，随着时代的发展和科技的进步，各级人员的职责和各类规章制度也应适时地做相应的修改，而不是一成不变的。

（一）男科实验室的任务

由于不同医疗机构的规模和性质不同，其男科实验室的任务亦有所不同。但大体应有如下的工作任务。

（1）以患者为中心，以质量为核心，以科学为依据，服务于临床医疗和科研为宗旨，及时、准确、客观地报告检验结果，并为临床医疗和科研提供必要的咨询。

（2）承担男科和生殖医学相关的在省物价局收费目录里有记录的临床检验项目的检测，负责所有相关项目的检验和质量管理，并积极参与室间质量评价活动。

（3）有条件的实验室可以承担医学院校的教学和实习任务，接受下级医疗单位的进修人员；可以举办国家级、省级或市级的继续医学教育和专业培训，同时有计划地安排本科室人员参加外部医疗机构组织的继续教育学习和质量管理培训。针对各级工作人员，每年制定培训计划，组织专家授课，有计划地组织科室内部的讲座和经验交流活动，不断提高专业人员的基础理论水平和实际操作技能。

（4）应对实验室工作人员进行防止生物危害发生的培训以及应急预案的演练。

（5）男科实验室应加强与临床医护人员的沟通，有计划地向临床医护人员进行实验室知识讲座，介绍新开展的检验项目、引进的新技术以及正确采集、运送标本的要求等，同时听取临床医护人员对实验室工作的意见和建议，持续改进工作，更好地为临床诊疗服务。

（6）男科实验室应有计划地安排科研工作，科室要有稳定的研究方向，形成本科室的专业特色。注重开展相关检验项目的临床研究，积极引进新技术，发表学术论文。同时要积极配合临床科室的研究工作。

（二）男科实验室的设置

男科实验室作为一个相对独立的科室，其环境设施、实验室的布局以及实验室的设置应符合临床常规实验室的基本要求。

1. 环境设施

男科实验室与其他临床实验室一样往往有较多精密贵重的仪器，为了保证仪器的正常运转和使用安全，必须有合适的工作条件。男科实验室应安装独立的空调系统，室温尽可能常年保持在20℃~25℃，相对湿度小于80%；避免强电磁辐射和振动；电源总负载量足够大，有稳压装置保证电压平稳，有接地装置；水压要稳定，上下水道畅通，污水需经净化处理后方可排出院外；配备消防装置和器材，放置位置合理，取用方便。

实验室的流程设计与环境应适合所从事的工作。采集和检验原始样本的环境不应对检测质量有任何不利的影响。当有环境因素可能影响检测结果的质量时，实验室应监测、控制并记录环境条件。

2. 实验室的布局

男科实验室是男科和生殖医学相关检验工作的空间和场所。实验室的布局应有利于患者与实验室的联系，有利于临床医护人员与实验室的联系，有利于充分发挥各种仪器设备的使用效率，同时也要有利于保障工作人员的身心健康和发挥工作效率。因此，男科实验室应位于生殖中心、精子库、检验科或专科医院的中心位置，实验室的洁净区与污染区需有明确标识，实验室与办公室严格区分，污染区与非污染区严格区分，相邻实验室之间如有不相容的业务活动应严格物理分隔。技术操作室应宽敞，光线明亮，空气流通，避免强光直晒，消毒方便。

实验室需有足够的空间满足以下用途：精液样本采集室；血液标本采集区域；样本接受处；实验室操作区域；试剂耗材储存区域；标本储存区域；文档记录储存区域；危险物品储存与处理区域；废弃物处理区域；合理独立的办公区域；工作人员便利设施如洗漱间、茶水间、更衣室及个人物品存放处等。

3. 男科实验室的功能分区

男科实验室根据工作需要可以大体设置为几个功能区，如样本采集区、精液常规检验室、精浆生化检验室、免疫分析区、遗传室、精子功能检验区、微生物室、分子诊断实验室、研究室等，规模小的实验室也可以几个区合并，根据所开展的检验项目和样本量的多少而定。同样，男科实验室的建筑面积应根据医院规模和承担任务大小而定，但应有发展的空间，保证工作人员在一个舒适的环境下工作。

（三）岗位职责

男科实验室的检验人员必须持证上岗，负责对检验结果审核者应当具备适当的理论和实践背景。检验报告必须由具有执业资格的检验技师签发，并经授权人审核，必要时需经专业主管审核。因此，男科实验室应配备主任、质量负责人、技术负责人、专业主管、检验技师及安全管理员，且各级人员各负其责，各级人员的具体职责如下。

1. 男科实验室主任职责

（1）男科实验室主任是男科实验室的经营者和管理者，是男科实验室主任负责制的行为人（责任者），是男科实验室质量与安全管理和持续改进的第一责任人。在生殖中心、检验科、精子库主任甚至院长领导下，负责本科室的临床检验、教学、科研、继续医学教育及行政等方面的管理工作，制定科室质量管理方针，明确质量目标，建立质量体系，并定期审核和评价质量体系，使之有效运行，达到医院和本行业的目标和标准。

（2）在工作中贯彻以患者为中心的服务思想，负责本科室人员的医德、医风教育和国家发布的有关民法、刑法及医疗卫生管理法律、行政法规教育。

（3）贯彻执行医院、生殖中心、检验科、精子库等的各项规章制度，组织制定具有本科室特点、符合本学科发展规律的科室规章制度。

（4）负责专业划分工作，并聘任各专业主管，审查各专业主管的工作计划及实施办法，组织评估各专业实验室的能力和开展项目情况，督促检查各专业主管的工作情况及专业实验室的经营预决算，按期总结。

（5）抓好科室质量管理工作，聘任科室质量负责人，按照实验室标准化操作程序，不定期检查科室内人员的工作质量和各检验项目的质量，努力开展各检验项目的质量控制工作。

（6）全面负责实验室生物安全工作，聘任科室安全管理员，决定并授权进入实验室的工作人员；负责制定和实施实验室应急处理预案；负责实验室安全事故的现场处置、调查和报告；落实实验室设施、设备、防护装备等符合国家有关的生物安全要求，并确保不降低其设计性能。

（7）督促科室内人员正确使用与保管剧毒危险品以及各种设备和器械，审签药品及器材的请领与报销，经常检查安全措施及执行情况，防止差错事故。

（8）结合临床医疗，制定科研计划，引进国内外新成果、新技术、新方法和开展新项目。积极督促本科室人员申报各级各类基金课题，并协调医疗工作与科研人员之间的关系。

（9）督促检查各专业的业务学习、技术培训、继续医学教育、实验室人员技术能力评估等计划的实施；根据能力评估结果，对各专业岗位和重要仪器的使用人员进行授权；有计划地安排本科室人员积极参与学术交流或专题讨论会。

（10）安排外来实习、进修人员到各专业实验室学习，定期检查实习或进修计划、毕业论文的完成情况。

（11）经常深入各临床相关科室，征询对检验质量的意见和要求，督促各专业主管提出改进措施，满足临床的需求。

（12）负责专业人员分工、外出开会或进修等任务，确定本科室人员的轮岗和值班，督促检查全员考勤考核。

（13）男科实验室副主任协助完成科室管理工作，在主任长期外出时，经上级领导同意，负责实验室全面工作。

2. 男科实验室质量负责人职责

（1）男科实验室质量负责人由男科实验室主任任命、授权，并对其进行年度考核。

（2）负责组织质量管理小组；负责质量体系的建立与运行工作，参加质量方针、质量目标和实验室资源的决策活动；负责质量管理和监督工作，保证质量体系有效运行。

（3）负责对质量手册、程序文件和各种质量文件的编制、审核、发放以及换页更改的申请和换版更改的组织实施；负责计算机和自动化设备内的程序文件与数据修改的批准。

（4）负责对不合格检验项目进行整改，分析体系运行中潜在的不合格原因；负责纠正、预防措施的审查、批准；监督纠正、预防措施的实施。

（5）质量负责人和质量管理小组负责外部评审工作。评审前，协助实验室主任做好质量管理评审前的组织和准备工作，负责编写《管理评审报告》；评审时，汇报质量体系运行情况。

（6）审核实验室发出的检测信息内容。

（7）负责有关质量问题的抱怨和投诉的处理。

3. 男科实验室技术负责人职责

（1）技术负责人由男科实验室主任任命、授权，并对其进行年度考核。

（2）负责任命技术管理小组成员，组织技术管理小组的工作。负责组织技术管理小组每年进行一次检验方法的评价、确认、评审和批准；负责组织技术管理小组编制《标本采集手册》、《检验项目手册》，供患者和临床医护人员取用。

（3）负责数据控制程序的实施，负责计算机和自动化设备内的程序文件与数据修改的批准，负责检验报告修改的批准。

（4）负责每年进行一次检验程序的评审工作，组织编制《检验程序评审报告》，负责评审报告实施情况的跟踪；负责每年进行一次各检测项目生物参考区间的审核、评审工作。

（5）负责对发生不符合项的责任组和责任人进行考核并提出处理意见，负责批准恢复检验工作。

（6）负责质控品更换和室内质控靶值修订的批准。

（7）负责所有仪器设备的统一管理，配合医院设备科对仪器进行验收和安装，负责仪器设备校准程序的审批。

4. 男科实验室专业主管职责

（1）专业主管为本专业实验室的学科带头人，由男科实验室主任任命并授权，在主任领导下，实行专业主管负责制，负责本专业的全面质量管理、科研、教学和部分行政工作，按期向主任总结汇报。

（2）规划及落实本专业建设的发展计划及质量方针，制定本专业的质量目标，组织编写各检验项目的操作手册及仪器的操作手册，经常检查执行情况。每日检查各检验项目的室内质量控制，分析质控数据，提出纠错措施；积极参加各级组织的室间质量评价活动，审查签发室间质评汇报表，分析质评成绩，提出改进措施。

（3）掌握特殊检验技术，解决本专业的复杂疑难问题；审签本专业的检验报告。

（4）经常深入临床相关科室征询对检验质量的意见，介绍新的检验项目及临床意义，有条件时参加疑难病例讨论，主动配合临床医疗工作。

（5）负责本专业检验人员的业务学习、继续教育和技术考核工作，有计划地对年轻检验人员开展三基训练，定期对本专业人员的技术能力进行评估；检查督促本专业人员贯彻执行各项规章制度，进行考勤考绩、人员安排；专业主管外出前，应向主任提出申请，临时指定人员负责代理。

（6）安排本专业范围内进修、实习人员的学习，切实做好带教工作。

（7）结合临床医疗，制定本专业的科研计划，并不断引进国内外的新成果、新技术、新方法，开展新项目，提高本专业的技术水平。

5. 男科实验室检验技师职责

（1）在专业主管的领导下，完成检验、科研、教学等各项工作任务，做好日常工作记录包括工作量、试剂消耗、仪器使用情况、室内室间质控情况等。

（2）负责实验前的各项准备工作，必要时收集和采集标本，负责特殊试剂的手工配制，严格按操作手册规定程序操作，随时核对检验结果，严防差错事故。

（3）及时出具报告单，遇到有疑问的或特殊的检验结果应立即报告专业主管，必要时复查结果或复检，并及时通知临床；根据标本保存、处理的要求，妥善保留标本。

（4）认真做好检测项目的室内质量控制工作，分析和查找失控的原因，提出改进措施，真实、及时地汇报室间质评数据。

（5）积极参加继续教育，参与科研及技术革新，不断开展新项目，提高专业水平；参与进修、实习人员的培训工作。

（6）负责贵重仪器的管理，按照《仪器操作手册》进行操作、日常维护保养及定期检查校准，使分析仪器始终处于良好的状态；担任检验试剂和器材的请领、登记、统计和保管工作。

（7）做好实验室的安全工作，负责剧毒危险品的管理和消毒隔离工作。

6. 男科实验室安全管理员职责

（1）安全管理员由男科实验室主任任命、授权，负责各个场所的安全，并对其进行年度考核。

（2）负责实验室安全、安全保障以及技术规章方面的咨询和指导工作。

（3）严格执行安全规定，定期进行内部安全检查。

（4）纠正违反生物安全操作程序的行为。

（5）在出现安全事件或其他事故时，协助实验室安全事故的现场处置和调查。

（6）检查和督促实验室废弃物的有效管理与安全处置、实验室各项消毒灭菌措施的落实情况和本部门工作人员的安全培训。

（7）定期研究安全管理，保障实验室安全，完整记录各项安全相关活动。

（四）管理制度

要保证男科实验室的正常、持续有序的运行，就要对男科实验室进行全程的管理，如行政管理、人员管理、仪器和试剂的管理、标本采集和运送的管理、检验质量的管理、文档管理、经济管理等，而管理的好坏主要取决于各项制度的合理制定和有效落实。现对男科实验室的管理及相关制度规范如下。需要注意的是，各级医院男科实验室应根据有关法律、法规和部门的规章制度，与时俱进，不断完善和规范男科实验室的管理，提高管理能力。已经制定的男科实验室管理及相关制度不是一成不变的，应适时修订。

1. 行政管理

根据男科实验室的工作性质与任务可采用二级管理方案，即男科实验室主任的一级管理和专业主管的二级管理。

（1）男科实验室主任：为男科实验室的经营者和管理者，其本人可能为某一专业的专家或学科带头人。男科实验室主任应具备本科及以上学历或副高及以上职称；有 5 年以上工作经验，具有一定的实验室管理能力；有管理方面的继续教育学分，取得实验室管理培训的合格证书。

（2）专业主管：由男科实验室主任聘任，应是相关专业的学科带头人和质量管理者，具有本科及以上学历或中级及以上职称，有 3 年以上相关专业的工作经历，有管理方面的继续教育学分，取得实验室管理培训的合格证书。

2. 人员管理

（1）人员梯次：男科实验室应有合理的人员梯次，这主要体现在技术职称上。规模较大的男科实验室应配有技师系列、医师系列和研究系列人员，但应以技师系列为主。技师职称包括主任技师、副主任技师、主管技师、技师和技士，应以主管技师和技师占大多数。

（2）人员引进和培养：技术人员是学科组成和建设的最基本的单元和最重要的因素，培养和造就一批各层次的专业人员是完成任务和发展事业最重要的保证。技术人员的引进除了要求有一定的学历层次外，还要考察其思想政治素质、职业道德素质、专业技术素质以及身体素质。对新入编或聘用的院校毕业生，工作第一年为见习期，科室应根据其工作表现进行选择使用。每位技术人员每年应参加继续医学教育，提高业务水平。要重视对进修、实习人员的管理和教育，制定有关管理制度。

（3）人员轮岗和专业定位：从培养人才和提高专业业务水平的角度出发，规模较大医院的男科实验室人员应采取轮岗和专业定位相结合方式。新入编或聘用的本科及以下人员需岗位轮转 3 年以上，根据工作需要可以确定专业定位；研究生应进行岗位轮转至少 1 年，以熟悉男科实验室内各专业各岗位的业务工作和检验流程，再进行专业定位。各专业定位人员应为本专业或相关专业毕业，经岗位培训、业务能力考核，并经男科实验室主任授权后方可上岗。特殊岗位的技术人员，如从事 PCR 分析的人员，需取得相关的上岗证。对于专业定位人员，除了做好日常检验工作外，还需要承担一定程度的科研和教学任务。

（4）人员档案：男科实验室应建立专业技术人员档案，可包括如下内容：①学历教育和岗位培训经历，仪器操作、项目报告和实验室信息管理权限等的授权；②国家、省有关部门要求取得的证书或执照；③当前岗位职责的描述及能力评估的记录；④继续教育的记录；⑤工作经历；⑥奖惩情况；⑦健康情况；⑧意外或突发事件的记录。需要注意的是，人员档案需及时更新、增添新内容，并由专人保管。除原始资料外的档案资料亦可录入电脑保存。

（5）技术能力评估：男科实验室需定期对各级人员尤其是初中级人员的技术能力进行评估，评估的内容包括：①基础理论和基本知识；②实验操作能力；③检验结果的分析与判断能力；④质量控制知识与能力；⑤与临床医护人员及患者的沟通能力；⑥从事精子形态学分析的专业技术人员需有精子及生精细胞形态学理论与技能培训的记录及能力评估的记录。需要注意的是，在科室人员职责发生改变、实验程序和技术更改以及人员长时间离岗后，需对工作人员进行重新培训和技能评估。

3. 仪器设备管理

男科实验室应配置用于原始标本采集、制备、处理、检验和存放所需的全部设备。应具备的基本设备包括：计算机辅助精液分析仪（CASA）、全自动生化分析仪、离心机、洗板机、酶标仪、显微镜、生物安全柜、分析天平、恒温箱、医用冰箱、超低温冰箱等，规模较大的医院还应具备CO_2培养箱、荧光定量 PCR 仪、凝胶成像系统、核酸电泳系统、荧光显微镜、细菌鉴定及药敏分析仪、全自动染色体分析仪等。

仪器设备的质量、运行状况和正确使用直接关系到检验质量，因此必须制定科学合理的仪器设备管理制度。仪器设备管理制度的主要内容为：

（1）仪器设备购置由各专业组提出购置申请，说明开展新项目或仪器设备更新的理由，科室对同类仪器设备进行论证后，上报医院器械管理部门。仪器设备应具有合法性，具备有关证件和批文，并符合质量要求。

（2）应根据仪器设备的相应环境要求，将仪器设备放置于合适的位置，通风、照明和采暖合适，便于仪器正常操作，以免环境因素变化对仪器设备产生影响。仪器设备应放置在相对独立的场所，避免相互之间的干扰。

（3）新购进的仪器设备，投入使用前应对其主要性能参数进行校准，检测数据须达到设备说明书的规定要求。精密仪器设备搬运后要重新进行校准。检验人员操作精密仪器设备前须经过正规培训，考核合格后由男科实验室主任批准、授权上岗。

（4）各种仪器设备均应建立档案统一管理，内容包括仪器名称、编号、品牌型号、购置日期、使用说明书、操作手册、维修手册等原始资料，制造商的联系人和电话，设备损坏、故障、改动及维修记录等，由专人保管。

（5）制定仪器设备的标准操作、维护规程，检验人员在使用仪器的过程中必须检查仪器的状态和环境条件，做好质量控制、标本检验、日常维护保养工作，并有相应的记录。

（6）仪器设备要有明显的状态标识（如正常运转、停止使用、维修中），出现故障时应停止使用并标明状态，维修后应经校准、验证或检测达到规定标准后方可使用，并评价对故障之前检验结果及所发报告的影响。

（7）建立仪器检定和校准程序，制定年度计划，按期（每年至少一次）

检定或校准仪器设备，保存详细的校准记录。

（8）各种容量仪器在使用前应进行校准，注意保管，受损后须及时更换，使用者应熟练掌握使用方法。

（9）重要仪器应指定责任人负责管理。

（10）多台同类仪器应定期进行比对，并保存比对记录。

4. 试剂管理

男科实验室使用的试剂品种较多，会直接影响到检验质量，因此，男科实验室应制定科学合理的试剂管理制度。试剂管理制度的内容应包括：

（1）男科实验室应根据各种试剂的用量、库存量情况每月填报试剂采购计划表，经男科实验室主任签字后提出采购申请，由医院通过合法途径统一采购。试剂采购计划表应包括试剂名称、规格、单位、品牌、采购数量等信息。试剂、校准品、质控品等要三证齐全，符合国家有关部门标准和准入范围。男科实验室主任组织试剂管理小组负责评价、选购。

（2）对领来的或者购买的试剂、校准品和质控品等需登记品名、数量、规格和价格，由专人妥善保管，在有效期内使用。非仪器配套试剂应有性能评价报告。试剂配制记录、领用记录、比对实验、校准和性能评价报告应妥善保存，以备查阅。

（3）试剂、校准品或质控品应根据要求保存在室温、医用冰箱或冷库，储存温度要定期进行监测。

（4）试剂开封后应注明启用日期、失效期并附签名。新的试剂应选择恰当的方法学验证以保证准确度、精确度、灵敏度、临床可报告范围、分析干扰、参考区间等，各项技术参数均能符合临床使用需求。新批号的试剂使用前，应通过直接分析参考物质、新旧批号平行实验或常规质控等方法进行性能验证。定性实验试剂应至少检测一个已知阳性和一个已知阴性的标本。

（5）自配试剂由专业主管指定专人负责配制，原料及溶液必须保证质量，有配制记录；成品贴有标签，注明试剂名称、浓度、储存条件、配制日期和失效日期、配制人等。

（6）易燃、易爆、易挥发试剂皆应密封，单独分存于冷暗安全处。强酸强碱应分别存放。剧毒试剂存放于保险箱内或双门双锁,由男科实验室主任和安全员共同管理,使用时应有两人在场并做好使用记录。

5. 标本采集、运送、保存及处置管理

标本采集、运送、保存及处置应建立相应的管理制度,内容应包括:

(1)制定《标本采集手册》,对检验、医护和运送等相关人员乃至患者进行培训和指导,避免由于标本采集和运送等因素而影响检测质量及生物安全。

(2)标本采集前应告知患者注意事项,以减少因禁欲时间、运动、饮食、饮酒、吸烟等因素对检验结果的影响。

(3)标本采集时应核对患者基本信息、检验项目、标本类型、容器、采集量等,按照正确的标本采集途径,规范的操作方法,采集合格的标本。

(4)标本采集后应在规定的时限内及时送检,避免因暂存环境和时间延缓等因素而影响标本检测结果的准确性。不能及时送检的标本,要按规定的储存条件及方式妥善保管。

(5)建立标本验收、登记、处理的工作程序。接受标本时必须认真核对患者基本信息、标本类型、标本量、容器、标识、检验目的等,对不符合采集规范的标本应及时通报送检人员或其他相关人员,明确处理意见,做好记录。一般而言,不合格标本不得检测,更不应将失真的结果发给临床,但对特殊的精液标本,由于某些患者留取困难,标本可以检测,但在报告单上应注明留取情况,并注意与临床医师及时沟通。

(6)标本接受后应及时处理和检测,防止标本中被测成分的改变影响检测结果。一份标本有多个专业的检测项目时,应采取首检负责制,即先检测的专业组负责将原始标本或分装标本转送至其他检测部门,并记录在案。

(7)向外单位送检或接受外单位送检的标本应由专人负责并有签收记录,标本用于科研时,必须征得专业主管、男科实验室主任同意,并做好详细记录备案。

(8)检验后的标本应按规定根据不同要求和条件限时保留备查,特殊标本特殊保存。废弃标本应严格按照实验室感染性材料和废弃物管理相关规定处理。

（9）标本采集、运送及检验人员必须严格执行生物安全防护要求，任一标本均应作为潜在的污染源看待，因此应使用合格的标本输送箱、加盖封闭运送，检验申请单不得与标本容器卷裹混放。接触标本时必须佩带防护手套，工作完毕后，按要求彻底清洗双手，防止感染。

6. 检验质量管理

检验质量管理是男科实验室管理中十分重要的组成部分，男科实验室主任应将其作为科室管理的重中之重。男科实验室应建立检验质量管理制度，内容应包括：

（1）检验质量是男科实验室的生命，科室所有人员应严格遵守国家、卫生部法律法规，严禁弄虚作假、篡改数据；要认真学习质量管理和质量控制理论知识，严谨求实，高度负责，牢牢把住质量关。

（2）制定岗位责任制，明确各类人员职责，严格遵守规章制度，执行各项操作规程，严防差错事故发生。

（3）建立质量体系文件，包括质量手册、程序文件、标准操作规程及各类记录表格等，健全质量控制工作。

（4）成立质量管理小组，成员由男科实验室主任、副主任、各专业主管、质量负责人等组成，定期召开小组成员会议，讨论科室管理、发展规划、监督措施、效果评价及反馈信息等，分析质量控制效果，并提出改进措施。

（5）男科实验室主任应选择具有相关资质、经验丰富及有较高技术水平和业务能力的人员为质量负责人，授权其负责检验全程质量控制工作及结果解释工作，定期监督检验报告质量，分析存在问题并持续改进。

（6）认真开展室内质量控制工作，做到日有操作记录，月有小结、分析，年有总结。发现失控要及时纠正，并对同批检测的结果进行评估。积极参加室间质量评价活动，对室间质评反馈结果进行小结，对不合格的项目需分析原因，并保留原始数据及记录；定期召开室间质评分析会，提出改进措施，提高室间质评水平。

（7）加强仪器、试剂的管理，新引进或维修后的仪器经校正验证合格后，方可用于标本检测；新购进或新批号的试剂进行性能评估合格后，方可用于标本检测。

（8）及时掌握业务动态，合理科学地安排人员及配置必要的仪器设备，保证检验工作的正常运转。

7. 文档及信息管理

男科实验室有许多需保存的文档资料以及患者检查的信息资料，患者资料多以实验室信息管理系统（LIS）或独立的电脑系统保存，因此男科实验室应加强文档和信息的管理，并建立相应的管理制度。文档和信息管理制度主要内容包括：

（1）男科实验室文件和资料的保存应有专人负责保管，需保存的文件和资料有各种规章制度、人员技术档案、人员健康档案、仪器设备档案、质量手册（包括仪器操作程序、项目操作程序、室内质控程序、室间质评程序等）、医院和上级部门的有关文件、科室会议记录、试剂领用记录、检验原始数据及各类记录表格等。

（2）文件和资料可采用电子和 / 或纸质保存。

（3）文件资料应易于存取、安全保密和定期整理。对于过期无效和现行有效的资料要有明显的区别。有关原始数据至少保存 3 年。

（4）LIS 系统是检验医学与现代计算机网络系统相结合的产物，是医院信息系统（HIS）的一个重要组成部分。LIS 系统应贯穿于检验全过程，男科实验室所有收费项目必须纳入系统管理，实现检验数据和信息的共享。

（5）建立 LIS 操作程序，对 LIS 使用人员进行培训，考核合格后由男科实验室主任授权，不同的操作者应授予不同的权限。工作人员必须保管好密码，出现问题追究当事人责任。科室应设有专人进行网络管理。

（6）严格按规定程序开启和关闭电脑。未经许可，禁止在工作电脑上使用个人光盘、移动硬盘、U 盘等，以防病毒传染。因工作需要存储资料时应使用指定的光盘、移动硬盘和 U 盘。

（7）制定 LIS 应急预案，工作人员应熟悉操作流程并演练。电脑发生故障或出现病毒感染时，操作者作简易处理后仍不能排除的，必须及时报告科室网络管理员和医院信息中心，不得擅自越权操作。

（8）定期验证 LIS 数据传输的准确性、安全性和效率。建立双备份制度，重要资料除在电脑储存外，还应刻录光盘以防病毒破坏而遗失。

（9）外请人员对电脑进行维修时，科室应有工作人员全程陪同；维修或维护过程中，应对信息进行拷贝，确保检验数据安全；未经许可，禁止外来无关人员使用科室电脑设备，经许可的外来人员使用电脑时，同样应有科室指定人员陪同。

8. 服务管理

男科实验室的服务对象主要为患者和临床医生。随着医疗卫生事业的发展，与医院其他科室一样，男科实验室的服务质量和服务能力也越来越显得重要。男科实验室应不断加强服务管理，提高患者满意度和临床满意度。

首先，男科实验室的窗口布局应科学、合理，方便患者进行检验。男科实验室及其窗口要有明显、易懂的路径指示和标识，有便民措施，候诊区环境要清洁、舒适、安全，配备适宜的座椅，有条件的单位应建立智能电子叫号系统。要尽量采取措施缩短患者检验的等候时间，及时报告检验结果，有条件的单位可以配备检验报告自助打印机。其次，检验人员应自觉保护患者隐私，除法律规定外未经本人同意不得向他人泄露患者情况，纸质报告单需核对身份后由工作人员发放。另外，要妥善处理并记录患者投诉和医疗纠纷，要建立差错和投诉处理制度（见本小节），从而持续改进医疗服务。每年至少开展 2 次患者满意度调查，调查人群应包括门诊、住院和离院患者，调查内容包括检验质量、检验报告及时性、检验便捷性、候诊室环境、服务态度等。

在临床服务方面，男科实验室要与临床建立有效的沟通机制，要建立检验人员与临床沟通制度（见本小节），通过多种形式和途径如电话、网络等，及时接受临床咨询。男科实验室可通过有效的途径如现场宣讲、提供网络资料等宣传新开展项目的用途，解答临床对检验结果的疑问，并提出进一步检验的建议。男科实验室可通过各种途径征求临床意见，分析检验工作中的问题和缺陷，讨论新项目的开展，开展的新项目应能满足临床需要。要向临床相关科室提供《检验项目手册》，指导临床规范采集标本和合理选择检验项目。每年至少开展2次临床满意度调查，调查人群包括临床医生和护理人员，调查内容包括检验质量、检验报告及时性、检测能力、临床沟通、结果解释、服务态度等。

男科实验室的差错和投诉处理制度应包括如下内容：

（1）男科实验室对发生的差错事故和投诉应定期讨论，重大事故应立即讨论，总结经验教训，提出整改及防范措施，给予当事人批评教育或必要的处理，并立即采取挽救措施，积极做好善后工作。根据情况，向有关上级领导报告。

（2）检验报告签发后，因质量抽查或临床、患者投诉的差错，经调查证实由男科实验室质量管理小组讨论认定；经调查系因违反男科实验室操作规程造成的，属严重差错；遵守了操作规程，而因偶然因素失误造成的，属一般差错。

（3）发生差错后，由男科实验室质量管理小组讨论决定对当事人的处理意见。

（4）男科实验室的服务对象通过各种途径如上门、信件、电子邮件、电话、调查等向医院相关部门或男科实验室主任提出服务质量、服务态度等不满意见，或媒体已有负面报道，即视为投诉成立。

（5）各专业检验人员必须认真接受服务对象以任何方式或通过医院相关部门转达等形式向男科实验室提出的投诉，并尽可能详细问明情况并做好记录，立即向本专业主管或男科实验室主任汇报。

（6）投诉受理后，专业主管应及时与相关责任人员联系，通过调查核实和分析研究，确定投诉性质是否为有效投诉，并查明原因，有错必纠。当专业主管无法解决时须迅速向男科实验室主任汇报，及时处理，让投诉者满意。

（7）男科实验室须定期归纳和分析投诉记录，提出改进方案，避免同类错误再次发生；定期征求医患意见或建议，规范医患沟通内容、形式，增强沟通效果。

男科实验室检验人员与临床沟通制度应包括如下内容：

（1）男科实验室应定期征求临床医生及护理人员对男科实验室工作的意见或建议，不断改善服务态度，提高检验质量，从而为临床提供及时、准确的检验报告。

（2）根据男科实验室开展项目的临床意义和临床需求，对检测项目进行合理组合。向临床相关科室发放《男科实验室通讯》，介绍新技术、新项目，并给予临床必要的指导、培训、答疑和咨询。新项目开展后需跟踪调查，听取临床对新项目开展的意见或建议，持续改进，确保新项目满足临床需求。

（3）男科实验室主任或专业主管应参与临床疑难病例的会诊，对检验结果做出合理解释，并依据实验室结果对临床诊断和治疗提出建议，及时给临床满意答复。

（4）男科实验室检验人员接到投诉后，应及时记录内容，并向专业主管或男科实验室主任汇报。一般的反馈意见由各专业主管自行处理，如属重大纠纷或差错，应立即向男科实验室主任汇报，由男科实验室主任负责处理。

（5）定期征求临床医护人员对男科实验室工作的满意度，分析存在的问题，采取改进措施，跟踪调查实施效果。

（6）开展男科实验室人员沟通技巧培训，加强与临床相关科室间的学习和交流，建立男科实验室与临床相关科室间的协调会议制度，每年 1~2 次，共同改进男科实验室工作质量和服务质量。

9. 经济管理

为了适应社会主义市场经济和医疗卫生事业发展的需要，男科实验室主任应具有经济管理意识和能力，要不断完善科室经济管理和监督，规范科室财务行为，提高资产使用效益。男科实验室经济管理主要包括预算编制、成本核算、绩效工资分配、项目收费等方面。

（1）预算编制：男科实验室的预算是指科室按照国家及单位有关规定，根据科室发展计划和目标编制的年度经济收支计划，由收入预算和支出预算组成。收入预算包括各种检验项目的收费、临床药物试验、科教项目、培训、捐赠等，支出预算包括仪器设备的购买和维修、检验试剂、人员基本工资、绩效工资、社会保障、水电气、卫生耗材、培训交流、科研教学等。预算编制前应充分分析医院和科室的目前运行状况、发展趋势和各种影响因素，科学、合理地编制并严格执行预算，加强预算管理和监督。

（2）成本核算：目前，绝大多数医疗单位均实行成本核算。男科实验室应降低运行成本，提高科室绩效。成本按照计入方法分为直接成本和间接成本，前者是指科室为开展医疗服务活动而产生的能够直接计入或采用一定方法计算后直接计入的各种支出，包括仪器、检验试剂、卫生耗材、人员基本工资等，后者是指为开展医疗服务活动而发生的不能直接计入、需要按照一定原则和标准分配计入的各项支出，如房屋折旧、医院管理费、信息系统费等。男科实验室应在保证医疗服务质量的前提下，对成本进行控制，降低成本费用支出。

（3）绩效考核：男科实验室应科学、合理、民主地制定绩效考核方案，体现多劳多得、优劳优得，考核内容要突出医德医风、技术能力、服务质量和数量等。个人分配不得与业务收入直接挂钩。科室严禁设立"小金库"（指违反国家财政法规及其他有关规定，侵占、截留单位收入和应上缴的收入，且未列入本单位财务部门帐内或未纳入预算管理，私存私放的各项资金）。

（4）项目收费：男科实验室开展的检验项目收费必须认真落实国家或各省医疗服务项目价格的有关规定，严格执行统一规范的医疗服务项目及规定的价格标准，确保相应的服务内容和服务质量，严禁自立项目、超标准、分解项目收费和重复收费，杜绝各种乱收费、乱加价行为，减轻患者不合理的负担。要落实价格公示制度，提高收费透明度，确保检验项目收费计算机管理系统信息准确。对于基本医疗保障服务范围外的检验项目应告知临床相关科室。各类检验项目组合（套餐）需科学、合理、规范，不能强制进行项目组合检验。

10. 值班管理

男科实验室工作人员为了配合临床相关科室工作，在某些节假日常需安排人员值班，因此，男科实验室应建立相应的值班制度，内容应包括：

（1）值班是指在正常上班以外的时间和法定节假日安排工作人员上班，以处理急诊检验或未完成的检验项目。

（2）值班人员必须坚守岗位、履行职责。如遇特殊情况需短暂离开，应明确告示去向及联系方式。

（3）值班人员负责检查各种仪器的运行状态，如有异常应立即处理；当处理有困难时，应向上级领导或有关部门报告。

（4）值班人员应在规定的时间内完成标本检测，及时发出检验报告，工作期间内认真做好标本接受、仪器维护保养、室内质控等各项记录。

（5）值班人员负责门、窗、水、电、气等的安全工作，下班前应认真填写值班记录，并签全名以备查，如有尚待处理的工作，要向接班的人员交待清楚。

（6）值班人员遇到疑难问题不能解决时，应立即报告上级领导以取得指导和支持，不得回避和推诿。

11. 安全管理

男科实验室的安全管理包括实验室的生物安全、化学品的安全、水电气安全等的全面管理，是保证男科实验室正常运行的根本保证。为了保证实验室的生物安全，我国颁布了多项法律法规和国家标准，如《实验室生物安全通用要求》《生物安全实验室建设技术规范》等，这些法律法规和标准的发布有利于我国生物安全实验室的建设和管理走上规范化、法制化的道路。男科实验室作为医院多个实验室的一部分，同样要遵守这些法律法规和标准，尤其是拥有微生物检验和PCR技术的男科实验室还必须贯彻落实《病原微生物实验室生物安全管理条例》和《医疗机构临床基因扩增管理办法》等有关规定，以确保实验室工作安全有序地进行。

男科实验室应制定安全管理制度，其主要内容应包括：

（1）男科实验室主任为科室安全责任人，负责建立安全管理制度、安全应急方案、风险评估等文件，开展安全制度与流程管理培训，定期进行安全检查，保障科室安全。

（2）编写生物安全手册、操作规范和标准操作程序，对男科实验室生物危害进行评估；组织生物安全知识培训和考核，对工作人员授权上岗；

建立工作人员健康档案，必要时进行免疫接种；制定生物安全应急预案并定期演练。

（3）实验室主入口处应设门禁系统控制进入实验室的人员，实验室门应有可视窗并可自动锁闭；要设置独立的更衣室，个人便装与实验室工作服分开放置；每个实验室应设洗手池，实验室出口应设置洗手池；应设洗眼设施，必要时应有喷淋装置。实验室入口处应有生物防护级别标识，应标明生物安全水平、责任人、紧急联系电话、白天联系电话、授权人员方可入内。

（4）进入实验区应穿实验服，离开实验室时，必须脱下实验服并留在实验区内，接触标本时应戴手套，不得穿着实验服和戴着手套进入办公区等清洁区域。鞋应舒适，鞋底防滑，不得穿拖鞋等露趾鞋，建议穿着皮制或合成材料的不渗液体的鞋类。

（5）有气溶胶影响的操作应在生物安全柜内进行。在处理危险材料时应有许可使用的安全眼镜、面部防护罩或其他的眼部面部保护装置可供使用。

（6）对进行微生物培养的男科实验室要建立菌种、毒株及标本管理制度，专人负责菌种、毒株管理；菌种、毒株收集、取用、处理记录要完整，严格监管，定期检查。

（7）制定化学危险品的管理制度及溢出与暴露的应急预案。指定专门的储存地点，专人管理，对使用情况详细记录。相关人员要熟悉制度和预案。

（8）每天下班时，要检查水、电、气安全，关好门窗。定期检查男科实验室的用电设备、电源线路、煤气、给排水系统的安全性是否符合使用要求。对消防安全检查发现的问题，及时整改。有关人员须掌握消防安全知识与基本技能，参加消防演练。值班人员要做好安全保卫工作，防火、防盗和防水。

（9）制定各种传染病职业暴露后应急预案，相关人员知晓职业暴露的应急措施与处置流程。对工作人员进行职业暴露的培训及演练，职业暴露要有处置登记和随访记录。

（10）制定针对不同情况的消毒措施，建立标本溢洒处理流程；定期对消毒用品的有效性进行监测，相关人员掌握消毒办法与消毒用品的使用，保留各种消毒记录。

（11）实验室废弃物、废水的处置必须符合要求，处理登记资料完整，定期检查整改，无污染事件发生。

（12）做好实验室信息系统安全工作，防止病毒侵入和泄密。

12. 教育培训和科研管理

教育培训和科研是各级医疗机构男科实验室的基本任务，男科实验室以临床诊疗工作为中心的同时，要不断提高教学质量和科研能力，这是提高检验质量和促进学科发展的重要举措。男科实验室要积极承担实习生、进修生、研究生的培训任务和医学院校的教学任务，做到教学相长，共同提高。男科实验室要建立相应的教育培训和科研制度，其内容应包括：

（1）男科实验室所有人员必须认真学习专业知识，熟练掌握专业技能，不断提高专业技术水平。鼓励科室人员结合工作实际，因地制宜地开展科研活动。

（2）坚持以专业培训和自学相结合的原则。科室内定期举行专题讲座、专项培训、技术交流、标准和规程应用研讨会等业务学习活动，互相传授相关知识和技术。

（3）根据工作表现、专业需要和科室条件，选派科室人员外出参加各类学术交流、参观学习及外出进修，回科室后须向全科介绍、传达。鼓励科室人员参加与专业有关的培训学习班或继续教育。

（4）新入职人员上岗前必须接受医院行政部门、男科实验室等组织的医德规范、法律法规、岗位职责及岗前操作规范培训，考核成绩登记存档。轮岗人员上岗前由专业主管负责培训考核，男科实验室主任授权上岗。固定岗位人员由科室考核，经能力评估合格后授权上岗。

（5）有计划安排进修、实习人员学习，指定专人带教，定期检查、考核。带教老师要做到身教重于言教，以身作则，严格要求。进修、实习人员要严格遵守医院和科室的各项规章制度，虚心学习，认真工作，不断提高自己的理论水平和专业技能，各项检测结果必须经专业主管或带教老师审核后方能发出。

（6）科室应保存各类培训后的考核记录，培训结束后向科室负责人汇报，上交相关资料存档，并记入个人技术档案。

（7）男科实验室主任每年制定教学培训计划，要按教学要求安排具有相应资质的人员参与教学工作，参与教学的人员要有较强的事业心和责任感，要按照教学大纲要求认真备课、授课，不得随意删除教学内容或缩短教学时间。新教师必须在教研组安排试讲并经教研组组长同意后方可参加医学院校的理论授课。实验课教学时，认真做好实验准备，安排现场参观，讲解最新的检验仪器及检测方法。要严格考试制度，上课不得迟到、早退，杜绝教学事故。要定期检查、考核和总结，促进计划落实。

（8）科研工作要严谨求实，反对弄虚作假，科学实验及论文的原始数据必须详实地记录。凡涉及临床病例标本的研究，在科研设计的时候需要考虑遵守伦理方面的要求，并通过所在医院的伦理学审查。一般要求中、高级人员 3 年内有科研或临床工作的文章在公开刊物上发表。

13. 检验报告单签发制度

男科实验室最终的成果主要体现在检测结果的准确可靠上，而检测结果以检验报告单的形式呈现给患者和临床医生，因此，检验报告单在男科实验室与患者和临床沟通中起着特别重要的作用，男科实验室应建立检验报告单签发制度，具体内容应包括：

（1）检验报告单的信息要完整，应包含以下信息：实验室名称、唯一性编号、患者信息、标本类型、标本状态、标本采集时间、标本接受时间、检测项目、方法及结果、参考区间、结果报告时间以及实验室声明；定性结果必须以中文形式报告，不得以符号表示。检测者和审核者签全名或电子签名。

（2）报告单格式按照《病历书写规范》的要求执行，已建立计算机网络系统的男科实验室，可将申请单和报告单分开，格式和内容参照《病历书写规范》的要求执行。

（3）检验报告必须由具有执业资格并经授权人员审核签发，必要时需经专业主管审核。

（4）实习生、进修生与见习期人员没有发报告的权利，需由有权限的带教老师签发；新分配毕业生见习期满后，取得执业资格，经专业主管考核合格并经男科实验室主任批准授权后，方可独立签发报告，并登记存档。

（5）当检验结果与临床不符或有疑义时，应采取复查或复检等手段核实并保留相关的记录。

（6）实验室数据至少保留 3 年以上。

（7）检验检测过程中应采取必要措施保护和尊重患者的隐私。检验报告单可采取集中打印或自助打印方式发放。

14. 道德守则

男科实验室工作人员作为医务人员的一份子，要遵守相应的道德守则，具体如下：

（1）救死扶伤，实行人道主义。以患者为中心，对患者一视同仁，满腔热忱，耐心细致，尊重患者隐私。努力提高工作效率，缩短患者等候报告时间。

（2）遵纪守法，廉洁奉公，不以医谋私。注意维护知识产权，未经上级同意，不向外泄露本单位保密范围内的技术与资料。

（3）严谨求实，一丝不苟。男科实验室工作中严禁弄虚作假、编造数据与结果；严禁发假报告。

（4）严格遵守操作规程和工作制度，认真执行实验室质量管理要求；对可疑结果应重复检查，并与临床联系；不隐瞒工作中的问题和差错，以便及时纠正。

（5）严守工作纪律，不迟到早退，不擅离工作岗位；上班时间不扎堆聊天，不干私活。

（6）努力学习，不断掌握新理论、新技术，主动和临床联系，开展和介绍男科实验室新技术和新项目。

（7）认真执行男科实验室安全管理制度，防止交叉污染，注意对患者和自身的保护。

（8）工作时着工作服，戴工号牌，仪表整洁，举止端庄，言行文明。

（9）尊重同行，团结协作，互相帮助，共同提高。

三、检验项目的选择及方法学评价

要准确评估男性生育力状况，就必须了解男科实验室检验项目的设置和选择、方法学评价以及相应的临床应用价值。每个项目包括所用样本的采集、处理和保存，具体项目的检验过程，相应仪器设备的使用等均应建立相应的标准操作程序（SOP）文件。

（一）检验项目分类

男科实验室的检验项目可分为基本检验项目、特殊项目和其他可开展检验项目。基本检验项目是指检测方法可靠、临床意义明确的检验项目。特殊项目是指实验室需具备一定条件，报省市级行政部门批准后方可开展的项目。一定条件是指：环境设施和仪器设备符合有关规定；人员需经有关部门培训合格，持有上岗证；试剂有批准文号；有项目操作手册和质量控制措施；参与室间质量评价活动；有良好的记录措施和客户服务体系等。随着男科和实验室技术的发展以及临床的需要，基本检验项目会不断扩展，而有些项目可能会面临淘汰。一些新开展项目列入基本检验项目需满足一些准入条件：在准入之前，要进行恰当的方法学验证以保证该检验项目的准确度、精确度、灵敏度、线性范围、干扰及参考区间设定等各项技术参数均能符合临床使用需求；要征求临床科室专家意见，评估新项目的临床意义，及开展该项目所需的人力、设备及环境条件等；要核定该项目开展所需仪器、试剂的"三证"是否齐全，核定该项目的收费情况或在卫生与物价行政部门备案情况等。

现有男科实验室的基本检验项目主要包括：

（1）精液常规分析，主要包括精液量、精液 pH、精液外观及气味、精液液化时间、精液黏稠度、精子浓度、精子活力、精子总数、正常形态精子百分率以及精子存活率测定等。

（2）精浆生化指标分析，主要包括精浆总 α 葡糖苷酶、中性 α 葡糖苷酶、酸性磷酸酶、γ- 谷氨酰转肽酶（γ-GT）、果糖、锌、柠檬酸、肉碱、尿酸及超氧化物歧化酶（SOD）测定等。

（3）免疫学检查，主要检测抗精子抗体，包括免疫珠（IBT）试验、混合抗球蛋白反应（MAR）和酶联免疫吸附分析（ELISA）试验。

（4）精子功能分析，主要包括精子顶体完整率检测、顶体酶活性测定、顶体反应检测、精子膜完整性分析、精子 DNA 完整性检测、精子乳酸脱氢酶 –C4（LDH–C4）活性测定等。

（5）生殖道感染的诊断，主要包括精液白细胞计数、精液游离弹性蛋白酶检测、精液细菌培养、前列腺按摩液检查及细菌培养、尿道分泌物细菌培养、涂片找淋病双球菌、解脲脲原体（UU）培养、人型支原体培养、抗淋球菌（NG）抗体检测、抗沙眼衣原体（CT）抗体检测、抗 UU 抗体检测等。

（6）生殖激素的测定，主要包括血清睾酮（T）、游离睾酮（FT）、雌二醇（E_2）、泌乳素（PRL）、卵泡刺激素（FSH）、黄体生成素（LH）、抑制素 B（INH B）及性激素结合球蛋白（SHBG）测定等。

（7）遗传学检查，主要包括外周血淋巴细胞染色体核型分析、Y 染色体微缺失检测等。

另外，一些男科实验室也开展前列腺肿瘤的标志物检测，如血清前列腺特异性抗原（PSA）、游离前列腺特异性抗原（F–PSA）及 F–PSA/PSA 比值测定；一些精子库的男科实验室也开展传染病的检测项目，如梅毒（TP）抗体、艾滋病（HIV）抗体、丙肝（HCV）和乙肝（HBV）的检测等。

男科实验室的特殊检验项目主要为一些病原体的基因检测，包括 HIV RNA、TP DNA、NG DNA、UU DNA、CT DNA、单纯疱疹病毒（HSV）DNA、人乳头瘤病毒（HPV）DNA 等的检测。

其他可开展的检验项目目前多处于不够成熟的状态，或者影响因素多，结果准确性差，如精浆活性氧（ROS）及丙二醛（MDA）测定、精子–仓鼠卵穿透试验（SPA）、人卵透明带结合试验、计算机辅助精子运动参数分析、计算机辅助精子形态学计量分析等。

（二）检验项目的选择

目前，男科实验室的检验项目相对有限，不同的医疗机构依规模不同开展的项目相差较大。与医院检验科开展的项目不同的是，男科实验室的新开展项目相对较多，一些项目仍需完善。男科实验室选择检验项目要注意以下几方面：

（1）要根据临床需求有针对性地选择检验项目。

（2）要用循证医学的知识来理解和掌握各检验项目的临床应用价值及应用范围，主要考虑诊断价值，并根据男科疾病诊疗的需要选择灵敏度或特异性高的项目。

（3）为尽早和尽可能全面地获取患者的有效信息，可以选择项目组合，先用筛查组合获取基本信息，这些项目应在基本检验项目中选择；再用确认组合保证结论的准确性，这些项目可以在特殊项目和新项目中选择。

（4）在保证尽早向临床医生提供有效信息的前提下，应选择费用合理的项目。要防止过度检查，项目组合中不应选择临床意义不明确、费用高昂的项目，也要防止检验不足，应该检查的项目没有检查。总之，男科实验室检验项目的选择要与男科疾病的诊治和临床需要相结合，充分运用男科实验室检查的信息为男科临床诊疗活动服务。

（三）检验项目的方法学评价

男科实验室开展一项新的检测项目时，或者男科实验室技术人员从事科研工作建立一种新的检测方法时，都应该对新的方法进行评价，这是保证新方法检测质量的重要措施。评价新方法的指标包括准确度、精密度、分析范围、回收率、分析灵敏度、分析特异性、干扰、稳定性等（陆金春等，2009）。对于不同的方法所需评价的指标会有所不同。

1. 准确度

即分析项目测定值与其真值的一致性。分析项目的真值可使用不同的参考方法获得。

任何测定都会有一定程度的误差。所谓误差即测定值与真值之差。真值是某种物质客观存在的真实数值。由于测定方法的不同，测定值与真值之间的误差大小亦不同。误差通常分为系统误差、随机误差和过失误差。

系统误差：是由某种恒定的原因导致的有一定倾向性的偏离，可重复出现。常见于仪器和试剂引起的误差、方法误差以及操作误差。系统误差也称偏差，其不可能通过重复测定检测出来。

随机误差：是由各种未知可变因素引起的，源于计数和加样的机会性差异所导致的误差，其可通过重复测定来评估。

过失误差：是由实验室技术人员责任心不强、粗心大意或工作制度不健全所造成的误差。

一般而言，检验结果的不准确性来源于系统误差，而检验结果的不精确性来源于随机误差。实验室质量控制的核心就是减少实验误差。事实上，再好的实验条件，实验误差都会客观存在的，实验结果都会有误差的，实验室质量控制的目的就是通过科学手段将这种实验误差减到最小，从而使实验结果尽可能地接近真值。

2. 精确度

即在一定条件下进行多次测定时，所得结果之间的符合程度，其表示测量结果中的随机误差大小的程度。精确度常用标准差或变异系数（CV）表示。CV= 标准差 / 均值 ×100%。CV 越小越好。

精确度通常有三种类型，一是批内精确度，是在同一分析批内重复地分析同一样本的变异性，或对一系列的标本在同一批内进行双份检测，并计算双份测定的标准差。批内精确度通常会低估总的精确度，因为在重复检测时间内变异条件的机会最小。二是批间精确度，即在同一天内，用几个不同批的试剂重复检测同一样本以观察变异程度。这种变异性通常要比观察到的批内重复的变异性高些。三是日间精确度，即在不同天重复检测同一样本获得的变异性。这是最实际的评价，因为它包括了不同操作人员、仪器日间的变化、不同移液器的使用以及实验室温度或其他条件的变化而导致的方法性能的改变。实际上，使用不精确度来代替精确度可能更加合理，因为其反映的就是定量重复测定发生的变异性（不精确性）。

3. 分析范围

指的是所用方法检测未经修改样本的浓度范围。通过线性试验，可以检测出候选方法检测特定分析物量的参考溶液浓度的范围。根据检测所得吸光度与相应分析物浓度作图，观察校准曲线情况。理想情况下，候选方法的校准曲线应该是直线，并通过原点。如果无法获得直线，应该用更多浓度的校准溶液来确定相应曲线，从而选取直线部分为候选方法的分析范围。

分析范围的确定有利于指导未来临床样本是否需要稀释。如果检测出的浓度不在分析范围内，超过分析范围时，样本要进行稀释；低于分析范围时，可报告低于检测范围的下限。

4. 分析灵敏度

国际理论和应用化学联合会（IUPAC）将方法的分析灵敏度定义为校准曲线的斜率，即相对于规定量的变化所产生信号的变化。基本上，这一词语定量了相对于分析物量、浓度或特性的变化的信号变化（即测定值的变化与规定量的变化的比值，越接近1，灵敏度越高）。词语"分析灵敏度"和"检出限"经常混淆，甚至误用。存在这种混淆是因为这两个词语是互相关联的，两者都被认为是方法"敏感"的特性。实际上，理想的方法应为具有较高的分析灵敏度和较低的检出限。

5. 分析特异性

指分析方法只确定分析物，而对其他相关的物质不起作用的能力。例如，如果存在类似的己糖如葡萄糖时，检测精浆果糖的方法仅准确地测定果糖，则该方法是特异的。类似地，当抗体与被测抗原的类似分子无交叉反应时，则认为此免疫学方法的分析是特异性的。分析的特异性也可受到精液中黏蛋白、卵磷脂等或血清中血红蛋白、胆红素、脂类等物质的影响，这些成分可能通过它们的颜色、浊度或其他理化特性来影响分析方法。

事实上，分析特异性与准确度是相关联的。分析方法的特异性越好，则准确度越高。

6. 空白测定

在测定过程中，由于试剂和样本成分而观察到的响应，被称为空白测定。一般来说，空白测定包括试剂空白和样本空白，试剂空白是指没有样本的试剂溶液所获得的响应值，而样本空白是指样本溶液和缺少关键试剂的溶液所获得的响应值。

一般来说，空白测定越低越好。如果有明显的试剂空白或样本空白，在测定后的计算过程中要减除其影响值。

7. 检出限

国际理论和应用化学联合会（IUPAC）将检出限定义为，分析方法具有的检出分析物的最小浓度或量。检出限依赖于空白读数大小，并且被认为与分析方法的精确度有关。

检出限（X_L）可通过重复地检测空白溶液获得的空白值（X_b）和标准差（S_b）来估计。$X_L = X_b + kS_b$。其中 k 值为 2 时给出了 95% 的置信限。

8. 干扰

干扰描述的是除了分析物以外，某些其他成分的影响或一组成分对分析物测量准确度的影响。例如，葡萄糖氧化酶反应测定葡萄糖，其中产生的产物过氧化氢可能与尿酸等不期望的色团反应。很明显，对于一新建立的分析方法，要检测所有可能的干扰是很困难的，并且是不可能的。为了支持这一过程，美国临床和实验室标准研究院（CLSI）已出版了描述如何执行方法干扰试验的文件。

经典的检查干扰的方法是直接加入干扰物质，并测定分析方法的效果。如果检测的结果在允许总误差范围内，提示这样的干扰并没有限制方法的实用性。

9. 回收率

是指当已知量物质加入到真实样本中时，分析方法正确地测量分析物的能力。回收测量是获得准确度信息的一种有效的方法，因为它可检验在真实样本的基质中存在所有其他成分时分析方法是否仍能检测分析物。回收试验也可对竞争性的干扰进行检验。遗憾的是，回收试验常执行得很差，并且对数据进行了不适当的计算。而且，应该注意到，另外加入纯物质至真实样本中，很明显是人工的方法，其不能肯定分析物的物理或化学性状或代谢环境是否与在体内的情形一样。然而，当分析参考方法和参考物质受到局限或不可获得时，回收试验可以说是评价准确度的唯一实际的方法。

回收试验结果以回收率表示，如果回收检测误差在允许的总误差范围内，说明分析方法是有效的。

10. 阳性预示值和阴性预示值

一些新建立的免疫学方法，只需对结果进行定性分析，结果以"阴性"和"阳性"表示，这样的方法其灵敏度和特异性有其独特的意义，并需分析其阳性预示值和阴性预示值，同时以约登指数和 Kappa 值来评价方法的准确性。

灵敏度：即所有患者中获得阳性结果的百分数。灵敏度 =TP/（TP+FN），其中，TP 代表真阳性患者数，FN 代表假阴性患者数。

特异性：即所有这类患者的人群中获得阴性结果的可能性。特异性 = TN/（TN+FP），其中，TN 代表真阴性人群数，FP 代表假阳性人群数。

阳性预示值：即所有阳性结果中正确的阳性百分率。阳性预示值 = TP/（TP+FP），其中，TP 代表真阳性患者数，FP 代表假阳性人群数。

阴性预示值：即所有阴性结果中正确的阴性百分率。阴性预示值 = TN/（TN+FN），其中，TN 代表真阴性人群数，FN 代表假阴性患者数。

约登指数 = 灵敏度 + 特异性 -1，约登指数越接近 1，表示分析方法越准确。

Kappa 值 =（Pa–Pe）/（1–Pe），Pa 代表实际观察一致的比例，Pe 代表期望观察一致的比例。双向有序且属性相同的列联表可计算 Kappa 值，有简单计算法和加权计算法两种。目前，Kappa 值多由统计分析软件直接给出，四格表 χ^2 检验就可给出 Kappa 值。

（四）检验结果互认

检验结果互认是指该实验室的报告单在当时对该标本检测的结果是可以信任的。在临床医疗活动中，我们经常见到一个单位的检查结果在另一个单位得不到认可，结果导致患者每到一个医院都得重新进行一系列检查，严重增加了患者的经济负担。开展医疗机构间检验结果互认工作要尊重疾病变化规律，科学确定互认项目，严格控制重复检查，保证医疗质量和安全。一般而言，检验结果互认的项目应为参加国家级和省级质量控制的、稳定性好、质量比较容易控制和费用较高的检查项目，可以互认的单位必须保证认可项目参加省级以上室间质评活动且成绩合格，常规开展室内质控工作并按期回报数据经评价符合质量标准。

由于男科实验室的质量控制工作刚刚起步，尚缺乏一套完整的室间和室内质控体系，因此，男科实验室检验项目要实现结果互认尚有一段时间，目前，一些男科专家正在向此方向努力。

四、SOP 文件的书写

标准操作程序（standard operation procedure, SOP）亦称为作业指导书，为作业指导者正确指导作业者进行标准作业的基准。SOP 针对的是具体的作业活动，是实验室保证检验过程的质量而制定的程序，因此，其编写内容应该符合实验室服务用户的要求，且具有可操作性，而且应使用实验室工作人员都理解的语言进行编写。SOP 不是一成不变的，当实验环境、仪器设备、试剂等发生改变时，SOP 应做相应的修改。

严格来讲，实验室所有使用的检验程序或相关作业活动都必须有SOP，男科实验室的 SOP 包括仪器设备的操作程序、维护保养程序、试剂质检程序、检验项目操作程序、质量控制程序等。一般而言，SOP 的编写应遵循以下几点（许斌，2013）：①实用性。SOP 的编写应力求简洁明确，在符合行业规定的基础上保持与日常工作相一致，做到"做你所写，写你所做"的原则。②完备性。与检验质量密切相关的仪器设备以及所开展的检验项目均应建立相应的 SOP。③速查性。即相关操作人员在工作地点可以随时查阅。也可以简易操作卡的形式在工作台上供操作人员快速查阅。SOP 要提供目录以便于工作人员快速查阅。④易懂性。已形成的 SOP 应使用操作人员都能理解的语言编写。

检验项目的 SOP 文件应包括以下内容：

（1）文件控制标识。一般包括所在科室、项目名称、修订次数、页码、编写者、审核者和批准者（见下表）。

XXX 医院 男科实验室	XXXX 分析 标准操作程序	第 X 版第 X 次修订 页号 / 总页数
编写者：XXX	审核者：XXX	批准者：XXX

（2）检验目的。

（3）检测方法和原理。

（4）性能参数。包括检测方法的线性范围、精确度、准确度、灵敏度、特异性等。

（5）原始样本系统。包括标本类型、标本量、标本处理方法、标本稳定性、标本拒收条件和标本保存等。

（6）容器和添加剂类型。

（7）仪器和试剂。包括仪器名称和供应商，试剂来源、主要组成和稳定性，试剂性能参数如线性范围、精确度、准确度、灵敏度、特异性等。

（8）校准。包括校准品来源、储存条件和稳定性，校准计划，校准程序等。

（9）操作步骤。包括仪器的打开、检测前准备、上样、检测、结果报告等。

（10）质量控制。包括质控品来源、储存条件和稳定性，质控品的检测，质控结果的判断规则，失控后的处理等。

（11）干扰。包括样本中可能影响检测结果的其他物质。

（12）结果计算程序的原理，包括测量不确定度。

（13）参考区间。

（14）可报告区间。

（15）实验室解释。

（16）安全预防措施。

（17）参考文献与相关文件。包括参考的操作规程和文献、相关的仪器说明书和试剂盒说明书等。

仪器设备的 SOP 视具体情况应包括以下内容：

（1）文件控制标识。

（2）仪器简介、主要结构和工作原理。

（3）仪器运行环境。

（4）授权操作人。

（5）开机程序、工作前准备、仪器的校准、质控操作。

（6）标本测定程序。

（7）维护和保养。

（8）关机程序。

五、质量控制方法

（一）质量控制的定义

质量控制是指为满足质量要求所采用的专业技术和活动，涉及到实验室和相关部门采取的行政的和技术上的各种有效的措施和方法，包括实验室设施和环境、检验方法、仪器和检测系统的建立和确认、校准、室内质量控制、室间质量评价、纠正措施和质量控制记录等。

就单个检测项目来说，其质量控制一般分为内部质量控制（IQC）和外部质量评估（EQA）。IQC是指为达到质量要求，实验室内部所采取的操作技术和活动。即由工作人员采取一定的方法和步骤，连续评价本实验室工作的可靠性程度，旨在监测和控制本实验室工作的精确度，提高常规工作中批内、批间标本检验的一致性，以确定检测结果是否可靠，可否发出报告。EQA是指为客观比较某一实验室的测定结果与靶值的差异，由外单位采取一定的方法，连续、客观地评价实验室的结果，发现误差后及时通知该实验室进行校正，从而使各实验室之间的结果具有可比性。EQA是对实验室操作和实验方法的回顾性评价，其不受地理范围的限制，一般在做好IQC的基础上进行。IQC和EQA两者是相辅相成的，缺一不可。

（二）质量控制的三个阶段

对任何一个检测项目的质量控制，实际上都包括三个阶段，即分析前质量控制、分析过程的质量控制和分析后质量控制。

1. 分析前质量控制

分析前质量控制包括标本的正确留取、验收、样本的预处理、样本的运送和保存等。男科实验室的标本除了血液是常见标本外，精液和前列腺按摩液等都是比较特殊的标本，都必须正确留取。如精液留取前必须禁欲 2~7 天，标本必须完整等；前列腺按摩液要在临床医生的正确按摩下留取。

男科实验室要建立标本验收制度。标本送达实验室后，实验室应有专人负责接收标本，按要求进行验收，其程序和内容包括：

（1）查对检验申请单所填项目和标本是否相符。

（2）标本号与检验单号是否相符。如采用条形码系统，则此问题较易解决。

（3）标本是否新鲜。

（4）检查标本的量和外观质量。

（5）核实标本采集与送达之间的时间间隔，必要时须了解其标本采集后的保存方法，如在宾馆或家里留取的精液标本送往实验室的途中是否注意保温了。对于标本太少无法完成检测、标本类型与检测项目不符合者，均视为不合格样本，签收人员应拒绝接收，同时注明拒收原因，作好拒收记录，并向送检科室说明拒收原因，建议重新采集标本。对不合格但可以接受的样本，签收人员记录标本的缺陷，在报告中给以注明，结果供临床参考。

标本的预处理：对符合要求的标本，验收后按检验项目分类随即进入预处理程序，如编号分离血清或血浆，精液标本经常规分析后要及时将精子与精浆分离，不能立即检验的精浆标本，应加塞后放 4℃ 冰箱保存，精子沉淀用于形态学检测时，宜将玻片制备好后保存。

标本的运送和保存：标本采集完成后，应尽可能减少运输和储存的时间，尽快送检。精液标本运送时要注意保温。对于不能立即进行分析或分析后需要重新检测的样本，必须进行预处理或以适当方式保存，才能降低由于存放时间而带来的测定误差。保存中应注意避光及隔绝空气，保存期限视标本的种类及检验目的的不同而定。短期保存的标本最常用的方法是

4℃冰箱冷藏。需要长期保存的标本，保存温度要低于 -20℃。

2. 分析过程的质量控制

分析过程指的是从标本合格验收到分析测定完毕的全过程。这个阶段应该做好标本的验收和预处理，建立稳定可靠的测定系统，实施完善的室内质控和室间质评程序。

标本经验收合格和预处理后即进入分析过程。由于不同的检测项目分析过程有所不同，且应用于临床常规检测的项目均已经过系统的方法学评价，因此，目前在男科实验室用于临床分析指标的检测项目的检测方法，应该是最可靠的测定方法，关键是要做好质量控制措施。

分析过程首先要注意标本编号的惟一性，这是保证结果可靠的第一步，千万不能张冠李戴，要有三查七对制度。由于男科实验室有许多项目仍是手工分析为主，因此标本和各种试剂的加样量一定要保证准确，加样吸管和移液器要定期校正；加样后样本和试剂要保证充分混匀；孵育的温度和时间要保证一致。每批检测过程中要有空白对照、标准管、质控管平行检测，精浆生化检测项目要有高、低浓度的质控品，免疫学检测项目要有阴性和阳性对照。分析完成后要做好每日室内质控的记录。有关室内质控和室间质评的内容见本节后。

3. 分析后质量控制

分析后质量控制指的是患者标本分析后检验结果的发出直至临床应用这一阶段的质量保证，主要有两个方面：①检验结果的正确发出。②咨询服务，即检验结果合理解释及其为临床医师应用的过程。这一环节的疏漏将有可能使分析前、分析过程中的质量保证有始无终，甚至前功尽弃。

检验结果的正确发出，首先得确认和保证检验结果的真实、可靠。这要从如下几点确认：①被检测样本的采集和送检合乎要求；②样本处理得当，没有干扰测试的因素；③分析仪器运转正常；④检测试剂无质量问题，且在有效期内；⑤检验人员技术熟练，操作规范无差错，没有其他突发干扰因素；⑥室内质控"在控"，结果计算准确无误。只有在这六点均得到肯定时，则基本上可以确认该批检测结果准确可靠。

检验结果确认后，必须及时报告给临床医师，这主要通过检验报告的方式报告。检验报告是检验结果的传递载体，发送检验报告有两种形式，一是检验报告单的形式，二是通过医院内计算机网络系统传递。无论何种形式，发出的检验报告必须保证"完整、准确、及时"。检验报告发出前，要有严格的报告单签发和审核制度，审核最好由本专业实验室负责人进行。审核的基本内容有：临床医师所申请的检测项目是否已全部检测、是否漏项；检验结果填写是否清楚、正确；有无异常的、难以解释的结果；决定是否需要复查等。

检测结果异常时，应与以前的检测结果进行比较，观察当前检测的结果及其变化是否符合规律，可否解释，必要时可与临床医生取得联系。

检测完毕后，样本的储存也很重要，主要目的是为了备查。分析前，样本保存时间要尽可能短；分析后，根据样本种类及检测指标的不同保存时间可长可短，其原则是保存后的样本检测结果与初次检测结果仍有可比性。男科实验室中，血清、精浆及形态学涂片可保存相对长一段时间，前列腺按摩液、尿液等一般不储存。样本储存的原则是：要有专门的样本储存的规章制度，要专人专管，要做好标志，有规律存放，要定期清理以减少不必要的资源消耗。

（三）质量控制的统计学基础

要进行室内质量控制和室间质量评价，了解一些统计学术语是很有必要的，现把常用的统计学概念简述如下（陆金春等，2009）。

1. 样本均数

常用 $\bar{x}$ 表示，是最常用的一个统计数，能集中反映一个样本的特性。一般有算术均数和几何均数两种，以算术均数常用，即将样本中所有个体的值计总和后除以个体数，可以用计算器或电脑很方便地求得。

2. 标准差

以 s 表示，是一个基本的统计数，是表示变异的指标，反映样本中各个个体的离散程度。

3. 变异系数

是标准差相对于平均数的大小，缩写符号为 CV，也是表示变异的指标，常表示检验的不精确度，十分常用。CV= 标准差 / 均数 ×100%。

4. 概率

以符号 P 表示，反映某一事物发生的可能性大小的量，必然发生的事件其 P 值为 1，必然不可能发生的事件其 P 值为 0，绝大多数情况下 P 值介于 0 和 1 之间。常用的两个判别指标是 0.05 和 0.01，$P < 0.05$ 一般指事件发生的可能性很小，当 $P < 0.01$ 时，可以说发生的可能性几乎没有了，在作抽样误差分析时，对应这两种情况的统计学术语是"差别有显著性意义"和"非常显著性意义"。

5. 正态分布

又称高斯分布，表现为一条呈对称的钟形曲线。当一个样本作重复测定后，所有的数据不会全部是一样的，正常时这样一组数据的分布就呈正态的形状，可以得到一个平均数（$\bar{\chi}$）和标准差（s），以 $\bar{\chi}$ 为中心，左右一个 s（即 $\pm 1s$）范围内正态曲线下所包含的面积约为全部面积的 68%，也就是 $\bar{\chi} \pm 1s$ 的数据点约占全部数据点的 68%。$\bar{\chi} \pm 2s$ 的范围内包含约 95% 的数据点，$\bar{\chi} \pm 3s$ 的范围内含约 99.7% 的数据点。正态分布曲线图上，$\bar{\chi}$ 的大小不同，仅影响曲线顶部的位置，而标准差 s 的大小影响曲线的宽度，所以不同 $\bar{\chi}$ 和 s 形成的正态曲线的陡峭或平坦的程度是不一样的，但是上述的规律却是一定的。我们正是在这一基础上进行室内质量控制工作的。

（四）质控品

国际临床化学学会（IFCC）对质控品的定义为：专门用于质量控制目的的标本或溶液，不能用作校准。选择什么类型的质控品是质控工作首先要解决的问题。然而，目前用于男科实验室检测项目的质控品却缺乏，除了进口的标准乳胶珠溶液可用于精子浓度的质控外，有关其他项目的质控品目前国内外尚未有商家或某些组织机构提供。而且，用于监测精子浓度的标准乳胶珠溶液与精液样本的理化性质相差较大，也不是合适的质控品。

要开发一种适合于男科实验室的新的质控品（这里指用于精液分析目的的质控品，而非血清类质控品，因为血清类质控品可参照临床化学用质控品制备，这样的技术要求已比较成熟，这里不做描述），必须具备如下要求：①精浆基质；②无传染性；③添加剂和抑菌剂（防腐剂）的含量尽可能少；④瓶间变异尽可能小；⑤冻干品保存，溶解后要有一定稳定性，2℃~8℃时不少于24小时，–20℃时不少于20天；⑥到达实验室的有效期应在1年以上。

选用质控品时要注意的问题有：①质控品的基质效应。在对某一分析物进行检验时，处于该分析物周围的其他成分的组合，是该分析物的基质。由于这些组合成分的存在，对分析物的检验可产生"基质效应"。理想情况下，质控品应与患者标本具有相同的基质状态，这样，质控品与患者标本具有相同的表现。②质控品的稳定性。好的质控品应该在规定的保存条件下，至少稳定1~2年。③质控品定值与非定值。被定值的质控品含有被分析物在不同检测系统下的均值和预期值范围，而非定值质控品未提供，但两者并无不同，只是非定值质控品生产厂商没有邀请一些实验室为其产品作定值。不论是定值还是非定值质控品，在使用时，用户必须用自己的检测系统确定自己的均值与标准差。④质控品的瓶间差，应尽可能控制到最小。冻干质控品因要复溶，瓶间差往往较大，如果使用稳定期长的液体质控品，可消除瓶间差和复溶时的操作误差。⑤质控品的分析物水平（浓度）。通常挑选处于医学决定水平的、可报告范围的上下限值浓度的2个或多个质控品。

（五）室内质控

室内质控的目的是监测测定过程中出现误差时，能有适当的质控方法警告检验人员。通常采用的方法是将质控品与患者标本放在一起测定，将质控品测定结果标在质控图上，然后观察质控品测定结果是否超过质控限来判断该批患者标本的结果是在控还是失控。可供应用的质控图有多种，如Levey-Jennings质控图、Z-分数图、Westgard质控图、Youden图、

Monica 质控图等，可根据需要选用。其中最常用的是 Levey-Jennings 质控图。

1. Levey-Jennings 质控图

此图即通常所称的常规质控图。20 世纪 50 年代由 Levey 和 Jennings 引入临床检验中，60 年代以后被普遍应用。其方法是建立在单个质控品做双份测定值的均值（$\bar{\chi}$）和极差（R）的基础上。此图的优点是可以观察批内误差（R）和批间误差（$\bar{\chi}$ 的变化）。在问题出现以前去发现预示性迹象，便于尽早采取措施以防止发生误差。目前大家所熟悉的 Levey-Jennings 质控图是经 Henry 和 Segalove 修改了的图。它以 20 次单份质控品的测定结果计算均值和标准差，定出质控限（以 $\bar{\chi} \pm 2s$ 为警告限，$\bar{\chi} \pm 3s$ 为失控限），每天随患者标本测定质控品 1 次，将所得的质控品测定结果标在质控图上。这个经过修改的图就是单值质控图。

Levey-Jennings 质控图（图 1-3）的上方为各项目的名称、测定方法、单位、日期等有关内容，同时在图的纵坐标 $\bar{\chi}$ 及 $\pm 1s$、$2s$、$3s$ 等处标上相应具体的数值。用蓝笔在 $\bar{\chi} \pm 2s$ 处划线，为警告线；用红笔在 $\bar{\chi} \pm 3s$ 处划线，为失控线。

Levey-Jennings 质控图的制作方法如下：对新批号的质控品，在常规条件下测定 20 天或更多天（批），作统计处理，剔除超过 $3s$ 的数据后得均值和标准差。此均值作为暂定均值，也即为质控图上的中心线（暂定中心线）。暂定均值和标准差作为下一个月室内质控图的均值和标准差进行室内质控，1 个月结束后将该月在控结果与前 20 个质控品测定结果收集在一起，重新计算均值和标准差，此为累积均值和标准差，以此累积均值和标准差作为下一个月的质控图的数据。重复上述操作，连续 3~5 个月。这 3~5 个月的累积均值和标准差即可作为质控品有效期内的常规均值（常规中心线）和标准差。准备更换新批号质控品时，应在旧批号质控品用完之前，将新批号与旧批号质控品同时进行测定，重复上述过程，建立新批号质控品均值和标准差。在确定均值和标准差后，如果测定方法处于稳定状态，就能对其后的观察值（患者标本测定值）的范围作出统计学上的预测。质控品预期值范围的确定建立在置信区间概念的基础上。假定均值代

XXX 质控图

单位：	方法：
试剂来源和批号	
起止日期：20　年　月　日	
定值或靶值 $\bar{x}$：	s　　CV：
	CV：

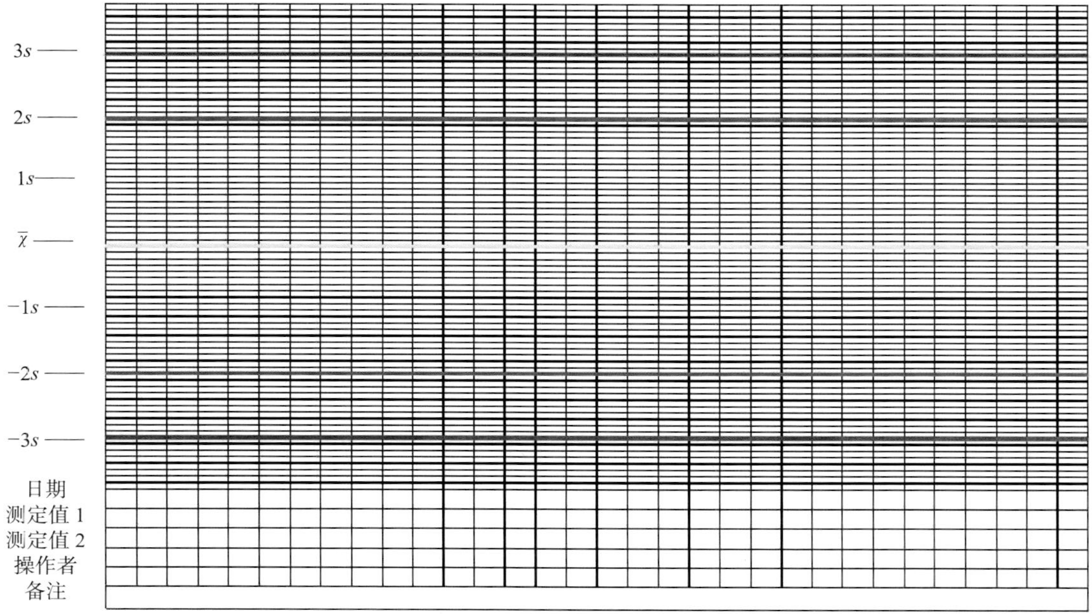

在图的左侧标尺相应位置注明质控品定值或本室测定的靶值以及 $\bar{x} \pm 2s$ 和 $\pm 3s$ 的数值。

3s ———
2s ———
1s ———
$\bar{x}$ ———
-1s ———
-2s ———
-3s ———

日期
测定值1
测定值2
操作者
备注

s　　　　CV%　　　　本月的 $\bar{x}$

图 1-3　Levey-Jennings 质控图

表质控品的"真值"，标准差可用来表示实际测定值的正态分布，可接受的预期值范围可用均值加减标准差的若干倍数的方式表示。通常规定 95% 或 99%（实际上应为 95.45% 或 99.73%）作为统计学上的可接受置信区间，相当于质控测定值应落在 $\bar{\chi} \pm 2s$ 或 $\bar{\chi} \pm 3s$ 的范围内。在此范围内，则应认为该批测定在控。

质控图制好后，可以开始将日常工作中该质控品每天（批）测定结果值点于图中，并将相邻的点用线连接。画上连线是增强视觉效果，便于观察，容易发现问题。在图的下方逐日记录日期、校准液吸光度、质控血清吸光度和操作者姓名，如有特殊情况可记录在备注栏中。每个项目只做一个数据，并逐日将各个质控点以直线相连，形成质控曲线图。应每天及时将质控数据点到图上，而且要注意观察有无发生失控的情况，如果质控结果提示有失控的情况，即应进入处理失控的程序，并正确处理临床检测结果报告单的签发。在 1 个月末，应及时对本月的质控情况作出小结，统计出当月的 $\bar{\chi}$、s 和 CV，对本月的质控情况作一简要明确的回顾，分析与记录所有值得重视的情况，对失控及采取的措施、采取措施后的效果等情况也应在小结中记录。

Levey-Jennings 质控图的质控规则：①一般将 $\pm 2s$ 线作为警告线，$\pm 3s$ 线作为失控线，质控值超过 $\pm 3s$ 提示失控，暂时不能发出临床检测结果报告，进入失控处理程序。本规则主要是发现随机误差。②不应有连续 5 次以上结果在均值的同一侧，或 5 次以上数值渐升或渐降，不应有连续 2 次结果在 $\bar{\chi} \pm 2s$ 以外。如果出现这种情况，则提示存在系统误差，需采取正确的措施，使质控值回复到符合统计原理的随机分布状态。③如采用以 $\pm 2s$ 为失控线，虽然提高误差检出概率，但假失控概率亦较大，需要经过仔细评价。若以 $\pm 2.5s$ 为控制线常可获得较好的控制效果。④如果采用的是定值质控品，并且 $\bar{\chi}$ 与该定值（靶值）有较大差异时，应以本室的 $\bar{\chi}$ 标图，对质控效果不会有不良影响。⑤按照 Levey-Jennings 质控图的原意，使用 2 个控制品时以 1_{3s} 为失控规则，只要有质控值超出 $\bar{\chi} \pm 3s$ 的，就定为失控；使用 1 个控制品时，以 1_{2s} 为失控规则，只要有质控值超出 $\bar{\chi} \pm 2s$ 的，就定为失控。若仅以 1_{3s} 为控制规则，对误差识别的灵敏度不够；因此，这 2 种规则无论单独使用或联合使用时，均应小心判断。⑥ R_{4s} 规则，只用于每批做 2 个或 2 个以上水平质控品时。即在一批内，一个质控品的测定值超出了 $\bar{\chi}$ +2s 限值；另 1 个质控品测定值超出了 $\bar{\chi}$ −2s 限值，提示失控。这个"范围"规则对分布宽度的变化很敏感，所以对检测系统的精确度变化或随机误差的增大，有很好的指示作用。

2. Z− 分数图

日常工作中如果每天使用高低不同浓度水平的几个质控品，要在同一个质控图上点出这些质控品的测定结果就有所不便。此时，可采用各个质控品测定值的"Z− 分数"的方法来解决这个问题。某质控品的"Z− 分数"是该质控品的某次测定值与其均值之差，除以该质控品的标准差：

$$Z-分数 = \frac{\chi_i - \bar{\chi}}{s}$$

例如，某质控品均值为 140，标准差为 5，某次测定值为 145，则 Z− 分数 =（145–140）÷5=+1；若测定结果为 130，则 Z− 分数 =（130–140）÷5=–2。因此，Z− 分数质控图中的值和正负号表示的是质控品值偏离其均值的标准差的倍数和方向。Z− 分数质控图的刻度一般从 –4 到 +4，其间为 ±1、±2、±3 的质控限。

3. Westgard 质控图

Westgard 质控图的图形本身基本上和 Levey–Jennings 质控图相似，不同之处主要在于 Levey–Jennings 质控图仅在图上考虑"单个"质控规则，而 Westgard 质控图考虑的是"多个"质控规则。

常说的 Westgard 多规则即 1_{2s}、1_{3s}、2_{2s}、R_{4s}、4_{1s}、$10_{\bar{\chi}}$ 共 6 个质控规则，用 $1_{2s}/1_{3s}/2_{2s}/R_{4s}/4_{1s}/10_{\bar{\chi}}$ 表示。① 1_{2s} 规则：为警告规则，而不是失控规则。若本批检验有一个质控品结果超出（不包括正好在限值线上的结果）±2s，表示本批结果可能有问题，是一个警告，但不能肯定是失控，需要作进一步分析，若再符合以下任何一条规则，才能判为失控。② 1_{3s} 规则：若本批检验有一个质控品结果超出了 3s 控制线，判为失控。③ 2_{2s} 规则：可有 2 种表现，同批 2 个质控品结果同方向超出 ±2s 限值；或同一质控品连续 2 次结果同方向超出 ±2s 限值，提示存在系统误差，判为失控。④ R_{4s} 规则：即在同一批测定中，两个质控品结果极差超出 4s 范围，例如其中有一个超出了 +2s 限值，另一个超出 −2s 限值，或一个超出了 +2.5s，另一个超出了 −1.5s 时，属随机误差过大，判为失控。⑤ 4_{1s} 规则：有 2 种表现，同一质控品连续前 3 次结果和本次结果在同方向超出 1s 范围；或 2 个质控品的前 1 次结果和本次结果，均同方向超出 +1s 或 −1s 范围，提示存在系统误差，判为失控。⑥ $10_{\bar{x}}$ 规则：本次结果与前 4 次结果连续分析，2 个质控品 5 次结果连续在均值的同一侧；或一个质控品连续 10 次结果在均值的同一侧。提示存在系统误差，判为失控。

4. 失控后的处理

对失控情况采取正确的措施是质控工作的一项重要内容。分析阶段质量控制的工作流程，是在患者标本检测前和检测中测定质控品，记录控制值绘制于质控图中。控制值在控，患者标本可以检测和报告；控制值失控，停止患者标本的检测，拒发检验报告，寻找原因，解决问题。再重新开始检测，并对失控时的患者标本重做。以上整个过程应有详细文字记录并保存。

失控信号的出现受多种因素的影响，这些因素包括操作上的失误、试剂、校准物、质控品的失效，仪器维护不良以及采用的质控规则、控制限范围、一次测定的质控标本数等。失控信号一旦出现，首先要尽量查明导致失控的原因，采取适当措施，消除后，再随机挑选出一定比例（如 5% 或 10%）的待测标本进行重新测定，最后根据既定标准判断先前的测定结果是否可接受，对失控作出恰当的判断。如判断为真失控，应该对相应的所有失控待测标本和质控标本进行重新测定，并且质控标本结果应该在控。如失控信号被判断为假失控时，常规测定报告可以按原先测定结果发出，不必重做。

一般可以采用如下步骤寻找原因：①检查质控图或控制规则以确定误差类型，区分是随机误差还是系统误差，一般而言，质控曲线的突然变化或较大幅度的波动应多考虑随机误差，而趋向性的现象多为系统误差。②认识与误差类型有关的一些因素。导致系统误差的因素比引起随机误差的因素多见，一般也较容易解决。引起系统误差常见原因有：试剂批号改变、校准物批号改变、校准物定值错误、不适当试剂配制、试剂变质、校准物变质、试剂或校准物的不适当贮存、由于移液管的误调或未校准引起标本或试剂的体积变化、孵育箱和反应盒的温度变化、分光光度计的光源老化以及操作人员的更换等。随机误差的常见原因有：试剂和试剂通道中的气泡、混合试剂不恰当、温度和孵育不稳定、不稳定的电压以及在吸量、定时方面的个体操作变异等因素。③手工法操作的项目应认真回顾操作的全过程，有无换人，有无操作及结果计算上的失误，然后依次确认标准品、试剂、反应温度、比色计等是否正常。④使用分析仪测定者，首先应该分析在质控品失控之前有无改变分析系统的状态，如分析仪硬件的更改（包括光路部件的更换）、化学反应参数的更改、标准品或试剂的变更、质控品变更等。对于更改过的部分应仔细确认其更改的正确性。同时区分是个别项目失控还是多个项目失控。个别项目失控，可以基本确定分析仪工作是正常的。多个项目失控，处理问题的步骤首先应针对这些试验的共同因素。找不出明显共同因素的多个项目甚至是全部项目的失控，很可能是仪器的故障、质控品变质等所致。⑤分析与新近的改变有关的原因。系统误差多与试剂或校准问题有关。突然漂移通常由更换试剂、新的校准或校准品批号改变所引起。当查找漂移的原因时，操作者应检查试剂、校准，并且做好记录，以便为解决问题提供线索。⑥解决问题并记录处理结果。检查出问题的原因后，针对这个原因采取纠正措施，这时可以重新测试所有的质控品，一旦在控，应将失控批次的待测标本部分或全部重新测定。另外，应该将失控事件以及具体的处理过程详细记录下来。

室内质控是长期的日常工作，要将每天累积下来的大量数据，除了在每月结束时作小结和分析外，应该作为实验室重要的资料予以长期妥善的保存。

（六）室间质量评价

尽管我国目前男科实验室的检测项目尚未进入室间质量评价阶段，但一些男科专家已在临床实验室初步尝试开展室间质量评价工作。随着人们尤其是相关的权威组织机构的重视，室间质量评价的建立是指日可待的。现将室间质量评价的概念及方法简述如下。

室间质量评价是由多家实验室测定同一个样品并由外部独立机构收集和反馈各参与实验室上报的测定结果，来评价实验室检测水平的过程。室间质量评价也被称作能力验证，所谓能力验证，即是通过实验室间的比对，判定实验室的校准／检测能力的活动。它是为确定某个实验室某些特定校准／检测能力以及监控其持续能力而进行的一种实验室间比对。

国际上实验室间的质量评价可以追溯到20世纪30年代，我国的室间质评则起始于20世纪70年代末。经过30多年的发展，已在全国范围内形成一个临床生化、免疫、骨髓等检验的质控网络，但在男科方面还几乎是空白，有待进一步的发展。

1. 室间质评的目的和作用

室间质评作为质量控制的手段可帮助参与实验室提高质量、改进工作、减少差错、避免可能出现的医疗纠纷和法律诉讼，建立各实验室间检验结果的可比性，最终使参与实验室能提供准确的检验结果。

室间质评具有如下作用：①可以帮助了解实验室间差异，评价实验室检测能力；②可帮助实验室发现问题和采取相应措施；③可以帮助提高分析能力和改进实验方法；④室间质评结果可以作为实验室质量稳定与否的客观证据；⑤多次满意的室间质评成绩可以增加实验室用户的信心；⑥室间评价结果可以作为实验室认可的重要依据；⑦室间质评成绩可作为卫生行政主管部门和医院管理者对实验室质量实施监督管理的重要工具；⑧室间质评可以帮助实验室确定哪些项目需要重点投入和加强培训。

2. 室间质评调查样本的检测

室间质评调查样本必须按实验室常规工作，与待测患者样本同样的方式，用实验室常规检验方法，由进行常规工作的检验人员检测。检测调查样本的次数必须与检测患者样本的次数一样。而且，检测结果必须在规定的时间内回报给质评组织机构，事先各实验室之间不得进行关于调查样本检测结果的交流。实验室对调查样本进行检测时，应将样本处理、准备、检测方法、审核、检验的每一个步骤和结果报告及有关人员签字等做好完整记录，形成文件化格式，并妥善保存。

3. 室间质评成绩评价方法

要对室间质评结果进行评价，首先必须确定调查样本的靶值。只有靶值准确才能对各参与实验室提高准确度起指导作用，如果定值不当反会影响全局。目前确定靶值常用 2 种方法：一是由各个参考实验室用参考方法将调查样本的各种成分进行定值，作为靶值，参考实验室可在质评活动中发现和培育；二是将所有参与实验室的结果按测定方法不同算出总均值，反复剔除 >±3s 的数据后再算出方法均值（$\bar{x}_m$）作为靶值。参与的实验室越多，所得结果越趋向于正态分布，则 $\bar{x}_m$ 也越接近真值。

评价室间质评结果的方法主要有两种：一是变异指数得分法，二是偏差 % 评分法。

变异指数得分法：是目前最常采用的方法，由 Whitehead 教授提出，并被 WHO 推荐。

具体计算方法为：

$$V = \frac{|\chi - T|}{T} \times 100$$

式中：V 为测定值与靶值偏离百分数（变异百分率）

x 为实验室测定值

T 为靶值，若 x=T，则 V=0

再计算变异指数（VI）：

$$VI = \frac{V}{CCV} \times 100$$

式中：CCV 为选定的变异系数

当 VI ≤ 400 时，变异指数得分（VIS）=VI；当 VI > 400 时，VIS=400，主要目的是防止出现因个别过大的偶然误差造成对检测水平全面评价的假象。VIS 在计算时只计整数，且不带正负符号。

我国在临床生化等室间质评中的评分标准为：VIS ≤ 80 为优秀，VIS ≤ 150 为及格，VIS > 200，表明结果中有临床上不允许的误差。

偏差 % 评分法：以测定结果偏离靶值的距离确定每一分析项目的正确结果，即对每一项目确定了靶值后，通过使用基于偏离靶值的百分偏倚的固定准则或标准差进行评价。具体地说，某项目的测定值距离靶值的偏

倚 % 若在可接受范围内，则 PT 得分为 100，若超出可接受范围，则 PT 得分为 0。每个项目的可接受范围即误差允许范围。

六、检验报告的审核及正确解读

男性生育力评估的最终体现形式为各类检验报告的汇总及解读，而且，每个项目的整个分析过程是否准确可靠也体现在最终的检验报告结果是否正确，因此，在发出最终检验报告之前的审核过程就显得尤为重要了。检验报告的审核内容主要包括：患者的基本信息是否正确；检验结果是否合理；有无可能的干扰因素需要备注；有无相关建议提供给临床等。检验报告的审核一般由专业主管或高年资技术人员进行，检验报告需实行双签名制度，即检验者和审核者并非同一人。

目前，临床上主要有两种检验报告，一种是医院印制好的检验报告单，医生开好检验项目之后，检验结果直接填写在同一张检验报告单上，这在中小医院比较常见；另一种是电脑打印出来的报告单，医生开出的只是检查项目申请单，经检验技术人员检查后，项目申请单由检验人员存档，发出的是有具体检查结果的检验报告单，这在大中型医院比较常见。但两种检验报告单的基本内容是类似的，一般包括医院的名称、患者的姓名、性别、年龄、科室、门诊号或住院号、可能的诊断、标本的类别、开单医生的姓名和时间、检验人员的姓名和时间等。

检验报告的主要内容为检验结果，一般包括所检验的项目名称、具体结果、正常参考范围、结果提示等。在结果提示中，如果检测结果位于正常参考范围内，往往没有任何显示；如果结果高于正常参考范围，往往以"↑"、H 或 HIGH 表示；如果结果低于正常参考范围，往往以"↓"、L 或 LOW 表示。对于阴性或阳性的结果报告方式，往往以阴性、"–"或阳性、"+"表示。有的检验报告单上还注明检测所用的仪器和方法，目的是告诉患者和医生，由于不同的仪器或方法，其检测结果可能有所不同，往往由同一种仪器或同一种方法检测的结果才具有可比性。另外，目前许多大医院的检验报告单上往往带有 ID 号，保管好此号码对未来检测结果的查询将很有帮助。

评估男性生育力的检测项目有几十种，但任何一项指标都只能从某一个方面、部分地反映男性患者的生殖生理或病理状态，或者是患者的某个组织或器官的变化情况。正常生理情况下，随着个人所处的环境、状态不同，一些指标也不尽相同，有时变化还非常大。因此，应该正确、科学、辩证地看待男科实验室的检验结果。尤其重要的是，临床医生也应了解患者最近可能有的特殊饮食、是否服用某些药物，以及某些特殊的习惯等，以便作出客观、正确的诊断结果。

另外，临床医生和实验室人员也应正确看待异常结果。虽然检验结果也许超过了正常参考范围，但应正确理解正常参考范围的含义，这个范围是指95%的正常人的结果，仍有5%的正常人的结果不在此范围内。而且，每种仪器和方法都有一定的误差。对于有疑问的结果，正确的做法应该是，在相似或相同的条件下检验2次或2次以上之后再作出判断。而不要因为一次结果的高低、阴性或阳性，医生就让患者背上沉重的心理负担，或给患者扣上某种疾病的帽子。当检验结果处在"异常"范围内时，临床医生应结合患者的临床症状、结果之间的相互影响关系，经综合分析后给患者做出合理的解释。

男科实验室的一些检验结果的异常变化，尤其是精液分析结果，与禁欲时间的长短有密切关系。男科医生应该了解不同检验结果随禁欲时间变化的规律，从而正确看待检验结果。

检验结果的准确性与采集样本的质量密切相关。采取的样本如精液、血、前列腺液等必须能代表患者身体存在的情况，检测的结果也要能反映患者身体的病理状态。因此，化验检查前的准备工作非常重要，必须引起重视，这样才能保证检查结果的有效性，避免不必要的重新采样或者复查以及可能的错误诊断。例如，留取精液样本时，禁欲时间的长短、从取得精液到送达实验室的时间、精液撒掉一部分或被污染等，都会影响检验结果的准确性。

临床上，样本采集一般有一定的时间要求。男科实验室中用于生殖激素检测的血液样本就是如此。由于激素的分泌具有昼夜节律性的变化，一般取早晨空腹样本送检，所谓空腹，是指在前一天晚饭后，不再吃食物，但可以照常饮水，到次日早上8点左右采集样本。这是因为：①实验室提供的各种检查项目的正常参考值，基本上是抽取正常人的空腹血，经过检测后统计而确定的。为了使患者的检测结果具有可比性，所以要尽可能在相同条件下进行比较，因为人体血液中许多成分都随时间而动态地变化着；②人体经过一个晚上的休息，体内的成分达到相对的动态平衡，波动较小；③由于许多检查项目的检测过程受血液中糖、脂肪等成分的影响，而糖和脂肪等受饮食影响很大，而且，饮食后出现脂血的比率很高，这样血清或血浆就会浑浊，严重干扰许多项目的检测结果，甚至得出错误的结果，导致临床医生误诊。因此，为了保证生殖激素等结果的准确性，必须使用空腹血。

采集样本时，一般要求在平静的生活状态下采集，应当避免剧烈的运动或者体育锻炼。这是因为运动时人体处于一种应激状态，通过机体的动员和调节，血液中的许多成分都会发生改变。

在采集样本的时间上要掌握三个最重要的时间：①最具"代表性"的时间；②检出阳性率最高的时间；③最具有诊断价值的时间。同时应尽可能在进行其他检查和治疗之前采集，如淋球菌的检测。

通常情况下，酶联免疫吸附分析法（ELISA）定性实验以"阳性"和"阴性"来报告结果，两者间有一条分界线被称为"阳性判断值"（cut-off value，CO值），这是定性免疫测定结果报告的依据。但 ELISA 的 CO 值的设置不能区分所有正常和异常的人群，尤其是位于 CO 值附近的人群。ELISA 检测还有几个特点：检测变异大（18%~65%）；不同试剂盒 CO 值存在差异；病毒感染存在窗口期；病毒变异后表达产物含量低以及个体差异等。因此在 CO 值附近存在一个临床意义可疑的区域，被称之为"灰区"。国产的传染性病原体抗原和抗体检测的 ELISA 试剂盒中均未涉及"灰区"的设置，仅仅依靠 CO 值来决定感染的有无。因此对于检测结果位于"灰区"的患者可采用确认实验或追踪检测的办法加以确诊。例如用 ELISA检测人类免疫缺陷病毒（HIV）、抗精子抗体等的 OD 值落在 CO 值附近的"灰区"范围内时，应该用另一厂家的试剂盒或者其他方法来确证。

由于 ELISA 检测结果落在"灰区"而造成的"假阳性"和"假阴性"，一位患者检出两个截然相反的结果，导致医疗投诉、纠纷甚至诉讼的情况在医院时有发生。这就要求男科实验室及其管理部门要尽早制定"灰区"

标本的确认实验或追踪检测的方法，另一方面要求男科实验室加强对临床或患者的宣传和咨询，说明某些检验方法的不足和局限性，在临床上一旦出现上述投诉，有一个明确合理的解释。

总之，男科实验室的检验结果除受患者本身疾病的影响之外，还受到患者饮食、药物、情绪等，检测标本的正确留取，检测方法的局限性等诸多因素影响。临床医生或实验室人员面对一份异常的检验结果，首先应该排除可能的影响因素，必要时重新复查，以确定结果的真实可靠。对于某种疾病的确诊，尤其对男性不育的诊断，临床医生或实验室人员不能简单地根据某次检验结果就对号入座，而应综合分析各种检查结果后作出判断。对于检验结果，临床医生和实验室人员都必须学会辩证地看待。

七、常用图表

男科实验室的质量管理离不开一系列的图表，图表可以一目了然地反映整个实验室的建设和质量管理情况。常用图表有：

（1）实验室布局图：每个医疗机构的男科实验室均应有实验室布局图，其以男科实验室的实际布局为准。男科实验室布局应合理，办公室与实验室要严格区分，清洁区和污染区要严格区分。要有独立的和足够的精液样本采集室。实验室布局应根据工作流程设计。要利于工作人员与患者和临床医护人员联系。实验室的分区要有明显标识。

（2）组织结构图：即男科实验室的上下级隶属关系图，可以清楚地显示出男科实验室在医疗机构中的隶属关系，如图1-4。

（3）实验室工作人员一览表：应包括所有实验室工作人员的姓名、性别、年龄、学历、职务、职称、所学专业、毕业时间、从事本专业时间、资格证书号等信息。人员岗位变化时应在备注栏中注明岗位调整的时间。

（4）人员业务档案：每名实验室人员均应建立相应的业务档案，主要内容包括：①人员的基本信息，包括姓名、性别、出生年月、毕业院校、毕业时间、学历与学位、参加工作时间、参加工作单位、最后学历与学位、学历与学位获得学校与时间、初级职称获得时间、中级职称获得时间、高级职称获得时间、目前技术职称、家庭住址及电话、移动电话、专

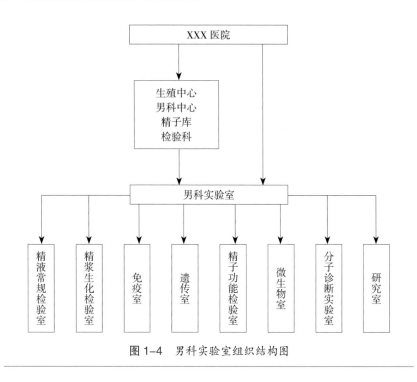

图1-4 男科实验室组织结构图

业特长、研究方向、工作简历等。②参加学术团体及任职情况，主要包括学术团体名称、参加时间、担任职务等。③工作业绩，主要包括在不同工作岗位的工作时间、胜任情况、突出表现及有无差错或事故等。④教育与培训情况，主要包括参加继续教育或学术会议的时间、会议名称、主要内容、所获证书及学分情况等。⑤讲课、带教与论文发表情况，主要包括讲课和带教的时间、题目、对象，论文交流的时间、题目和场合，论文发表的时间、题目和学术期刊等。人员业务档案应由实验室人员自己如实填报，应向实验室人员说明，如漏报或不报，人员的业绩得不到正确的反映，可能会影响个人年度考核。填报内容中如有证明文件的，应同时附上相关复印件。

（5）环境温湿度记录表：男科实验室的每个室均应有环境温湿度记录表，一般每月一张，记录每天的温度、湿度，监测人在相应日期下签名。环境温湿度有较大变化时，要及时采取调整措施。

（6）冰箱温度记录表：男科实验室的每个冰箱均应有温度记录表，一般每月一张，记录每天上/下班时的温度，监测人在相应日期下签名。冰箱温度超过允许范围时，要及时查找原因并维修，必要时把相关试剂转移到正常冰箱中存放。

（7）移动紫外消毒车消毒记录表：男科实验室除了正常的紫外灯消毒外，还应配备移动紫外消毒车，以对紫外灯难以消毒的局部区域进行消毒。移动紫外消毒车上应挂有移动紫外消毒车消毒记录表，内容包括消毒的日期、地点、消毒时间、消毒累积时间及记录者签名等。

（8）主要仪器设备一览表：男科实验室的仪器设备使用情况均应有详细的记录，可以通过仪器设备一览表体现，主要内容包括仪器设备名称、型号和规格、数量、生产厂家、购买日期、接受日期、接受状态、目前使用状态、所属实验室等。

（9）仪器维修保养记录表：男科实验室每个仪器均应有维修保养记录表，内容包括仪器名称、保养和维修日期、保养和维修过程、保养和维修后仪器状态、操作者等。

（10）试剂购买验收记录表：主要包括验收日期、试剂名称、产地及厂家、购买公司、规格、数量、外包装和内包装是否完整、验收者等内容。

（11）质控图：见图1-3。

（12）室内质控记录表：主要包括检测项目名称、质控品批号、质控品来源、检测日期、高中低值质控品的具体结果以及记录人等内容。

（13）室内质控失控报告表：主要包括失控项目名称、失控时间、失控的具体事实描述、采取的纠正措施、纠正结果、对纠正结果和恢复工作的意见、是否采取何种预防措施以及记录人、处理人和批准人的签名等内容。

（14）室间质评记录表：主要包括室间质评系统名称、收到标本日期、活动截止日期、标本数量、接受者、测定时间、操作者、寄出时间、寄出人、结果回报时间、接收人、检测项目、测定结果偏离项目名称、偏离方向、偏离原因、拟采取的纠正措施、填表人、填表时间、审核者、审核时间等内容，同时附上室间质评回报结果。

（15）精液标本接受记录表：主要包括接受日期、编号、姓名、年龄、送检时间、禁欲天数、标本完整性、取精方式、接受者等内容。

（16）不合格标本退检登记表：主要包括受检者姓名、性别、年龄、检验项目、退检原因、退检处理建议、退检部门、退检人签名及退检时间等内容。

（17）标本低温保存记录表：主要包括存入日期、标本号、标本类型、数量、放置位置、存放人、取出日期、取出人等内容。

（18）抱怨记录和处理反馈意见登记表：主要包括抱怨时间、抱怨者姓名、年龄、性别、职业、联系电话、联系地址、邮编、抱怨内容、处理结果、处理人签名等内容，处理结束后应让抱怨者填写抱怨处理结果满意度调查表，主要包括对处理结果及工作人员服务态度的满意度，以及相关建议或留言等。

（19）医疗废弃物处理记录表：主要包括医疗废弃物收集日期、废弃物种类、废弃物来源、数量或重量、收集人、处理日期、处理方法、处理人等内容。

总之，上述男性生育力评估的质量管理体系内容应是质量管理体系运行的依据。实验室成员必须熟悉并准确理解与自己有关的所有文件。质量管理体系的运行要注意以下几个问题。首先，要充分注意实验室的具体实际情况。其次，运行过程中要准确及时地收集反馈信息，实验室管理层应根据出现的问题进行全面分析，及时提出纠正措施，使质量管理体系得以逐步完善。再次，质量管理体系的运行过程中要注意协调各方面、各部门的工作。质量管理体系是一个系统，各方面的工作是相互关联的，某个方面出现问题有可能跟多个方面、多个部门有关，所以，要注意综合处理问题。最后，要加强监督作用。因为质量管理体系运行初期，实验室成员往往根据以往的工作经验，有许多不自觉地违背质量管理体系文件的行为，实验室管理层应严格进行监督，并及时纠正。

质量管理体系运行一段时间后，要及时进行内部评审、检验程序评审、管理评审，并采取预防措施、纠正措施，使质量管理体系能成功运作。

（陆金春）

第二章　精液检查

本章要点

精液由精浆和精子组成。对精子质量的全面评估和精浆中生化组分、抗精子抗体等检测对评估男性生育力、诊断不育原因及生殖系统疾病均有重要作用。

精液样本的采集是精液检验的重要环节，样本完整是首要保证，用于辅助生殖治疗的精液样本采集要确保不受污染，同时实验室技术人员要注意自身的安全防护。

精液常规分析是评估男性生育力的最基本测试，包括精液体积、精液外观、液化时间、pH值、黏稠度、精子凝集、精子浓度、活力及活动率分析。精液常规分析要全面，应严格按WHO推荐的方法进行，并力所能及地做好质量保证工作。

精子存活率一般用染色技术确定，也可用低渗膨胀试验检测；精子形态学分析按严格的标准化操作程序和形态学判断标准进行，所得结果的准确性明显提高，可以反映男性生育能力。两者均可作为精液常规分析的内容或重要补充。

精液生精细胞检查是评价男性生育能力的重要指标，可作为男性不育症疗效观察和判断预后的指标，也是判断梗阻性和非梗阻性无精症的重要依据。精液生精细胞检查可取代睾丸活检。精液生精细胞的检测主要是用染色的方法进行，一般有瑞氏和瑞－吉氏染色法、苏木精－伊红（HE）染色法和改良巴氏染色法等。

精液中的圆细胞并不等同于白细胞，脱落至精液中的生精细胞、上皮细胞等亦呈圆形，故精液白细胞的准确检测需用染色方法或单克隆抗体法。正常精液中白细胞数目不应超过 $1 \times 10^{6}/ml$。

相比于手工分析，计算机辅助精液分析（CASA）更加客观、准确和可重复，更易实现室内和室间质控。CASA 可用于分析精子浓度、活力及形态，尤其在分析精子运动能力上有明显优势。不同 CASA 系统的分析原理有所不同，结果可比性尚属未知。CASA 分析时必须进行人工校正。

最近几年，对精浆生化指标检测的研究取得重大进展。全自动检测法逐渐替代了以往的手工法和半自动法。已开展的全自动检测精浆生化指标进一步拓展，具体包括反映附睾分泌功能的精浆总 α 葡糖苷酶和中性 α 葡糖苷酶；反映精囊腺分泌功能的精浆果糖；反映前列腺分泌功能的精浆酸性磷酸酶、γ- 谷氨酰转肽酶、柠檬酸和锌；反映精浆抗氧化功能的精浆超氧化物歧化酶和尿酸；以及反映精子能量代谢的精浆肉碱。

目前临床上广泛使用的精液弹性蛋白酶检测法是酶联免疫吸附分析法，检测的是与 $α_1$ 抗胰蛋白酶抑制剂结合的且已失活的弹性蛋白酶，此法设计不合理，应该废除。而检测精液游离弹性蛋白酶可以反映男性生殖道炎症损伤程度。

精子顶体是否完整、能否正常发生顶体反应以及顶体酶活性的高低对精卵正常受精有着重要的影响，故检测精子顶体完整率、顶体反应发生率及顶体酶活性，可预示精子的受精能力。前两者用染色方法检测，顶体酶活性检测方法有固相 BAPNA 法、精氨酸酰胺酶活性测定法、明胶法和全自动检测法等，由于不同检测方法的检测原理不同，检测结果亦有所差异。

精子功能检测是男性生育力评估的重要内容之一，是精准医学和个体化医疗发展的需要。随着生殖医学的发展，精子功能检测项目将会进一步拓展。目前已开展的精子功能检测项目包括精子乳酸脱氢酶 C4 活性测定、精子膜完整性分析、线粒体膜电位测定、精子 DNA 完整性和核成熟度分析、精子穿透宫颈黏液和卵透明带能力检测、精子氧化应激测定以及精子膜糖被完整性检测等。

抗精子抗体（AsAb）是一种以精子为靶抗原的自身抗体。抗精子抗体为男科实验室诊断免疫性不育的最重要的指标。检测 AsAb 的方法有多种，目前临床上以酶联免疫吸附分析（ELISA）法为主，少数单位使用了免疫珠（IBT）试验和混合抗球蛋白反应试验（MAR）。ELISA 检测为阳性的精液标本，建议以 MAR 或 IBT 试验进一步验证。

高海拔、不同种群、移居高原时间、特殊的气候条件以及不同的生活习惯等均会对精液分析产生一定的影响，但高原低氧环境下对男性生殖功能和精液分析结果产生负面影响的具体因素和相关机制尚需大数据证实。

通过扫描电镜或透射电镜检查，可以非常清晰地观察到畸形精子及不动精子的外部和内部异常的部位，如线粒体结构、9+2 结构、轴丝等，对男性不育的治疗具有重要的参考价值。

精液检查是评估男性生育力的最基本的也是最重要的检测项目。精液由精浆和精子组成。精浆主要由附睾液以及前列腺、精囊腺和尿道球腺等附属腺体的分泌液组成，精子由睾丸生精细胞产生，在附睾内成熟。在射精过程中，两者混合构成精液。精液检查对评估男性生育力、诊断不育原因及生殖系统疾病均有重要作用。为了不断提高精液检查的质量，世界卫生组织（WHO）先后出版了 5 版精液分析和处理的实验室手册，其为精液检查的标准化提供了可遵循的依据。本共识以 WHO 第 5 版手册为依据（WHO，2010），结合我国男科实验室的现状（陆金春等，2009），详细阐述了精液检查中各个检测项目的原理、具体方法、方法学评价及质量控制、临床意义等，供我国男科实验室参照执行。

第一节　精液样本的采集

精液样本的采集是精液检验的重要环节，采集过程是否规范可能会直接影响检测结果的准确性。

一、一般情况下的精液样本采集

1. 样本采集的场所

精液离开人体之后的环境变化可能影响检测结果，因此，精液采集应安排在靠近男科实验室的房间进行，以保证样本在尽可能短的时间内转运到实验室。另外，精液采集的房间应整洁、安静，并具有足够的私密性，确保采集过程不受干扰。

2. 给受检者的指导

采集精液前，实验室工作人员需要给受检者提供清晰的书面或口头指导，需要询问禁欲时间和受检目的，以及最近有无发烧、服用某些药物、病史等，同时提供留样容器，并嘱咐留样时的注意事项。如果受检者不在实验室提供的房间留取精液，还应告诉受检者如何转运精液标本。

精液采集前，受检者应禁欲至少 48 小时，至多 7 天。如果禁欲时间不符合这个时间范围，检测结果可能无法反映受检者的真实情况。如果需要多次采集标本，每次禁欲天数均应尽可能一致，且两次检测的间隔时间至少 3 周。如果需要进行精浆 α 葡糖苷酶的检测，禁欲时间应为 4~7 天，因为禁欲 2~3 天留取的精液所测精浆 α 葡糖苷酶水平［（34.04 ± 11.22）U/ml］明显低于禁欲 4~7 天［（47.25 ± 17.54）U/ml］留取的精液标本（陆金春等，2009）。如果仅仅是为了观察受检者精液中有无精子，禁欲时间没有严格的限制。

采样容器上必须标明受检者姓名、采集时间、禁欲时间以及样本采集是否完整等。每一个标本应有一个独一无二的编号。

　　样本采集前应向受检者特别强调精液样本必须完整，样本采集过程中遇到的任何问题都要记录并报告实验室。受检者要报告精液标本任何部分的丢失情况，尤其是含精子浓度最高的初始部分精液，以免影响精子浓度的测定。精子浓度受精囊腺和前列腺分泌液量的影响，如果标本不完整，尤其是富含精子的初始部分丢失时，要在检测报告上注明，并在禁欲 2~7 天后重新采集标本检测。

　　如果受检者在医院采样室留取样本确实有困难，可以允许受检者在家里或宾馆里留取精液样本，同时给予受检者一个预先称重的、标记上其姓名和编码的标本容器。但必须向受检者强调以下几点：①一般不使用避孕套留取，因为普通的乳胶避孕套可影响精子的存活。如遇到特殊情况需要使用，应该使用专门为采集精液设计的无毒性避孕套；②不可用性交中断法，这样很容易丢失部分精液或受到阴道分泌物的污染，影响精子浓度的测定；③在运送到实验室的过程中，标本容器应该保持在 20℃~37℃ 环境中，尤其是冬天，标本运送的过程一定要注意保温；④在采集标本后 1h 内送到实验室。⑤如果检测标本在家或者实验室外面的场所、性交时使用不含杀精剂的避孕套采集，检测报告应该记录。

3. 样本采集和记录

　　由受检者自行手淫采集精液样本，将精液射入一个洁净、干燥、广口的玻璃或塑料容器内，该批次的容器必须已经证实对精子没有毒性。有些受检者如脊髓损伤患者不能用手淫法取出精液，可用电动按摩器刺激阴茎头部及系带处，以帮助获得精液标本。

　　留样容器应能使阴茎头前端放入，又不会触及容器底部，以保证精液不会射至容器外，又不会黏在阴茎头表面；留样容器应配备盖子，以免置于水浴箱中等待液化过程中水蒸气滴入样本中。样本在运送至实验室期间，应该保持在 20℃~37℃，以免温度变化对精子的影响；送达实验室的样本容器置于 35℃~37℃ 水浴箱中待精液液化。

　　接收样本后，应准确记录受检者姓名、样本编号、禁欲时间、样本采集的日期及时间、采集方法、样本是否完整、采集样本过程中是否遇到困难以及哪种困难、开始检测的时间等。精液样本的检测应该在样本采集后1小时内进行。

二、特殊情况下的精液样本采集

如果采集精液的目的是用于辅助生殖治疗或是微生物学检查（精液培养），必须避免非精液来源的微生物污染（例如，来自皮肤的共栖微生物），且标本容器、移液器吸头和混匀用的吸液管等必须是无菌的。

此时，受检者应该：先排尿、用肥皂清洗双手和阴茎、冲洗掉肥皂沫、使用一次性洁净毛巾擦干手和阴茎、将精液射入无菌容器，以减少来自皮肤共栖微生物所致的标本污染的风险。也可采取先排尿、碘伏消毒、生理盐水冲洗、干棉签擦净的方法对手和阴茎进行消毒。进行微生物学检查时应注意送检时间和温度，如淋球菌对温度和氧气敏感，精液标本在20min之内应作处理。

三、精液样本的生物安全性问题

精液样本中可能含有致病微生物，如肝炎病毒、人类免疫缺陷病毒以及单纯疱疹病毒等，在处理过程中应将所有精液样本视为生物危险品，严格遵循实验室安全操作规程，特别小心地操作和丢弃。

从事精液分析的实验室技术人员应注意自身安全防护。凡接触样本的实验室人员都应当接种乙型肝炎疫苗。实验室技术人员必须穿上实验室外罩，常规洗手，佩戴一次性手套和医用口罩，在必要时应佩戴安全防护眼镜、绝缘手套和防护鞋。避免精液接触到裸露的皮肤、破口、擦伤或病变部位。所有用过的尖锐物品，应密封收集到一起适当处理。在实验室内决不允许饮食、吸烟、化妆、贮存食物等。已经接触过精液或其他生物样本的工作台和非一次性容器应当灭菌或消毒。

（谷龙杰　陆金春）

第二节 精液常规和精子存活率分析

精液常规和精子存活率分析是评估男性生育力的最基本测试。精液常规分析包括精液体积、精液外观、液化时间、pH 值、黏稠度、精子凝集、精子浓度、活力与活动率分析（WHO，2010；丛玉隆，2013）。

一、精液体积

1. 检测方法

WHO 推荐使用的精液体积测定方法有两种，一是通过称重收集量器中的精液来测量精液体积的称重法，二是将精液标本直接采集到广口带刻度玻璃量筒中的直接测量法。首选称重法测量精液体积。

称重法的具体步骤为：①用一个预先称重、干净、处理过的容器收集精液。②称重盛有精液的容器。③减去容器的重量。④由精液的重量计算出精液体积，假设精液的密度为 1g/ml（精液密度的变化范围在 1.043~1.102g/ml）。

刻度量筒法的具体步骤为：①将精液标本直接采集到一个改良的广口带刻度的玻璃量筒中，目前市场上可购得这种量筒。②直接从刻度上读取精液体积（精确到 0.1ml）。

2. 方法学评价与质量控制

由于称重法是假设精液密度为 1g/ml，而不同个体的精液标本由于精子浓度的不同、精浆成分的差异，精液密度差异亦较大，而且，随着精液体积的增加这种差异更为明显。刻度量筒法避免了这种差异，但量筒的内径和刻度的精细对精液体积的准确判读有一定影响。尽管如此，这两种方法都是目前 WHO 推荐的测定精液体积较为准确的方法。

由于要计算精液中的精子总数和非精子细胞等，精确测定精液体积是精液评价的基础。不推荐使用目测法检测精液体积；亦不推荐将精液从量杯中吸到移液管和注射器或倒入量筒中来测量精液体积，因为此操作会导致精液丢失，丢失的精液体积可达 0.3~0.9ml。使用称重法测定精液体积时，由于空的标本容器重量可能不同，因此每个容器需预先单独称重。将容器交给受检者前，应预先在容器上标记重量，并使用永久性标记笔标记在容器上或标签上。如果用标签记录重量，应该在称重空容器前贴好它。另外，称量精液的天平应半年或一年校准一次。这些都是保证准确测定精液体积的前提。

3. 正常参考值及临床意义

精液体积的正常参考值 ≥ 1.5ml。发现精液体积少或无时，应注意询问收集方式是否正确，或鉴别是否有不完全或完全逆行射精，此时可嘱咐患者留取尿液，显微镜观察尿液中是否有大量精子，必要时尿液可离心后再镜检；精液体积少亦是射精管阻塞或先天性双侧输精管缺如以及精囊腺发育不良的特征。

二、精液外观

正常精液外观呈灰白色、均质、半流体状液体，具有一种特殊的刺激性腥味。

长时间未排精者射出精液略带黄色，黄疸患者的精液和服用维生素或某些药物者的精液可呈黄色；精液清亮、透明常见于无精子或少精子症男性；精液呈红褐色或带血，称为血精，常见于精囊炎、前列腺炎等生殖系统疾病，也可见于苗勒管囊肿、结石、肿瘤如前列腺癌、输精管的微小损害等。

三、精液液化

1. 精液液化的概念

刚射出的精液呈稠厚的胶冻状，因含有前列腺分泌的蛋白酶，在其作用下精液便从凝固状态转变成液体状态，这称为精液液化。精液的凝固蛋白由精囊腺分泌，而液化因子则由前列腺分泌。精液暂时凝固及逐渐液化是正常生理现象。射出的精液如果超过 60 分钟仍未液化，则称为精液液化不全或液化迟缓，其可影响精子活力，进而影响男性的生育能力。精液液化不全一般认为与缺乏蛋白水解酶有关。

正常液化的精液标本可能含有不液化的胶冻状颗粒（凝胶状团块），这不具有任何临床意义。然而，黏液丝的存在可能干扰精液分析。随着精液的液化，不动精子获得活动的能力。液化期间，精液标本置室温下或 37 ℃孵箱中，在一个二维摇动器上，不断地轻轻混匀或旋转样本容器，有助于形成一个均质的精液标本。正常精液标本在 60 分钟内液化，但通常情况下在 15 分钟内精液液化即完成。因此，精液标本留取后，应间隔 5~10 分钟观测一次，精液液化后即可进行精液常规指标的检测。

2. 检测方法

精液液化的检测一般用滴管法或玻棒法，类似于精液黏稠度的检测。另外，Tauber 等（Tauber et al，1980）设计了一种"袋法"来检测精液液化，其原理为用一孔径为 37μm 的尼龙网袋放置精液，只有液体及 < 37μm 的小颗粒才能通过，而凝胶样物质不能通过，以检定精液的液化程度。具体方法为，将刚射出的精液置于尼龙网袋中，并将袋置于量杯中，间隔一定的时间将网袋提起，测量杯中液体的量，当精液全部液化后，杯中的精液量即为袋中凝固精液的量，每次测定杯中精液量与总量的百分比即为液化率。正常生育男性 6 分钟内的液化率为 35% 以上，12 分钟为 60% 以上，24 分钟为 100%。

3. 液化不全精液标本的处理

如果留取后的精液 60min 不液化，可按如下方法处理。如果不进行处理，将会影响检测结果的准确性。对于液化不全精液标本，采用机械混匀或酶消化等方法可使液化状况明显改善。具体处理方法有：

（1）通过加入等体积的生理培养液（如 Dulbecco's 磷酸缓冲盐水），并且用加样器反复吹打，可使某些精液标本液化。

Dulbecco's 磷酸缓冲盐水的配制：①Dulbecco's 葡萄糖–PBS：将 0.2g

氯化钾（KCl）、0.2g 磷酸二氢钾（KH$_2$PO$_4$）、0.1g 氯化镁（MgCl$_2$·6H$_2$O）、8.0g 氯化钠（NaCl）、2.16g 磷酸氢二钠（Na$_2$HPO$_4$·7H$_2$O）和 1.0g D- 葡萄糖加入到 750ml 纯净水中。②将 0.132g 氯化钙（CaCl$_2$·2H$_2$O）溶于 10ml 纯净水中，边搅拌边缓慢加入上述溶液中。③用 1mol/L NaOH 调节 pH 至 7.4。④用纯净水定容至 1000ml。

（2）精液反复（6~10 次）缓慢地通过接在注射器上的 18 号钝性针头或 19 号针头，可降低精液的非均匀状态。

（3）应用广谱蛋白水解酶菠萝蛋白酶或糜蛋白酶消化，有助于促进精液液化。

可用 Dulbecco 磷酸缓冲盐水制备 10IU/ml 的菠萝蛋白酶，然后与等体积的精液混合，用移液管吸头的尖部搅拌混匀，37℃孵育 10min。或在液化不全的精液中加入 1% 的 10mg/ml 的糜蛋白酶，混匀后置 37℃水浴箱中温育 30min（陆金春等，2009）。在进一步分析之前充分混匀精液。

上述处理可能影响精浆生化、精子活力和精子形态结果，应将这样的操作记录在检测报告上。例如，糜蛋白酶处理液化不全精液，不影响精浆生化指标包括 α 葡糖苷酶、酸性磷酸酶和果糖的检测，但精子运动指标中直线性可显著性降低（$P=0.025$），侧摆幅度可显著升高（$P=0.029$），而其他指标如精子浓度、活动率、前向运动精子百分率（PR）、直线运动速度、曲线运动速度、鞭打频率、平均路径速度等不受影响（Chen et al，2006）。

4. 正常参考值及临床意义

正常精液标本在 60min 内液化完全。在排除人为因素（射出精液的第一部分丢失）后，精液液化不全常见于前列腺疾病，特别是和前列腺炎有关。在精液分析时，精液呈不凝固状态，可能是先天性精囊腺或射精管缺陷所致。

四、pH 值

1. 检测方法

推荐使用测量范围在 6.0~10.0 的 pH 精密试纸进行检测。将一滴混匀的已液化精液在 pH 精密试纸上均匀展开，等待浸渍区的颜色变得均匀（30s 内），与标准带进行颜色比较读出其 pH 值。

2. 方法学评价与质量控制

检测溶液 pH，pH 计的准确性要明显高于 pH 试纸。尽管 pH 试纸的测定带有一定主观性，但用 pH 计来检测精液 pH 确实很不合适，一是精液量有限，二是精液有一定的黏稠度。

为了保证检测结果的准确性，应用已知的标准品来检验 pH 试纸的精确性。测定精液 pH 应在精液液化后立即测定，无论如何要在射精后 1h 内测定，因为精液 pH 值会受射精后精液中 CO_2 逸出的影响。

3. 正常参考值及临床意义

正常精液的 pH 值参考值范围为 7.2~8.0（WHO5 版的参考值将 pH7.2 作为低值临界点）。精液 pH 值反映了不同附属性腺分泌液 pH 值之间的平衡，主要是碱性的精囊腺分泌液和酸性的前列腺分泌液之间的平衡。

精液一般偏碱性，可中和阴道分泌物的酸性。如果精液量少或 pH 降低，就不能中和阴道分泌物的酸性，则不利于保护精子活力，影响精子穿透宫颈管，不利于受孕。

当附属性腺或者附睾有急性感染性疾病时，精液的 pH 值可以大于8.0。当射精管阻塞或先天性精囊腺缺如时，可导致精液 pH 值降低。分析射出的第一部分精液，因大部分为前列腺液，所以 pH 偏低。当前列腺液缺乏时精液 pH 偏碱。细菌污染和含有死精子的精液，可能会产生氨（NH_3）从而使精液 pH 呈碱性。

五、黏稠度

1. 检测方法

一般用滴管（直径一般为 1.5mm）吸入精液，让精液依靠重力滴落并观察拉丝的长度，正常精液形成不连续的小滴从吸液管口滴下，如果拉丝长度大于 2cm 视为黏稠度异常。也可以将玻棒插入精液中，提起玻棒，观察拉丝长度，同样视长度大于 2cm 为黏稠度异常。

2. 方法学评价与质量控制

尽管滴管法和玻棒法亦可用于精液液化异常的检测，但与不完全液化的标本相比，黏稠的精液标本呈现均质黏性，并且其黏稠度不随时间而变化。而液化不全或延迟的精液样本黏稠度随时间延长而降低。

黏稠度增加，可能会影响精子活力、浓度、精子表面抗体及精浆生化指标等的检测结果，因此，精液黏稠度异常应该准确告知。降低精液黏稠度的处理方法同液化不全精液标本。

3. 正常参考值及临床意义

正常精液的黏液丝长度小于 2cm。精液黏稠度异常可影响精子活力及精子的穿透能力。精液黏稠度异常与精液液化不全两者常相伴随，常常很难区别。

六、精子凝集

1. 精子凝集的概念

精子凝集特指活动精子以不同方式，如头对头、头对尾、尾对尾或混合型，彼此粘在一起的现象。精子经常呈现活跃的快速摆动方式，但是有时精子凝集太严重，以致其活动受约束。故在精液常规检测中应记录所有精子通过头、尾、中段黏附在一起的情况。不活动精子之间、活动精子与黏液丝之间、非精子细胞成分或细胞碎片等粘在一起，为非特异性聚集而非凝集，这种情况也应如实记录。

2. 检测方法

精子凝集在测定精子活力时评估。应当记录精子凝集的程度和黏附部位，凝集程度分为 1~4 级：

1 级：零散的，每个凝集 < 10 个精子，有很多自由活动精子；

2 级：中等的，每个凝集的精子数为 10~50 个精子，存在自由活动精子；

3 级：大量的，每个凝集 > 50 个精子，仍有一些自由活动精子；

4 级：全部的，所有的精子凝集，数个凝集又粘连在一起。

黏附部位分为 A~E 级：

A 级：头对头；

B 级：尾对尾，此种凝集可清晰看到精子头部自由运动；

C 级：尾尖对尾尖；

D 级：混合型，可见清晰的头对头和尾对尾凝集；

E 级：缠结，头和尾缠结在一起，不能清晰看到头对头和尾对尾的凝集。

3. 临床意义

凝集的存在不足以推断不育是由免疫因素引起的，但暗示可能存在抗精子抗体，需要做进一步的实验证明。严重的凝集影响精子活力和浓度的评估。

七、精子活力分级与活动率

1. 基本概念

精子活力即精子的运动能力，为衡量精子质量的重要参数之一。精子活动率即活动精子占所有精子的百分率。前向精子活动力的程度与妊娠率相关。

WHO4 将精子活力分为 a、b、c、d 四级（世界卫生组织，2001）：

a 级：快速前向运动（即 37 ℃时速度 ≥ 25μm/s，或 20 ℃时速度 ≥ 20μm/s；25μm 大约相当于精子 5 个头的长度或半个尾的长度）；

b 级：慢速或呆滞的前向运动；

c 级：非前向运动（ < 5μm/s）；

d 级：不动。

精子活动率为 a+b+c 级精子百分率总和。

鉴于技术人员很难无偏差地精确界定前向运动精子活力，使用手工分析时，WHO5 推荐使用简单的分类系统，即将精子活力分为三级：

前向运动（PR）：精子主动地呈直线或沿一大圆周运动，不管其速度如何。

非前向运动（NP）：所有其他非前向运动的形式，如以小圆周泳动，尾部动力几乎不能驱使头部移动，或者只观察到尾部摆动。

不动（IM）：没有运动。

PR 相当于 WHO4 的 a 和 b 级精子之和；NP 相当于 WHO4 的 c 级精子。精子活动率为 PR 和 NP 精子百分率总和。

值得注意的是，国内一些教科书上将精子活力分为 4 类：无活动能力、活动能力差、活动能力良好、活动能力很好。无活动能力表示精子无任何活动；活动能力差表示精子前向运动能力差，有的只在原地旋转移动；活动能力良好表示精子呈曲线向前运动；活动能力很好表示精子很活跃地向前呈直线运动。Jenks 等将精子活力分为 0~Ⅳ级。0级：无活动精子；Ⅰ级：精子尾部活动，但不能前向运动；Ⅱ级：缓慢的波形前向运动；Ⅲ级：有快速运动，但波形运动的较多；Ⅳ级：活跃快速前向运动。这样的分级标准均比较主观，不推荐在临床上应用。

2. 检测方法

精子活力的分析有手工和计算机辅助精子分析（CASA）系统分析两种方法。精液标本液化后，应尽快检测精子活力，最好在 30min 内，任何情况下都应在射精后 1h 内检测，以防止脱水、pH 值或温度变化对精子活力的有害影响。

手工分析的基本程序为：

（1）充分混匀精液样本。

（2）混匀后立即取精液样本置于一载玻片上，使精子没有从悬浮液沉降的时间，盖上盖玻片，一般 10μl 精液采用 22mm×22mm 的盖玻片，使精液形成一约 20μm 深的池，小心尽量避免在盖玻片和载玻片之间形成气泡，一旦制片内精液不再漂移（约等待 60s），立即评估此新鲜制备的湿片。

（3）在 200 或 400 倍数的相差显微镜视野下观察玻片，推荐使用带有网线或网格的目镜，以限制观察区域。首先评估前向运动（PR）的精子，然后是非前向运动（NP）精子和不活动（IM）精子，这可借助于实验室计数器的帮助，计数每类精子的数目。至少评估约 200 个精子。

（4）重新混匀精液、制备湿片，在相同的区域评估至少约 200 个精子。

（5）比较两次重复检查的结果，核查两值的接近程度是否可以接受（表 2-1）。如果可以接受，计算两次检查的平均百分率；否则，制备新标本再作检测。

表 2-1　重复测定两次所给出平均值的两个百分率之间的可接受差异

平均值（%）	可接受差异	平均值（%）	可接受差异
0	1	66~76	9
1	2	77~83	8
2	3	84~88	7
3~4	4	89~92	6
5~7	5	93~95	5
8~11	6	96~97	4
12~16	7	98	3
17~23	8	99	2
24~34	9	100	1
35~65	10		

CASA 分析精子活力和精子运动参数相对于手工分析要简单得多。首先将精液充分混匀，然后取一定量精液置于精子计数池上，轻轻盖上盖板，根据仪器要求设定好参数，开始进行分析，并进行人工校正，最终仪器给出各类精子的百分率和运动参数结果。

3. 方法学评价与质量控制

精子活力的手工分析方法不够准确，因为活动精子可能在几秒钟内已从一个视野进入另一个视野。而且，精子活力分析受时间和温度的影响，手工分析时这种影响更大。CASA 系统是一种比较客观的分析精子活力的方法，具有较高的精确性。但 CASA 系统并非万能，其仍依赖于样本制备、所用显微镜光学系统、分析池及参数设置（Lu et al, 2014）。精子活动率和运动方式受视频帧数影响，帧率高于 60 帧 /s 一般可以足够定性精子运动方式和活动率；CASA 系统分析精子活力时仍需进行人工校正，在保证计算机捕捉的精子数与视野中真实的精子数一致后，再进行分析。

精子活力分析的质量保证以 CASA 相对容易，而手工分析相对较难。目前倾向于使用录像带法来评价精子活动率的准确性。几个不同精液样本的录像带可展示不同程度的活动率，可以预先被记录，并可随机选择用来分析和评价。但录像带法亦有两个不足：一是没有观察显微镜的经验，二是无需精液混匀和加样操作，而在常规精液分析中这两点是不可少的。但作为质控材料其有特殊的好处，即所有参与者可以看到完全相同的精子运动图像，可以直接评判分析误差，而且可重复分析，且可在不同时间和不同地点分析，亦可用于 CASA 的日常定标。如果录像被正确制备，对监测精子活动率是一个有效的工具。需要注意的是，不同录像带记录仪的记录结果有所差异，高质量的录像带能反映实时测定情况，具有较好的精确性。

用冷藏精液来评价精子活动率的准确性亦被提出，即将几个供者的精液收集并混匀后分装冷藏，这是基于冷藏精液融解后精子仍保持活的特性。然而，用混合精液样本供实验室分析，可能会引起异质性。而且精液经冷藏后精子活动率有所下降。另外，冷藏精液的解冻效率不一致、冷藏精液标本花费很昂贵且耗时，均限制了冷藏精液的使用。

CASA 分析精子活力避免了手工分析时的肉眼判断的主观性，而且录像带用于 CASA 系统时基本类似常规分析，但其参数设置相对重要。手工分析精子活力时，随机选择视野很重要，不要刻意选择活动精子数高或低的视野，也不要等活动精子进入视野再开始计数，而且，要用较短的时间计数网格的一个区域，避免将计数过程中游进分析区域的精子计数在内。这些均给检测者提出了较高要求，这也是不同检测者结果差异较大的原因之一。

不论是手工还是 CASA 分析精子活力时，应在带有加热载物台（37℃）的显微镜下进行，应在距离盖玻片边缘至少 5mm 的区域观察精子，且仅评估完整精子的活力，因为评估精子浓度只计数完整的精子，不计数大头针状精子。另外，计数池的深度不同对活动率的影响较小，但会改变 PR 和 NP 精子百分率（陆金春等，2013）。

4. 正常参考值及临床意义

WHO 手册（第五版）推荐的正常生育男性精子活动率（PR + NP）≥ 40%，前向运动精子（PR）百分率 ≥ 32%。精子活力降低，即 PR < 32%，或 PR+NP < 40% 时，称为弱精子症，其病因复杂，最可能与附属性腺或附睾炎症有关，精索静脉曲张及理化因素等也可影响精子活力。

八、精子存活率

1. 概述

精子存活率以活精子在精子总数中所占百分比表示，其对了解男性生育能力的作用不及精子活力分析。精子活动率小于 40% 时应进一步检查精子存活率，以帮助选择治疗方案。

2. 检测方法

精子存活率一般用染色技术确定。这是由于死精子的细胞膜受损可透入一定染料，从而使死精子着色而活精子不着色。常用的染色方法有伊红染色法、台盼蓝染色法及伊红 – 苯胺黑染色法。精子存活率也可根据精子膜功能异常与否来判断精子的存活，即用低渗膨胀试验（HOST）或荧光分子探针染色法来检测精子存活率，此内容见本章第十节"精子功能检测"中的第二部分"精子膜完整性分析"一节。

（1）伊红 Y 染色法：基本操作程序为：①用生理盐水将伊红 Y 配制成 5g/L 的溶液；②充分混匀精液标本；③取 5μl 精液与 5μl 伊红溶液置于载玻片上，用移液器吸头混合、搅拌玻片上的标本，覆盖 22mm × 22mm 的盖玻片，静止 30s；④用负相差显微镜在 200 倍或 400 倍下观察，借助实验室计数器的帮助，计数染色精子（死精子）和非染色精子（活精子）的数目，至少评估 200 个精子；⑤重复制片和计数，计算重复制片的两个活精子百分率的平均值和差异，根据表 2-1 确定差异的可接受性。如果两个百分率之间的差异可以接受，报告活精子的平均百分率；如果差异太大无法接受，重新进行两次精液取样制备两张新鲜玻片，再次评估玻片。⑥以最接近的整数报告活精子的平均百分率。

（2）台盼蓝染色法：基本操作程序与伊红 Y 染色法一致，仅仅将伊红染液换成台盼蓝染液。台盼蓝染液的配制：用生理盐水将台盼蓝配制成 2% 的溶液。

（3）伊红 - 苯胺黑染色法：①用生理盐水将伊红 Y 配制成 1% 的溶液，再将 10g 苯胺黑加入 100ml 伊红 Y 溶液中，将悬液煮沸，然后冷却至室温，用滤纸过滤溶液，除去残渣和凝胶状沉淀物，储存在暗色的密封玻璃瓶中。②充分混匀精液标本。③取 50μl 精液与等体积的伊红 - 苯胺黑悬液混匀，等待 30s。④重复取样前，再次混匀精液样本，取样与伊红 - 苯胺黑悬液混合，等待 30s。⑤两份混悬液分别在载玻片上制成涂片，空气中干燥。⑥干燥后立即检查，或使用非水性永久封固液封片后以后观察。⑦用亮视野显微镜在 1000 倍油镜下检查每张玻片，借助实验室计数器，计数染色精子和非染色精子，每个重复样本至少评估 200 个精子，以达到可接受的较低取样误差。⑧计算重复玻片的两个活精子百分率的平均值和差异，根据表 2-1 确定差异的可接受性。如果两个百分率之间的差异可以接受，报告活精子的平均百分率；如果差异太大无法接受，重新两次精液取样制备两张新鲜玻片，再次评估玻片。⑨以最接近的整数报告活精子的平均百分率。

3. 方法学评价与质量控制

伊红 Y 染色法和台盼蓝染色法相比伊红 - 苯胺黑染色法，试剂配制和操作相对简单些，但伊红 Y 染色法染成的淡粉红色精子或台盼蓝染色法染成的淡蓝色精子有时很难分辨，此时用伊红 - 苯胺黑染色法可以提高背景的对比度，染色和非染色精子更加容易判断。

精子存活率的检测基于染料可以透过死精子细胞膜而使精子着色，而存活精子细胞膜阻止染料进入。这种对活细胞的检测，目前临床上并没有相应的质控品，但严格按照 WHO 推荐的操作程序，且重复评估时差异在可以接受范围内是很有必要的。另外，精液标本一旦液化后应该立即检测精子存活率，最好在 30min 内，任何情况下不能超过 1h，以防止脱水或温度变化对精子存活率的有害影响。而且，精子存活率结果应与精子活动率对比分析，精子存活率应该总是超过精子活动率，因为死精子比例不应超过不动精子的比例。

4. 正常参考值及临床意义

精子存活率的正常参考值为：≥ 58%。如果活的但不动的精子占很大比例，应怀疑精子鞭毛结构有缺陷。精子存活率降低亦可能与附睾功能障碍、生殖道炎症及环境污染等有关。

九、精子计数

1. 概述

精子计数包括两个基本参数：精子浓度和精子总数。精子浓度，即单位体积精液中的精子数量，通常以每毫升精液中的精子数量来表示。如果以精子浓度乘以精液体积，即为该标本的精子总数。

2. 检测方法

根据所用精子计数池的不同，精子浓度分析方法亦有所不同。WHO 推荐使用的精子计数池为改良牛鲍板（血细胞计数板），其基本用于精子浓度的手工分析。具体程序如下：

（1）确定精液标本的稀释倍数：充分混匀精液标本；混匀后立即取精液标本置于玻片上，使精液没有从悬浮液沉降的时间；盖上盖玻片，一般 10μl 精液采用 22mm×22mm 的盖玻片，使精液形成一约 20μm 深的池，小心尽量避免在盖玻片和载玻片之间形成气泡；一旦制片内精液不再漂移，立即评估此新鲜制备的湿片，计数每高倍视野的精子数目；根据每 400 倍视野下精子数目确定精液的稀释倍数，如果每 400 倍视野下精子数目小于 15 个，精液进行 1∶1 稀释；如果精子数目在 16~100 个之间，精液进行 1∶5 稀释；如果精子数目大于 100 个，精液进行 1∶20 稀释。

（2）准备精子计数稀释液：常用的精子计数稀释液主要有下面几种：①碳酸氢钠 - 甲醛稀释液：$NaHCO_3$ 5g，36% 甲醛（V/V）1ml，龙胆紫饱和水溶液 0.5ml 或台盼蓝 0.025g，加蒸馏水至 100ml。在相差显微镜下观察时，可不加染料。②尿素溶液：尿素 40g 加水至 100ml；③甲醛稀释液：40% 甲醛 1.0ml，TritonX–100 1.0g，加 0.1mol/L 磷酸盐缓冲液（pH7.4）至 100ml；④ 0.2mol/L 盐酸溶液。以第一种精子计数稀释液最为常用，也是 WHO 所推荐的精子计数稀释液。

（3）混匀精液，按高倍镜下计数精子所确定的稀释比例，将精液进行稀释。

（4）在血细胞计数板的计数池上加样，在一个湿盒中使精子沉降。

（5）在 10~15min 内评估精液样本，如果时间过长，水分蒸发后对精子计数池内精子的位置会有显著影响，精子计数结果亦会受影响。

（6）每份样本计数至少 200 个精子，计数原则为精子头部全部或 1/2 以上在计数方格内时为有效计数。

（7）重新将精液样本混匀、稀释并在计数池上加样，计数结果，并比较两份重复样本的数值，看其差异的接近程度是否可以接受。如果可以接受，则计算数据；如果不能接受，制备新的稀释样本，重新进行两次重复计数，直至两次重复计数结果可以接受为止。能否接受的差异判断参照表 2–2。

（8）计算每毫升精液中的精子浓度和每次射精的精子总数。

表 2–2　两次重复计数之间可接受的差异（基于 95% 的置信区间）

精子总数	可接受差异	精子总数	可接受差异
144~156	24	329~346	36
157~169	25	347~366	37
170~182	26	367~385	38
183~196	27	386~406	39
197~211	28	407~426	40
212~226	29	427~448	41

精子总数	可接受差异	精子总数	可接受差异
227~242	30	449~470	42
243~258	31	471~492	43
259~274	32	493~515	44
275~292	33	516~538	45
293~309	34	539~562	46
310~328	35	563~587	47

精子计数时需注意：

（1）仅计数完整的精子，即带有头部和尾部的精子。

（2）是否计数一个精子由精子头部的位置决定，精子尾部的摆放位置不重要。

（3）为避免在相邻的方格里计数同一个精子，精子计数原则为：数上不数下，数左不数右。即精子头部大部分位于上侧分界线或左侧分界线时，计数这个精子，而位于下侧分界线或右侧分界线的精子则不计数。

（4）如果有很多无头精子的尾部（大头针状头）、或无尾的精子头，应在报告中记录这种情况。

（5）血细胞计数板和盖玻片使用后，用水清洗，并用纸巾擦干，因为任何干燥的残渣都可能妨碍加样和计数，尤需注意的是，要轻擦网格表面，除去先前标本的任何残留精子，以免下一个无精子标本被误诊为有精子。

（6）在消毒剂中隔夜浸泡可再次使用的计数板和盖玻片，避免精液中潜在感染因素的污染。

精子浓度的分析亦可采用 CASA 系统，根据 CASA 所配备的精子计数池的不同，所加精液量亦有所不同。CASA 系统计数精子时，一般均使用原始液化精液直接计数，精液标本无需稀释。基本操作程序为：

（1）充分混匀液化精液，根据所用计数池的要求取一定量的精液滴加至精子计数池上（常用的精子计数池有 Makler 计数板、Macro 计数板、

MicroCell 计数板、Cell-VU 计数板等），轻轻盖上盖板；

（2）根据仪器要求设定相应的参数，开始捕捉精子，肉眼观察捕捉的精子是否为真正的精子，并进行相应的修正；

（3）连续捕捉 5 个以上视野的精子数且精子总数超过 200 个，仪器自动给出精子浓度；

（4）再次混匀精液并进行充池，CASA 检测获得第二次检测结果。如果两次检测结果的差异可以接受，则 CASA 自动计算两次的均值报告结果；如果不能接受，重新进行两次重复检测，直至两次重复检测结果可以接受为止。

3. 方法学评价与质量控制

精子浓度的手工分析和 CASA 分析均需要使用精子计数池，而两种方法所用计数池不同，对结果可能有一些影响。WHO 一直推荐使用血细胞计数板来计数精子，但血细胞计数板的不足之处在于精液需要稀释，而稀释后的精子丧失了运动能力，因此不能用来分析精子活力和活动率等运动功能指标。而且，黏稠的精液样本稀释后，由于水合分子和水合离子的形成，以及水分子与蛋白质分子的相互作用，稀释后的总体积并不等于稀释前两者体积之和，而是总体积降低，因而精子浓度相对增高（Lu et al，2007）。另外，血细胞计数板多次重复使用造成的磨损同样会影响到以后分析结果的准确性，结果亦倾向于增高。因此，目前的研究认为，血细胞计数板明显高估精子浓度。CASA 分析中，由于不同品牌的 CASA 系统所用精子计数池不同，结果亦可能有所差异。但 CASA 系统分析精子浓度时精液无需稀释，大大减少了精液由于稀释而造成的误差，而且，CASA 系统可同时分析精子活力，其根据精子的运动和灰度来捕捉精子，相对比较客观，且重复性比手工分析好。需要注意的是，由于精液中颗粒成分较多，CASA 分析精子浓度时需进行人工校正。

临床上，目前专门用于精子浓度分析的质控品尚缺乏。因为精液样本比较特殊，精子为活细胞，精液的成分亦比较复杂，而且，精液量十分有限，这大大限制了精液质控品的开发和临床应用。目前，一些实验室使用乳胶珠作为精液标本的替代品用于精子浓度的质量控制，用乳胶珠作为质控品优于精液样本，因为其大小一致，比较稳定，没有生物危险性，且容易操作，可用于 CASA 和手工分析的质量控制。然而，乳胶珠的基质毕竟不同于精浆，因此，其作为质控品尚有一些无法解决的问题。

精子浓度分析的质控品最好为精液本身。作为实验室内部质量控制用，实验室可以自制质控品，一般认为可以用分装的冷冻精液和固定的洗涤精子悬液。用固定精子悬液作为质控品有其局限性，沉淀和结块的精子需要在分析前将样本混匀，样本混匀不充分可导致错误结果。而分装的冷冻精液，由于精液样本有限，且在分装前确定精子浓度的靶值又需要消耗一些样本量，而且，精液样本冻融会破坏一些精子，因此其应用亦十分有限。如果用若干份标本合并成一更大体积的精液标本，很可能会发生精子凝集。而且，冷冻精液的精子浓度靶值如何确定也备受争议。因此，在目前尚无可获得的专门用于精子浓度分析的质控品的时候，标准乳胶珠、分装的冷冻精液和精子悬液等代用品可与常规标本一起检测，以保证精子浓度分析结果尽可能的准确。

影响精子浓度结果准确性的另一重要因素为计数池的深度。深度偏高或偏低，将会导致所有使用此计数池检测的精子浓度结果整体偏高或偏低，这将严重影响临床上对男性生育力的准确评估（Lu et al，2016）。精子计数池的深度每半年或一年必须检测一次，如果计数池的深度超过标称值，精子浓度结果必须进行校正（陆金春等，2013）。

4. 正常参考值及临床意义

精子浓度正常参考值下限为 $15 \times 10^6/ml$。精子浓度 $< 15 \times 10^6/ml$，为少精子症；在 $(5{\sim}10) \times 10^6/ml$ 之间为中度少精子症；$< 5 \times 10^6/ml$，为重度少精子症；精液中无精子为无精子症。精子总数的正常参考值下限为 $39 \times 10^6/$ 每次射精。少精子症和无精子症常见于睾丸生精功能低下、输精管道阻塞或部分阻塞、唯支持细胞综合征等。

每次射精的精子总数和精子浓度与妊娠时间和妊娠率存在联系，并且可以预测受孕。精子总数与生殖结局相关的更多数据已被认可。对于正常射精，当男性输精管道畅通且禁欲时间短的时候，精液中精子总数与睾丸体积相关，因此精子总数可以衡量睾丸产生精子的能力和男性输精管道畅通的程度。精子总数比精子浓度更有意义，尤其是对辅助生殖中治疗措施的选择很有帮助。

需要注意的是，要作出无精子症的诊断，精液检查应至少进行两次，且至少需间隔 3 周以上再重复留取精液检查，而且所有精液标本离心后取沉淀检查方可。无精子症是指射出的精液里没有精子，仅指精液离心后沉淀物中未见精子，而不是指睾丸没有生成精子。无精子症可分为梗阻性和非梗阻性两种，可通过检查精浆生化指标和精液中生精细胞而鉴别，前者精浆中果糖和 α 葡糖苷酶常缺乏或显著降低，精液中见不到生精细胞，而后者精浆生化指标可正常，精液中可见到不同阶段的生精细胞。

（陆金春）

第三节　精子形态学分析

一、概述

精子形态学分析是评估精子质量的重要指标之一。在严格使用精子形态学评判标准的情况下，已经证实正常形态精子百分率与不同的生育力评价的终点指标（妊娠等待时间、体内与体外妊娠率）存在联系（陆金春，2013）。由于人精子形态的多样性，造成精子形态评估困难，因此，标准化的操作程序和有效的质量控制方法尤为重要（陆金春，2012）。

二、检测方法

（一）精子涂片的制备

1. 精子浓度正常的精液标本的涂片制备

（1）载玻片的准备：新的载玻片可用流水冲洗 10min，70% 乙醇浸泡过夜，自然干燥备用。也可在使用前用不掉屑的纸巾，用力擦干净磨砂载玻片的两面。

（2）用 HB 或 2B 铅笔在载玻片的磨砂处标记上精液样本的编号、日期等。

（3）根据精子浓度，取 5~10μl 的精液滴在载玻片的一端。用另一张载玻片沿第一张载玻片的表面"拖拉"（不是"推"）精液滴，如图 2-1a 所示。同法制备第二张重复涂片。

（4）涂片经空气干燥后进行固定及染色。

（a）　　　　　　　　　　　　　（b）

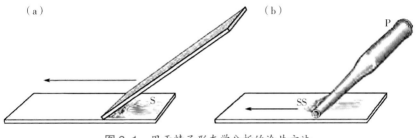

图 2-1　用于精子形态学分析的涂片方法

2. 低精子浓度精液标本的涂片制备

如果精子浓度低于 $2 \times 10^6/ml$，直接制片很难得到满意的涂片。这时需要浓缩精液标本：将标本 600g 离心 10min 后，除去大部分上清液，用移液器轻轻吹打，使精子团重新悬于剩余的上清液中，再按正常精液标本制备涂片。浓缩后的精子以不超过约 $50 \times 10^6/ml$ 为宜。

3. 黏稠或用于 CASA 分析的精子涂片制备

对于碎片多或黏稠的精液标本，以及用 CASA 评估精子形态学时，为减少背景对精子形态分类的影响，可以洗涤精液。

（1）在室温下，将少量精液（0.2~0.5ml，取决于精子浓度）加入到 10ml 生理盐水中稀释。

（2）800g 离心 10min 后，吸出大部分上清液。

（3）用移液器轻轻吹打，让精子团重新悬于剩余的上清液中（20~40μl）。

（4）用巴斯德吸管将 5~10μl 的精子混悬液均匀地涂在载玻片上（图 2-1b）。

（5）用相差显微镜在 400 倍镜下检查涂片，确认精子分布均匀，没有聚集成团或互相重叠，空气干燥后染色。

对于高黏度的精液标本，除了洗涤精液外，也可采用液化不良标本的处理方法后直接制备涂片。这些处理液化不良的方法及离心、洗涤等操作可能影响精子形态，必须记录在检验报告上。

（二）精子涂片的染色

精子涂片空气干燥后（至少 4h，但不超过 1 周），应立即固定并染色，以便清晰、详细地观察精子。WHO 推荐的染色方法有巴氏染色法、Shorr 染色法或 Diff-Quik 染色法。用上述染色法，在光学显微镜亮视野下，精子头部的顶体区染成淡蓝色，顶体后区呈深蓝色，中段可能略呈红色，尾部染成蓝色或淡红色。通常位于头部下部或围绕中段的过量残留胞质染成粉红色、红色（巴氏染色）或者橘红色（Shorr 染色）。

1. 巴氏染色法的程序

（1）固定：将空气干燥的精子涂片浸入 95% 的乙醇中至少 15min。

（2）已固定涂片的染色：涂片固定后，按顺序浸入以下溶液中：

80% 乙醇	30s
50% 乙醇	30s
纯水	30s
Harris's 苏木精	4min
纯水	30s
酸性乙醇浸	4~8 次（每次约 1s）
冷流水冲洗	5min
50% 乙醇	30s
80% 乙醇	30s
95% 乙醇	至少 15min
橙黄 G6	1min

95% 乙醇	30s
95% 乙醇	30s
95% 乙醇	30s
EA-50 绿染	1min
95% 乙醇	30s
95% 乙醇	30s
100% 乙醇	15s
100% 乙醇	15s

2. Shorr 染色法的程序

（1）固定：将空气干燥的精子涂片浸入酸性乙醇或 75% 乙醇中固定 1h。

（2）已固定涂片的染色：涂片固定后，按顺序浸入以下溶液中：

流动自来水浸	12~15 次（每次约 1s，下同）
苏木精	1~2min
流动自来水浸	12~15 次
乙醇胺浸	10 次
流水浸	12~15 次
50% 乙醇	5min
Shorr 溶液	3~5min
50% 乙醇	5min
75% 乙醇	5min
95% 乙醇	5min

3. Diff-Quik 快速染色法的程序

（1）固定：将已空气干燥的精子涂片浸入三芳基甲烷固定液 15s 或 95% 甲醇固定液 1h。

（2）已固定涂片的染色：涂片固定后，按顺序浸入以下溶液中：

快速染液 1（嗜酸性氧杂蒽）	10s
快速染液 2（嗜碱性硫氮杂苯）	5s
流水浸	10~15 次（每次约 1s）

上述每一步之间均将载玻片垂直竖立放在吸水纸上，以去除多余的溶液。

（三）精子涂片的封片

精子涂片封片或不封片均可评估精子形态，但封片后的涂片有利于长期保存，并可用于精子形态学质量控制。

对于溶于乙醇的封片剂，可在涂片上的乙醇未干时，直接使用。对于不溶于乙醇的封片剂，在染色最后一步乙醇结束后，将涂片浸入二甲苯与乙醇的混合溶液（1∶1混合）1min，再浸入100%二甲苯溶液1min，将涂片取出滴干1~2s后即可封片。

已染色精子涂片的封片程序如下：

（1）滴加2~3小滴封片剂在载玻片上。

（2）将盖玻片（24mm×50mm或24mm×60mm最合适）直接放置在载玻片上：盖玻片接触封片剂，从载玻片的一长边开始放置，以防止产生气泡。如有必要，轻轻地按压盖玻片的顶端，以使气泡移到载玻片的边缘。

（3）抹去载玻片底下多余的二甲苯（如果使用二甲苯）。

（4）在通风柜内，把已封片的精子涂片水平地放在载玻片干燥架上晾干，或者放在吸水纸上干燥24h。

（四）精子形态学评估

1. 正常精子形态学的分类

精子包括头、颈、中段、主段和末段。由于通过光学显微镜很难观察到精子末段，因此可以认为精子是由头（和颈）和尾（中段和主段）组成。只有头和尾部都正常的精子才认为是正常的。所有处于临界形态的精子应该认为是异常的。

头部：外形应该是光滑、轮廓规则，大体上呈椭圆形。顶体区可清晰分辨，占头部的40%~70%。顶体区没有大空泡，并且不超过2个小空泡，空泡大小不超过头部的20%。顶体后区不含任何空泡。

中段：应该细长、规则，大约与头部长度相等。中段主轴应与头部长轴成一条直线。残留胞质不应超过头部大小的 1/3。

主段：应该比中段细，均一，其长约为 45μm（约为头部长度的 10 倍）。尾部应没有显示鞭毛折断的锐利折角。主段可自身卷曲成环状。

WHO5 给出了经巴氏染色的精子头部及中段的测量数据：

头部长度的中位数为 4.1μm，95% 置信区间为 3.7~4.7μm；

头部宽度的中位数为 2.8μm，95% 置信区间为 2.5~3.2μm；

头部长宽比的中位数为 1.5，95% 置信区间为 1.3~1.8；

中段长度的中位数为 4.0μm，95% 置信区间为 3.3~5.2μm；

中段宽度的中位数为 0.6μm，95% 置信区间为 0.5~0.7μm。

2. 异常精子形态学的分类

人类精液标本中含有各种各样畸形的精子。主要的精子缺陷类型有（图 2-2，图 2-3）：

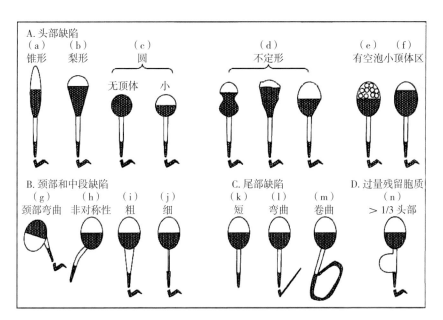

图 2-2　人精子的异常形态示意图

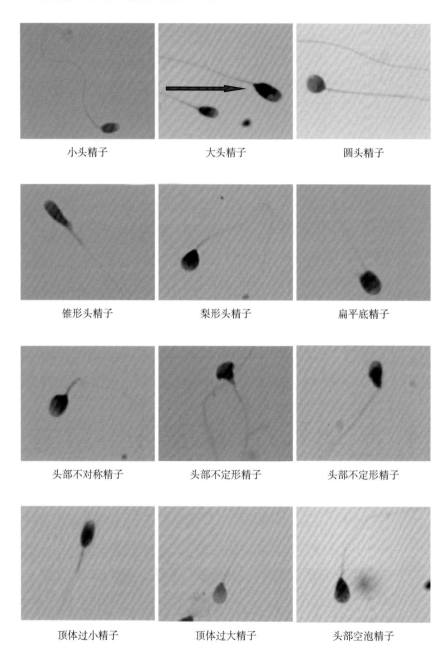

小头精子　　　　　　大头精子　　　　　　圆头精子

锥形头精子　　　　　梨形头精子　　　　　扁平底精子

头部不对称精子　　　头部不定形精子　　　头部不定形精子

顶体过小精子　　　　顶体过大精子　　　　头部空泡精子

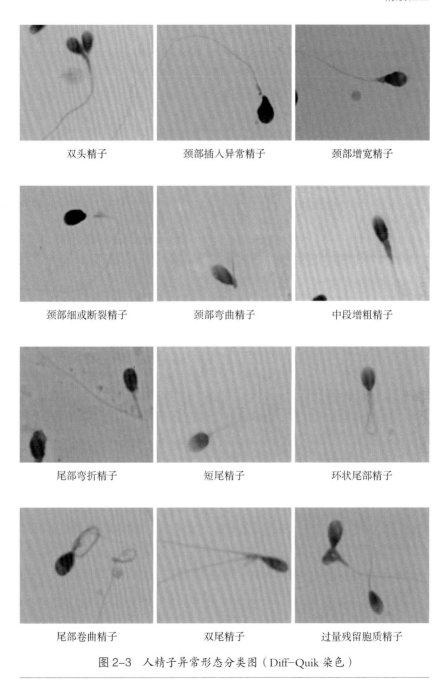

图 2-3　人精子异常形态分类图（Diff-Quik 染色）

（1）头部缺陷：大头、小头、锥形头、梨形头、圆头、不定形头、有空泡的头（超过 2 个空泡，或空泡区域占头部 20% 以上）、顶体后区有空泡、顶体区过小（小于头部的 40%）、顶体区过大（大于头部的 70%）、双头，或上述缺陷的任何组合。

（2）颈部和中段的缺陷：中段非对称地接在头部、粗或不规则、锐角弯曲、异常细的中段，或上述缺陷的任何组合。

（3）主段缺陷：短尾、多尾、断尾、发卡形平滑弯曲、锐角弯曲、宽度不规则、卷曲，或上述缺陷的任何组合。

（4）过量残留胞质（ERC）：胞质的大小超过精子头部的三分之一，通常伴有中段的缺陷。

3. 精子形态学评估程序

确定形态正常精子的比例十分重要，但对所有精子形态进行分类，得出精子头部、中段、主段缺陷或过量残留胞质的百分率，可能对诊断或研究工作是有益的。应该尽可能采用这种多重缺陷的评估方法。

精子形态学评估的大体程序如下：

（1）用亮视野在 1000 倍油镜下观察涂片，有顺序地选择观察区域，对每个可评估的精子（具有头部和尾部的完整精子）进行形态分析。

（2）每张重复涂片至少评估 200 个精子，借助实验室计数器，记录正常和各种异常精子的数目。

（3）计算两张重复玻片的正常形态精子百分率的平均值和差异值，根据表 2-1 确定差异的可接受性。

（4）如果差异在可接受范围内，以最接近的整数报告正常形态精子百分率和各类异常精子的异常百分率。如果差异太大，则重复评估相同的涂片。

4. 精子巴氏染色形态学评估示例

图 2-4 和图 2-5 为精子巴氏染色形态学示例，表 2-3 和表 2-4 分别为图 2-4 和图 2-5 中各个精子的形态学评估结果。

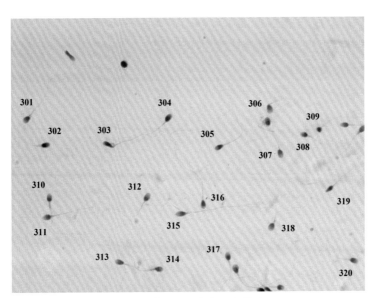

图2-4 精子巴氏染色形态学图 1

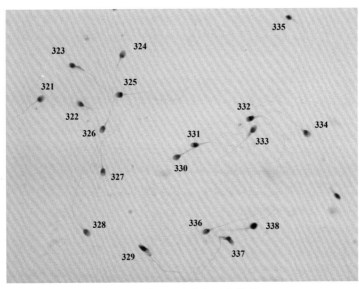

图2-5 精子巴氏染色形态学图 2

表 2-3　图 2-4 中的精子形态学评估结果

精子	头部形状	其他头部评估	中段评估	主段评估	精子整体分类	注释
301	异常	不规则，扁平底			异常	
302	异常	锥形			异常	
303	异常	锥形	弯曲		异常	
304	正常				正常	
305	异常	梨形		环状	异常	
306	异常	不规则	弯曲		异常	
307	正常		插入	卷曲	异常	
308	异常	不规则			异常	
309	异常	不定形			异常	
310	正常		粗		异常	
311	异常	不规则			异常	
312	正常				正常	
313	异常	锥形			异常	
314	异常	梨形			异常	
315	异常	锥形，PA vac，＞2vac			异常	
316	正常				正常	
317	正常				正常	if PP OK
318	异常	圆形			异常	
319	异常				异常	侧面观
320	正常				正常	

　　PA vac：顶体后区有空泡；vac：空泡；if PP OK：如果主段是正常的，那么认为该精子是正常的。

表 2-4　图 2-5 中的精子形态学评估结果

精子	头部形状	其他头部评估	中段评估	主段评估	精子整体分类	注释
321						聚焦不清
322						聚焦不清
323	异常	顶体区 < 40%	粗		异常	
324	正常				正常	
325	异常	扁平底			异常	
326	正常				正常	
327	正常				正常	
328	正常				正常	
329	异常	不定形	ERC		异常	
330	正常				正常	
331	正常	顶体区 < 40%	插入		异常	
332	正常		不规则		异常	
333	正常				正常	
334	正常		插入		异常	
335	异常	不规则			异常	
336	正常	PA vac，> 2vac			异常	
337	异常	不定形	CD，弯曲	卷曲	异常	
338	异常	圆形，无顶体			异常	

PA vac：顶体后区有空泡；vac：空泡；CD：胞质小滴；ERC：过量残留胞质

5. 多重精子缺陷指数

形态学异常的精子通常有多种缺陷（头部缺陷、中段或主段缺陷，或这些缺陷的组合）。各种形态学异常发生率的详细检测可能比单一评估正常形态精子百分率更有用，尤其在研究人类精子发生损伤程度方面。采用 WHO 第五版《人类精液检查与处理实验室手册》给出的形态学标准（WHO，2010），用多重异常记录系统记录精子头部、中段和主段的每种缺陷，可以得出两个指数：

（1）畸形精子指数（TZI）：即每个异常精子缺陷的平均数（缺陷总数/缺陷精子数）。由于将头部、中段和主段缺陷各计数为1，过量残留胞质也计数为1，TZI 的数值范围在 1~4 之间。

（2）精子畸形指数（SDI）：即缺陷总数/精子总数（包括正常和异常精子）。SDI 将几种头部缺陷合并计数为1，中段和主段缺陷各计数为1，而将过量残留胞质考虑为中段缺陷，因此 TZI 的数值范围在 1~3 之间。

相关研究显示，TZI 与体内生育力有关，SDI 与体外受精有关，这些指数对评估某些暴露或病理状况也是有用的。

三、方法学评价与质量控制

巴氏染色法一直是 WHO 所推荐的精子形态染色方法，其可将精子染成各种不同的颜色，从而能清楚地区分各种细胞成分，但其操作步骤相对比较繁琐，且其在油镜下用肉眼观察时，精子很小，各部分的颜色难以区分且着色浅不易于观察；而用 CASA 分析时，精子可以在电脑屏幕上得以放大，精子各部分可以相对清晰地呈现，但由于目前 CASA 系统基本上是基于灰度强弱而捕捉精子，巴氏染色法染色的精子很难被捕捉，因此用 CASA 分析时必须逐条分析，非常费时，不适宜于临床常规开展。Diff-Quik 染色法和 Shorr 染色法可以清晰地显示精子结构，是目前逐渐被实验室所采用的方法。但如果巴氏染色操作使用全自动染片机，且 CASA 系统的精子捕捉能力明显改善，仍建议首选巴氏染色。

精子形态学分析具有较强的主观性。尽管采用了严格的精子形态学判断标准，但不同技术人员的判断结果仍有较大差异。而且，不同染色方法和离心操作对精子形态分析有无影响，尚无定论。因此，精子形态学分析的质量保证就显得尤为重要了。在目前形势下，已被提出的可用作精子形态学分析的质控品的材料有照片、录像带及已固定染色或未染色玻片。由于照片易褪色、已固定染色涂片易变质，而且其缺少对染色过程的监控，因而少用。因此，未染色的精子涂片可能是未来用于精子形态学质控的较好材料，使用相同精液样本制备大量的精子涂片，这些涂片可以在未被染色的情况下于 4℃贮存，然后定期被染色和分析。而且，精子涂片可用不同正常形态精子百分率的标本制备。

　　在精子形态学评估中方法的标准化很重要。在精子涂片制备、染色和评估过程中需要注意几点：（1）每份新鲜的精液标本应制备两张或更多的涂片，以防染色发生问题或载玻片破碎。（2）精液样本涂片前应充分混匀，快速取样，以保证所分析精子能代表样本精子群。（3）精子涂片所用精液或精子悬液浓度要适中，以保证涂片上精子分散均匀，没有较多重叠，且足够计数和分析。涂片的厚薄可根据精子浓度而定。拖拉精液涂片时，角度越小，涂片越薄；速度越快，涂片越厚。（4）离心洗涤精液标本时，离心速度控制在 600~800g，时间为 10min，过高的离心速度可能对精子有损伤。（5）人工评估精子形态时，精子所在视野应有标尺，便于精子大小的鉴别。（6）精子形态学评估所用电脑显示屏应是标屏，而不是宽屏，因为宽屏可人为改变精子形态，影响精子形态分类结果的正确判读。（7）为了统一同一实验室技术人员的精子形态判断标准，可以用定位质控片进行培训，目前已证实，定位质控片在精子形态学分析培训中可明显提高实验室技术人员精子形态学评估结果的准确性和重复性。

四、正常参考值及临床意义

　　正常生育男性的正常形态精子百分率下限为 4%。精液中形态正常精子的总数更具有生物学意义。可将精液中精子总数乘以正常形态精子百分率得出正常形态精子的总数。

　　精子形态的任何异常改变均表示睾丸或附睾功能受损害，异常精子明显增高也称为畸形精子症。常见于泌尿生殖道感染、腮腺炎并发的睾丸炎、附睾结核、精索静脉曲张、使用激素或某些化学药物（如抗癌药、利血平、马利兰、呋喃类等）、放射线照射、阴囊局部长期高热、长期酗酒（特别是高浓度的烈性酒）以及环境污染等。精子畸形率的增高，往往间接反映了睾丸生精功能的障碍或附睾的病理改变，也必然影响到精子的活力和受精能力。精子的形态缺陷通常是多重的，常伴有 DNA 碎片的增加、染色体结构异常、不成熟染色质和非整倍体。精子形态异常往往与精子减少或活力差同时存在，但有时也单独存在。

（张欣宗 陆金春）

第四节 精液生精细胞的检查

一、概述

精液中除精子外，常可见到各级生精细胞，包括精原细胞（GN）、初级精母细胞（PS）、次级精母细胞（SS）、早期和晚期精子细胞（Sab 和 Scd）、无核胞质体（CM）等。目前，精液生精细胞的检测主要是用染色的方法进行，一般有瑞氏和瑞-吉氏染色法、苏木精-伊红（HE）染色法和改良巴氏染色法等。

二、检测方法

精液生精细胞的检查可与精子形态学分析同时进行，故精子形态学分析所用的染色方法同样适用于精液生精细胞的检查，但以改良巴氏染色法最适宜。HE 染色法、瑞氏和瑞-吉氏染色法同样适用于精液生精细胞的检查，本节将介绍这两种方法，其他方法参见精子形态学分析一节。

（一）HE 染色法

1. 基本原理

核酸的等电点约为 pH1.5~2.0。在 pH > 2.0 环境中，核酸带负电荷，与带正电荷的碱性染料苏木精结合呈紫蓝色，细胞质中带正电荷的蛋白质与酸性染料伊红结合而呈红色，从而将生精细胞染成不同的颜色。

2. 基本操作

（1）试剂配制：①苏木精染液：A液：苏木精1g，无水乙醇10ml；B液：硫酸铝钾20g，蒸馏水20ml，加温溶解。A、B两液分别溶解后混合，加热煮沸，待溶液不沸腾时立即加入氧化汞0.5g。迅速冷却染液，冷却后过滤。临用时每10ml加冰醋酸4ml；②伊红Y染液：伊红Y 1g加蒸馏水5ml，溶解后滴加冰醋酸，有沉淀生成，至成浆糊状再加水，并继续滴加冰醋酸，直至沉淀不再增加，过滤，将沉淀干燥，用200ml 95%乙醇溶解沉淀；③固定液：95%乙醇：乙醚按体积比1:1配制。

（2）精子涂片制备：液化精液3000g离心15min后，将上层精浆倒出，沉淀用生理盐水悬浮洗涤1~2次后，用生理盐水将精子调整到一定浓度后（约$50 \times 10^6/ml$）涂片，自然干燥或用电吹风吹干。少精子症和无精子症标本可直接用沉淀涂片，无需用生理盐水洗涤。

（3）固定：干燥后的精子涂片，置固定液中固定15min，流水洗2min，蒸馏水洗1min。

（4）染色：苏木精染液染色约5min，染色时间根据着色情况调整；水洗，1%盐酸分色，显微镜下控制；流水浸洗约15min，显微镜下观察细胞核呈蓝色。若核染色过深或不足，应再次分色或重染；伊红Y染色1~2min后，95%乙醇浸洗2次，无水乙醇浸洗2次，每次1~2min；苯酚：二甲苯（体积比1:3配制）浸洗5min；二甲苯浸洗2次，每次3~5min；用中性树胶封片，光学显微镜下观察。

（5）结果判读：根据细胞核的形态与大小、染色质固缩程度以及核浆比例可将生精细胞分为四种：精原细胞、初级精母细胞、次级精母细胞和精子细胞（图2-6）。

正常生精细胞的特征（陆金春等，2009；黄宇烽，1994）：①精原细胞：核圆形或椭圆形，核内有许多细小或粗大染色质颗粒，核膜内表面有半球状核仁，通常1~2个，大小不一，嗜伊红。②初级精母细胞：精液中可见到偶线期的联会（同源染色体配对）或晚粗线期的去联会（配对的同源染色体片断提前分离）细胞形态。细胞体积较大，直径15~24μm。

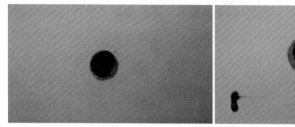
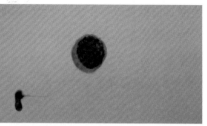

精原细胞
（胞体圆形，胞质量少、围绕核周、蓝色
或深蓝色，胞核椭圆形、染色质较细致）

初级精母细胞
（胞体圆形，胞质蓝紫色、均匀一致，胞
核圆形、染色质呈细颗粒状、分布均匀）

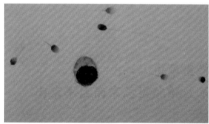
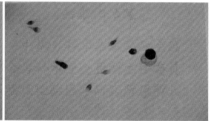

次级精母细胞
（胞体圆形，胞质较丰富、淡蓝色、无颗
粒，胞核圆形、呈细颗粒状）

精子细胞
（胞体圆形，胞质丰富、淡蓝色；胞核圆
形、偏向一极、染色质致密）

图 2-6　正常生精细胞图片

③次级精母细胞：体积一般较初级精母细胞小，有单核及双核两种类型，双核形的细胞与蜻蜓的头眼相似。胞核染紫红色。次级精母细胞存在的时间很短，故涂片中少见。④精子细胞：形态多样，大小各异，体积较次级精母细胞小，直径约 8μm，核较小，着色较深，常呈球形偏于一侧或精子头的雏形，核旁有高尔基复合体，胞质内含有线粒体，线粒体呈颗粒状，分散于胞质中。在精液中除可观察到正常形态特征的生精细胞外，还可观察到异常生精细胞。

异常生精细胞主要表现在（图 2-7）：①胞核变性：可见到核固缩、溶解和核断裂等形态特征。核固缩，常使核变小、致密，均匀着色；核溶解，常呈胞核膨胀、疏松，染色质模糊，着色较浅，或核膜破碎，轮廓不清；核断裂，可见胞核呈断裂状态或为几个核碎片，明显可见着色深浅分明的断裂块。②胞质破损：胞体变形肿大或缩小，甚至破碎，形态多样、异常，胞质内空泡大小不一，着色深浅不一。常见有深紫色大小不一的颗粒，有时核裸露，偶见精子穿入生精细胞的胞质内。③核分裂异常：可见核内复制现象。在次级精母细胞、精子细胞阶段，有时可见三个或四个以上的核，有时可见核浆发育不平衡的生精细胞，核浆比例失调。

（二）瑞氏和瑞－吉氏染色法

1.基本原理

瑞氏染料是由酸性染料伊红和碱性染料亚甲蓝组成的复合染料，细胞染色后可用于观察内部结构；吉氏染料是由天青、伊红组成的染料，天青

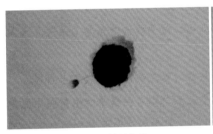

异常初级精母细胞
（胞膜不完整，胞质量少、蓝色、边缘不规则，胞核染色质较浓缩）

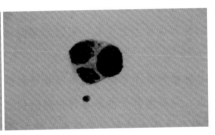

异常次级精母细胞
（胞体椭圆形，胞质蓝灰色、有空泡，胞核有3个、大小不一致、染色质固缩呈块状）

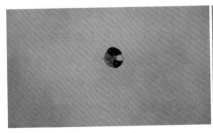

异常精子细胞
（胞体圆形，胞质较丰富、有空泡，胞核染色质致密、呈双核泪滴状）

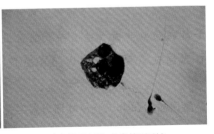

异常精子细胞（多核巨型）
（胞体圆形，胞质丰富、蓝紫色、见多个空泡，胞核4个、染色质浓缩致密）

图2-7 异常生精细胞图片

对细胞核着色较好，结构显示更清晰。因此，瑞 – 吉氏染色法比瑞氏染色法效果稍好些，两种染液均可自行配制或购买，操作都比较简单。

2. 基本操作

（1）试剂配制：①瑞氏染液：取瑞氏染料 0.1g 放入清洁干燥的研钵中，边加少量甲醇边磨至染料完全溶解，加甲醇到 60ml，倒入棕色瓶中，室温下放置 1 周以后即可用。② Giemsa 染液：取 Giemsa 染料 0.5g，置于 33ml 甘油中，60℃水浴 2h，使其溶解，再加入 60℃预热的甲醇 33ml，混匀后置棕色瓶中，室温下放置数周后方能使用（最好放置半年以上）。③ 0.1mol/L pH6.9 磷酸盐缓冲液：称取 $NaH_2PO_4 \cdot 2H_2O$ 1.4g、$Na_2HPO_4 \cdot 12H_2O$ 3.94g，加蒸馏水至 100ml。瑞 – 吉氏染液为瑞氏染液：Giemsa 染液（10:1）临用前混合而成。

（2）精子涂片制备同 HE 染色法，自然干燥。

（3）染色：将单独瑞氏染液或瑞 – 吉氏染液滴加于精子涂片上，静置 10 秒后，滴加等量 pH6.9 磷酸盐缓冲液，染色 10min 后自来水冲洗，自然干燥，置于油镜下观察。

（4）结果判读：同 HE 染色法。

三、方法学评价与质量控制

HE 染色法和改良巴氏染色法作为病理细胞的常规染色方法，已被临床广泛应用。相比于瑞 – 吉氏染色法，生精细胞经 HE 染色和改良巴氏染色后，细胞形态结构更加清晰，更利于不同细胞类型的判断。但这两种染色方法染色步骤相对繁杂，影响因素亦较多，需要一定的临床经验。对于可以借助病理科染色的医疗单位可以选用此法对精子和生精细胞进行染色。

目前，尚没有细胞学检验的质量控制标准，细胞学检验更多依赖于技术人员的经验，因此，熟悉各类生精细胞的结构特征，并且经常阅片，是保证精液生精细胞检查结果准确、可靠的前提。涂片制备的质量和染色效果对正确判断生精细胞类型亦有重要影响。

四、正常参考值及临床意义

正常情况下，精液可见到生精细胞，尤以精子细胞和精母细胞多见。对于精子浓度正常的精液，生精细胞检查的临床意义不大。对于无精子症来说，见到生精细胞基本可以排除梗阻性无精子症。为了确定睾丸生精障碍阻滞于哪一阶段以及无精子症的治疗效果，方可考虑生精细胞的比例。一般而言，正常生育男性精原细胞不超过 0.8%，初级精母细胞不超过 8.0%，次级精母细胞不超过 7.0%，精子细胞不超过 7.0%（陆金春等，2009）。

精液中生精细胞检查是评价男性生育能力的重要指标，也是判断梗阻性和非梗阻性无精子症的重要依据。除此之外，精液生精细胞的检查还有如下临床意义：①精液中生精细胞的检查能有效地与精液中其他细胞（如白细胞）区别，避免误诊。②精液生精细胞检查可取代睾丸活检。采用睾丸活检观察生精细胞形态学，不仅给患者带来痛苦，而且易使患者体内产生抗精子抗体。③可了解细胞毒类药物、温度等因素对生精细胞的影响。高温、药物、疾病、放射线等都可导致睾丸出现生精停滞，可干扰生精细胞分化过程的任何一个阶段，从而出现少精子（部分停滞）或无精子（完全停滞）的症状，精液中可见不成熟生精细胞。④动态观察精液生精细胞的变化，可以作为男性不育症疗效观察和判断预后的指标之一。

（陆金春）

第五节　精液白细胞的检测

一、概述

精液常规检测白细胞是用新鲜精液直接镜检来判定结果。然而，这种方法往往把精液中非精子细胞误认为白细胞，由于染色后镜检能准确地识别白细胞，因此精液中白细胞必须用染色法加以鉴别，正常精液中白细胞数目不应超过 1×10^6/ml。

二、检测方法

常用的精液白细胞检测方法有：联苯胺染色法、正甲苯胺蓝过氧化物酶染色法、瑞 – 吉氏染色法以及基于白细胞特异性抗原的单克隆抗体技术。

（一）联苯胺染色法

1. 基本原理

由于白细胞含有过氧化物酶，其可分解 H_2O_2 氧化联苯胺显色。含过氧化物酶的白细胞呈褐色，而其他细胞被染成品红色。

2. 基本操作

（1）试剂配制：①将 125mg 联苯胺溶于 50ml 95% 的甲醇中；②将 150mg 玫瑰红 B 溶于 50ml 蒸馏水中。上述①②两液混合。取 1ml 混合液，再加 H_2O_2 2 滴（以 0.3% 浓度为好），即为联苯胺染液。

（2）取新鲜精液 1 滴于载玻片上，加入 1 滴联苯胺染液，混匀，置盖玻片后，于 37℃放置 20min，光学显微镜镜检。

（3）观察 200 个精子视野中的白细胞数。精液中白细胞数 /ml=（每 100 个精子视野中的白细胞数 × 精子数 /ml）/100。

（二）正甲苯胺蓝过氧化物酶染色法（WHO 推荐方法）

1. 基本原理

由于白细胞含有过氧化物酶，能分解 H_2O_2，氧化正甲苯胺蓝显色。含过氧化物酶的白细胞呈棕色，而过氧化物酶阴性细胞不着色（图 2-8）。

品提供的同时，可以每份标本进行重复检测，然后根据两次重复结果的差异来判断是否可以接受，差异能否接受请参照表 2-5 和表 2-2。只有两次结果的差异可以接受，才可以向临床上报告结果，否则需寻找引起差异的原因并改正，且经过再次的重复检测，结果差异在允许范围内方可。需要说明的是，如果第一次检测精液白细胞的值低于 $1 \times 10^6/ml$，可以直接报告：精液白细胞 $< 1 \times 10^6/ml$；只有精液白细胞明显增加时，按照表 2-5 和表 2-2 检测两次差异后再报告结果。

表 2-5　两次重复计数之间可接受的差异（基于 95% 的置信区间）

白细胞总数	可接受差异	白细胞总数	可接受差异
35~40	12	80~89	18
41~47	13	90~98	19
48~54	14	99~109	20
55~62	15	110~120	21
63~70	16	121~131	22
71~79	17	132~143	23

四、正常参考值及临床意义

正常精液中白细胞 $\leq 1 \times 10^6/ml$。精液中过多的白细胞（白细胞精子症）可能与感染和精液质量差有关。当精液中白细胞数目多时，应该进行微生物学试验以证实有无附属性腺感染，相关检查包括：初段尿、中段尿的检查，前列腺按摩液检查，前列腺按摩后尿液检查以及精浆生化分析等。然而，无白细胞不能排除附属性腺感染的可能。此时，检测精液游离弹性蛋白酶有助于诊断隐性感染。

精液白细胞增多的主要原因有：

（1）生殖系统的炎症，如睾丸炎、附睾炎、前列腺炎、精囊炎等；

（2）不良刺激，如酗酒、经常过多食用刺激性食物、长期接触有毒物质、长期置于高温环境等；

（3）自身免疫性疾病，如免疫性睾丸炎等；

（4）长期接触辐射和放射性损害。有些学者认为精液中白细胞的重要功能是杀死、吞噬异常精子，精液白细胞增多与精液中异常精子增多有关。

白细胞精子症在男性不育患者中约占 10%~20%。精液白细胞在吞噬过程中产生活性氧（超氧阴离子、羟自由基和过氧化氢等），氧自由基产生脂质过氧化作用，导致精子膜功能障碍和膜酶损伤，导致精子活力下降；大量白细胞在附睾、前列腺上皮浸润，可引起附属性腺功能障碍，影响精子在生殖道中的运行和成熟；白细胞产物 IL-8、干扰素和 TNF-α 可使精子运动能力降低，而且，TNF-α 可启动细胞免疫，使精液中抗精子抗体（AsAb）产生增多，在 AsAb 存在情况下，白细胞具有较强杀伤精子能力；白细胞含大量蛋白酶，如过氧化物酶、弹性蛋白酶和胶原酶等，这些酶在杀灭细菌的同时也损伤精子；白细胞精子症亦可引起精子染色质异常和 DNA 损伤（李晶等，2006）。精液白细胞可通过影响精子浓度、活动率、前向运动能力、精子形态及精液黏稠度、精浆生化等成分的改变，使精液综合质量下降，进而导致生育力下降或不育（韩茜等，2010）。因此，精液白细胞的检测十分重要。

另外，值得注意的是，一些实验室也经常报告精液圆细胞百分率或圆细胞计数，甚至把圆细胞与白细胞完全等同起来，认为圆细胞增多即有生殖道炎症。其实这个概念完全错误，圆细胞只是形态上的概念，精液中的脱落细胞基本均为圆形，其包括来自睾丸的各类生精细胞、各种上皮细胞以及血细胞，而且实验室通过简单的染色方法完全可以将这些细胞区分开来。精液中出现大量生精细胞，提示可能存在精子发生障碍或生精上皮损伤，其在鉴别梗阻性和非梗阻性无精子症、判断精子发生阻滞阶段以及监测非梗阻性无精子症治疗效果上有重要临床意义；精液中淋巴细胞和中性粒细胞均为白细胞，它们的鉴别对判断感染类型很有帮助；而特定的附睾上皮细胞、精囊腺上皮细胞和前列腺上皮细胞的出现则可提示特定附属性腺的损伤（陆金春，2017）。

（蓝儒竹，陆金春）

第六节　计算机辅助精液分析

一、概述

手工精液分析往往带有很大的主观性，不同的技术人员分析的结果有时相差甚远，对精子运动能力的判断缺少严格的量化指标。计算机辅助精液分析（computer-aided semen analysis，CASA）是 80 年代发展起来的新技术，可减少人为因素对分析结果的干扰，现已逐步应用于男科实验室常规分析。CASA 具有客观、高效、高精度的特点，尤其能分析与精子运动功能相关的多种参数并提供定量数据。与国外普遍使用人工分析不同，CASA 的使用在中国相对较普遍。

二、CASA 的组成和检测原理

CASA 系统一般包括下列几个部分：①相差显微镜、恒温装置和专用计数板（Makler 板、Macro 板或 MicroCell 计数池等）组成的摄像系统。②高速、高分辨率的摄像机和监视器组成的摄像系统。③计算机分析处理系统及打印机打印输出。

不同厂家不同型号的 CASA 系统其检测原理略有不同，目前主要有下列几种（Lu et al，2014）：

（1）采用 CCD 摄像头采集精子形态图像及精子运动图像，经视频输出口输入到监视器和计算机图像采集卡中，计算机相应的操作软件根据设定的精子大小和灰度、精子运动的移位及精子运动有关参数，对采集到的图像进行动态分析处理。分析结果打印输出，同时也可将结果储存或将精子运动状态录制到录像带上，以供日后对比分析与研究。这样的 CASA 系统既可定量分析精子总数、活动力、活动率，又可分析精子运动速度和运动轨迹特征。

（2）利用微机控制下的图像卡所具有的快速抓拍功能，以实现对显微镜下的精子运动图像或静态图像进行随机连续拍摄，所获得的图像序列被暂存在图像卡和计算机存贮单元中，然后图像卡和计算机对每一幅图像分别进行识别运算，提取出图像中样本的位置参数并予以记录，再根据这些不同图像中的位置参数，求出各位置参数之间的关联关系，由这些关系参数求解出样本运动的轨迹，最后从这些轨迹计算出样本运动的各项参数。这样的检测系统不仅可对精子动态特性进行精确的检测，还可对畸形精子形态和生精细胞进行分类，并可对精液中各种病原微生物和血细胞等进行检测。

（3）将精液样本液化后吸入特制的采样管，将采样管插入仪器测量部位，光束通过精液样本后，将精子浓度高低和精子活动的强弱以光信号形式接收后处理，并将其转换成电脉冲数字信号，经数字化处理并自动换算为相应的精液参数。

（4）应用免疫荧光染色方法，使精子特异性染色后，在荧光显微镜下观察特殊颜色，以区别其他非精子成分。通过染色，存活精子变为绿色，死精子变为红色，再加上智能性很高的软件识别功能，即能快速、准确、客观地检测精子的动静态特性参数，如各种运动速度的快慢、死活精子的多少及各级精子的百分比等。

三、CASA 中的术语

CASA 系统可用于分析精子浓度、活力及形态，尤其在分析精子运动能力上有明显优势。CASA 系统用于分析精子运动能力有一套术语（图 2-10）：

① VCL（curvilinear velocity），即曲线速率（μm/s）。为精子头沿其实际曲线，即在显微镜下见到二维方式运动轨迹的时均速率，反映精子活动能力。

② VSL（straight-line velocity），即直线速率（μm/s）。为精子头在开始检测时的位置与最后所处位置之间的直线运动的时均速率。

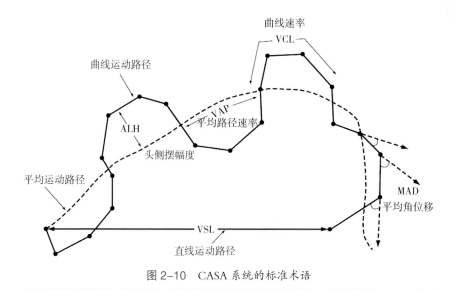

图 2-10　CASA 系统的标准术语

③ VAP（average path velocity），即平均路径速率（μm/s）。为精子头沿其平均路径移动的时均速率。平均路径是根据 CASA 仪器的算法将实际的曲线轨迹平滑化后计算出来的，算法因仪器不同而有差异，故不同 CASA 系统所得的数值可能不具可比性。

④ ALH（amplitude of lateral head displacement），即精子头侧摆幅度（μm）。为精子头关于其平均路径的侧向位移幅度，以侧摆的最大值或平均值表示。不同的 CASA 分析仪采用不同的算法计算 ALH，故不同 CASA 系统所得的数值可能不具可比性。

⑤ LIN（linearity），即直线性。也称线性度，为精子运动曲线的直线分离度，即 VSL/VCL。

⑥ WOB（wobble），即摆动性。为精子头沿其实际运动轨迹的空间平均路径摆动的尺度，即 VAP/VCL。

⑦ STR(straightness)，即前向性。为精子运动平均路径的直线分离度，即 VSL/VAP。

⑧ BCF（beat-cross frequency），即鞭打频率（Hz）。为精子头部跨越其平均路径的频率。

⑨ MAD（mean angular displacement），即平均角位移（度）。为精子头部沿其运动轨迹瞬间转折角度的时间平均值。

这些参数可综合反映精子的运动状况，在评价精子获能和顶体反应中也有一定意义。

四、CASA 的操作

不同厂家不同型号的 CASA 系统应根据其说明书要求进行操作。一般而言，CASA 系统的操作步骤如下：

（1）为了保证最佳表现，每个 CASA 仪器必须正确装配。制造商提示了合适的设置，但使用者应该检测仪器是否满足重复性和可信性需要。仪器使用前应使用合适的质量控制材料如视频记录校正仪器。

（2）CASA 系统必须使样本维持在 37℃，因为精子运动对温度敏感，因此在进行精液分析前，载物台上的温度应预先加热到并维持在 37℃。

（3）精子浓度和精子运动特性可以用未稀释精液分析，此时可直接取一定量的充分混匀的精液置于精子计数池中，静置约 10s 后开始分析。精子活动率应在精子浓度为 $2 \times 10^6/ml \sim 50 \times 10^6/ml$ 之间的精液样本中分析，因为精子浓度较高（大于 $50 \times 10^6/ml$）的样本，精子碰撞的频率较高，很可能会引起误差。这样的样本应该被稀释，优先用同一男性的精浆稀释。具体程序为：取一部分精液在 16000g 下离心 6min 获得无精子的精浆；用无精子的精浆稀释原始精液样本获得浓度低于 $50 \times 10^6/ml$ 的样本；吸取充分混匀的稀释后精液样本充入精子计数池进行分析。

（4）检测几个代表性的视野：每个池阅读 6 个视野（共 12 个视野）通常可给出可信的结果。每个池至少 200 个精子被计数并分析。

（5）计算机辅助精子形态学分析（computer-assisted sperm morphology analysis，CASMA）系统现在商业可得，一般将精子头和中段分类为异常或正常，还可以给出头部和中段尺度、头部椭圆率和匀称性的均数、标准差和中位数，以及对染色的精子顶体区进行测量。

五、方法学评价与质量控制

尽管 CASA 系统比手工操作具有更好的客观性、精确性和可重复性，但也有其无法弥补的局限性。使用 CASA 系统过程中需要注意如下影响因素：

（1）一些 CASA 系统识别精子是根据人为设定的大小和灰度来判断的，故其准确性受精液中细胞成分和非细胞颗粒的影响。故用 CASA 分析精子浓度、活力和形态学时，需要进行人工校正，只有 CASA 捕捉的精子数与视野中真实的精子数一致时方可进行进一步的分析。

（2）不同的 CASA 分析系统采用不同的分析运算方法，故不同 CASA 系统测量值之间的可比性尚属未知。

（3）CASA 系统参数的设置、阈值的设定、帧率（视屏取像率）等都可以影响最终结果。例如，计算精子活动率时，精子只有产生了一定的位移，CASA 系统才认为是活动精子，而对原地摆动的精子则判为不活动精子，因此测出的值往往低于实际结果；阈值的设定应以误捕率和漏捕率最低为原则；帧率越高，越能反映精子运动的真实轨迹，用于评价常规精子运动能力时帧率最好大于 60Hz，而用于评价获能精子运动特征时帧率至少 80Hz 以上（Lu et al，2014）。

（4）用于 CASA 系统的精子计数板有 Macro 计数板、Makler 板、MicroCell 计数池、Cell-VU 等。不同计数板的计数池有不同的深度，而且样本充池不完全一致，有些是加盖板，有些是将精液样本充入固定的池中，这些对 CASA 系统的精子浓度和活力分析结果可能会有影响（陆金春等，2013）。

（5）CASA 仅适用于检测一定浓度范围的精液标本，尤其是分析精子活力时，精子浓度应低于 50×10^6/ml。

另外，CASA 系统分析结果的可重复性和准确性可能受到方法学不一致的影响。如 CASA 系统的聚焦、照明、正确区分精子头和非精子细胞碎片的能力等，样本处理、染色效果、不同视野的背景等，均可能影响到 CASA 或 CASMA 结果的可重复性和准确性。因此，与精液手工分析一样，

CASA 或 CASMA 用于精子浓度、活力、形态学等的分析时，操作和仪器必须被标准化，并且只有质量控制的维持方可保证可比较的和可信的结果。那些用于手工精子浓度、活力和形态学分析的质量保证措施亦可用于 CASA 的质量保证。相比于手工分析，CASA 或 CASMA 更容易实现室内质控及室间质评。

（陆金春）

第七节　精浆生化指标的检测

人类精液由精子和精浆组成。精浆的来源比较复杂，约 30% 来自前列腺，60% 来自精囊腺，5%~10% 来自附睾及尿道球腺等。精浆成分亦较复杂，精浆中含有丰富的蛋白质，正常生育男性精浆蛋白质达 2000 种以上；精浆中亦含丰富的糖类，以果糖为主；精浆中脂类、无机盐及代谢产物含量亦较丰富（Feng et al，2015）。正常生育男性的精浆可以稀释精子，为精子运动和存活提供适宜的微环境，并提供精子运动的能源。精浆亦可保护精子，刺激雌性生殖道的运动，便于精子正常通过雌性生殖道。因此，了解精浆的各种组分及其可能的生理意义对评估男性生育力非常重要。

最近几年，对精浆生化指标的研究取得了重大进展。除了常规反映男性附属性腺功能的指标外，一些新的精浆生化指标也不断出现。精浆生化指标的检测方法也由以往的手工法、半自动法逐渐被全自动检测法所代替。目前，南京欣迪生物药业工程有限责任公司研发的全自动精浆生化指标系列检测试剂盒在国际、国内均处于领先地位，本共识将据此介绍如下精浆生化指标的全自动检测：①反映附睾分泌功能的精浆总 α 葡糖苷酶和中性 α 葡糖苷酶活性；②反映精囊腺分泌功能的精浆果糖；③反映前列腺分泌功能的精浆酸性磷酸酶、γ- 谷氨酰转肽酶（γ–GT）、柠檬酸和锌；④反映精浆抗氧化功能的精浆超氧化物歧化酶（SOD）活性和尿酸；⑤反映精子能量代谢的精浆肉碱。有关这些指标的手工法检测的试剂配制和操作方法可参见《现代男科实验室诊断》一书（陆金春等，2009），本共识不再叙述。

　　为了保证精浆生化指标能够准确评估男性生育力，用于精浆生化指标全自动检测的精浆标本必须合格。精浆样本处理时需注意：①精液样本必须完全液化，不完全液化的精液样本需预先处理后再离心分离精浆，且检测报告上需注明精液样本的处理方法。液化不完全的精浆样本可能会引起全自动生化分析仪的加样针阻塞，以及加样不准确，其必然导致检测结果不准确。②精液样本常规检测完成后尽早将精浆和精子分离，最好在 2h 内分离，否则可能造成精浆果糖等指标的人为降低。③分离精浆标本时的离心速度不得低于 3000g，离心时间不得低于 10min，否则残留于精浆中的精子可能会影响一些生化指标的检测结果。④离心分离的精浆可于 –20℃ 保存待测，但忌反复冻融。

一、精浆总 α 葡糖苷酶活性的测定

1. 概述

　　α 葡糖苷酶又称为麦芽糖酶，它能够水解多糖和寡糖上的葡萄糖残基，在精子的成熟、获能以及受精过程中具有重要的作用。精浆中存在两种 α 葡糖苷酶异构体，即中性 α 葡糖苷酶和酸性 α 葡糖苷酶，前者来源于附睾，由附睾上皮细胞分泌，约占总酶活性的 80%；后者来源于前列腺，约占总酶活性的 20%。精浆总 α 葡糖苷酶活性的测定即中性和酸性 α 葡糖苷酶活性均被测定。

2. 检测原理

　　目前精浆总 α 葡糖苷酶活性的全自动检测方法为速率法，其反应原理为：在 α 葡糖苷酶的催化下，麦芽糖分解为 α-D- 葡萄糖，α-D- 葡萄糖在葡萄糖氧化酶的作用下，生成过氧化氢，再利用 Trinder 反应系统，即在过氧化物酶催化下，过氧化氢与 4- 氨基安替比林和苯酚反应，生成红色醌亚胺，醌亚胺在 505~520nm 波长处有最大吸收峰，其颜色的深浅与 α 葡糖苷酶活性成正比。通过监测 505~520nm 波长处的每分钟醌亚胺吸

光度变化率，可计算出精浆样本中 α 葡糖苷酶的活性。

3. 检测方法

精浆总 α 葡糖苷酶活性的全自动检测法适用于多种品牌的全自动生化分析仪，包括迈瑞系列、罗氏、奥林巴斯、日立等，所用试剂为开放型。具体操作为：

（1）设置仪器参数。在仪器和试剂第一次使用时设置参数，以后的每次检测均无需再次修改。基本参数设置如下：

主/辅波长	505~520/630~700nm	分析方法	速率法	反应方向	上升
样本量	5μl	R1 试剂	240μl	R2 试剂	60μl

（2）在仪器的适当位置放入 R1 试剂和 R2 试剂。R1 试剂的主要成分为磷酸盐缓冲液、葡萄糖氧化酶和过氧化物酶；R2 试剂的主要成分为磷酸盐缓冲液、苯酚、4– 氨基安替比林和麦芽糖。

（3）精液液化后，3000g 离心 10min，取上层精浆置于样本杯中，并置于仪器适当位置。

（4）点击开始检测，仪器自动给出结果。

4. 方法学评价与质量控制

精浆总 α 葡糖苷酶活性的全自动检测法相比于以往的手工法和半自动法（陆金春等，2007），操作更为简便，样本无需稀释，大大节省了试剂用量、人力成本和经济成本，反应时间短，报告结果更为迅速和准确（张红烨等，2014）。但需注意的是：

（1）试剂从 2℃~8℃ 取出后，应于室温下平衡 30min 后再上机检测。

（2）精浆中 α 葡糖苷酶活性超出可测线性范围上限时，需进行确认试验，即将样本用生理盐水稀释，结果乘以稀释倍数。

（3）不要使用过期试剂，超过稳定期的试剂所测结果准确性难以保证。一般情况下，检测试剂可在 2℃~8℃ 保存 6 个月，开封后可稳定 30d。

（4）每次检测要进行质控，质控品可以商业获得或者自制。

精浆中 α 葡糖苷酶十分稳定，在 –20℃ 至少可保存 1 个月，实验室可以利用混合精浆作为精浆 α 葡糖苷酶项目的室内质控品。室内质控品的制备及使用方法：将混合精浆混匀、分装、–20℃保存；每天取出一支检测，重复 10 天，每天 3 次，以此 30 个数据计算平均值和标准差（SD），质控品的靶值即为平均值，警戒限为均值 ±2SD，处置限为均值 ±3SD；以后每天检测样本时，取出一支室内质控品随样本一起检测，将质控品的检测结果标注在质控图上，查看质控结果是否在规定的范围内。若超出规定范围，应查找原因并采取相应的处置措施。

5. 正常参考值及临床意义

正常生育男性精浆总 α 葡糖苷酶活性的参考值范围为 109.63~570.76U/L。

精浆 α 葡糖苷酶是人类附睾分泌功能的标志物，并反映附睾的功能状态，此酶可以催化多糖或糖蛋白中碳水化合物分解为葡萄糖，为精子代谢和运动供能，其活性高低可直接影响精液质量。有研究表明（蔡文伟等，2011），精浆 α 葡糖苷酶活性与精液量、精子浓度、活动率和前向运动精子百分率呈显著正相关关系。不育患者相比正常生育男性精浆 α 葡糖苷酶活性明显降低；在精索静脉曲张患者、输精管切除、阻塞或发育不全的患者中，α 葡糖苷酶活性显著降低；附睾炎及附睾分泌功能紊乱的患者精浆 α 葡糖苷酶活性也降低。精浆 α 葡糖苷酶活性的降低可以导致结合至透明带的精子数减少，进而降低男性生育力。因此，检测精浆 α 葡糖苷酶活性对附睾及相关疾病的诊断、疗效的判断及预后有重要价值。

精浆总 α 葡糖苷酶活性与禁欲时间的长短密切相关。禁欲时间越长，α 葡糖苷酶水平越高。禁欲 4~5d 和禁欲 6~7d 的结果之间没有显著性差异，而禁欲 2~3d 的精浆 α 葡糖苷酶水平明显降低，禁欲 7d 以上的精浆 α 葡糖苷酶水平明显升高（Lu et al，2006）。

值得注意的是，精浆总 α 葡糖苷酶活性的测定中包含约 20% 的来自前列腺的酸性 α 葡糖苷酶，因此其总活性值可能受到前列腺分泌功能的影响。在射精管梗阻并精囊腺缺如的患者，精浆总 α 葡糖苷酶活性可能正常甚至升高，这是由于患者的精液量明显减少、精浆主要为前列腺液、而前列腺液中有酸性 α 葡糖苷酶所致。此类患者如果检测中性 α 葡糖苷酶，结果应为零或极低。

二、精浆中性 α 葡糖苷酶活性的测定

1. 概述

精浆总 α 葡糖苷酶活性检测在反映附睾分泌功能的同时受前列腺分泌功能的影响，故在鉴别梗阻性和非梗阻性无精子症尤其是梗阻部位时，其应用效能不及精浆中性 α 葡糖苷酶活性的检测。故精浆中性 α 葡糖苷酶活性的检测更为必要。

2. 检测原理

精浆中含有中性 α 葡糖苷酶和酸性 α 葡糖苷酶，十二烷基磺酸钠（SDS）能抑制酸性 α 葡糖苷酶活性，故在抑制精浆酸性 α 葡糖苷酶活性的基础上可以直接检测中性 α 葡糖苷酶活性。中性 α 葡糖苷酶能将 4- 硝基苯 -α-D- 吡喃葡糖苷底物转化成对硝基苯酚（PNP），中性 α 葡糖苷酶的活性与 PNP 的生成量成正比。PNP 在 400~420nm 波长处有最大吸收峰，通过监测 400~420nm 波长处的每分钟吸光度变化率，进而计算出样本中的中性 α 葡糖苷酶活性。

3. 检测方法

精浆中性 α 葡糖苷酶活性的全自动检测法适用于多种品牌的全自动生化分析仪，包括迈瑞系列、罗氏、奥林巴斯、日立等，所用试剂为开放型。具体操作为：

（1）设置仪器参数。在仪器和试剂第一次使用时设置参数，以后的每次检测均无需再次修改。基本参数设置如下：

主 / 辅波长	400~420/600~700nm	分析方法	速率法	反应方向	上升
样本量	10μl	R1 试剂	150μl	R2 试剂	150μl

（2）在仪器的适当位置放入 R1 试剂和 R2 试剂。R1 试剂的主要成分为十二烷基磺酸钠；R2 试剂的主要成分为 4- 硝基苯 -α-D- 吡喃葡糖苷。

（3）精液液化后，3000g 离心 10min，取上层精浆置于样本杯中，并

置于仪器适当位置。

（4）点击开始检测，仪器自动给出结果。

4. 方法学评价与质量控制

精浆中性α葡糖苷酶活性的全自动检测法相比于以往的手工法，操作更为简单，反应时间明显缩短，节省了试剂用量，降低了人为误差，在提高检测结果准确性和可靠性的同时，大大提高了检测效率，实现了对男性精浆中性α葡糖苷酶活性的批量、快速、准确的检测。但需注意的是：

（1）试剂从2℃~8℃取出后，应于室温下平衡30min后再上机检测。

（2）R1试剂在2℃~8℃贮存时会出现浑浊，故每次从冰箱取出试剂在室温下平衡30min后，仍需在37℃放置5min，变澄清后再上机检测。

（3）不要使用过期试剂，超过稳定期的试剂所测结果准确性难以保证。一般情况下，检测试剂可在2℃~8℃保存6个月，开封后可稳定30d。

（4）每次检测要进行质控，质控品可以商业获得或者自制。室内质控品的制备及使用方法参照"精浆总α葡糖苷酶活性的测定"一节。

5. 正常参考值及临床意义

根据正常生育男性精浆中性α葡糖苷酶检测结果，以第5百分位数确定正常参考值范围，精浆中性α葡糖苷酶的正常参考值范围为：≥10.12U/L。

精浆中性α葡糖苷酶来源于附睾，是附睾的特异性酶和标志性酶，其可间接反映附睾的功能变化。在某些异常情况下，如附睾炎、输精管道部分梗阻时，精浆中性α葡糖苷酶活性明显降低；精囊腺缺如或射精管梗阻，精浆中性α葡糖苷酶活性可为零或极低。故在鉴别诊断梗阻性、非梗阻性和部分梗阻性无精子症时，精浆中性α葡糖苷酶活性有重要临床价值。结合其他精浆生化指标，可用于鉴别大体梗阻部位。

三、精浆果糖测定

1. 概述

血液中的葡萄糖主要源于食物，而精浆果糖是由血液中的葡萄糖在精囊中，经酶促转化产生并分泌的单糖。其合成途径主要有 3 条：①糖原分解；②血液中葡萄糖在磷酸化酶、磷酸葡萄糖变位酶的作用下，转变成为 6- 磷酸葡萄糖，6- 磷酸葡萄糖再在磷酸己糖异构酶催化下，转变成为 6- 磷酸果糖；③通过醛糖还原酶在还原型尼克酰胺腺嘌呤二核苷酸（NADPH）的作用下，葡萄糖还原成为山梨糖醇，山梨糖醇在尼克酰胺腺嘌呤二核苷酸（NAD）作用下，被山梨糖脱氢酶氧化而生成游离果糖。精囊上皮中存在 NADPH 发生系统，有利于第 3 条途径的生物合成。

精浆中果糖来自精囊液，由精囊所分泌，是精子活动主要糖类能源。精子轴丝收缩依赖 ATP 供给能量，在精子线粒体鞘内，果糖在一系列酶作用下，通过无氧酵解或三羧酸循环进一步降解，并释放能量，以供给精子运动。精子运动与果糖酵解呈正相关，果糖的分解率越高，精子的活动力越强，受精力亦越强。

2. 检测原理

D- 果糖在己糖激酶的作用下与 5'- 三磷酸腺苷二钠盐三水合物反应生成果糖 -6- 磷酸，果糖 -6- 磷酸在磷酸葡萄糖异构酶作用下生成葡萄糖 -6- 磷酸，葡萄糖 -6- 磷酸在葡萄糖 -6- 磷酸脱氢酶（G-6-PDH）的作用下与氧化型辅酶Ⅱ反应生成还原型辅酶Ⅱ，还原型辅酶Ⅱ的生成量与 D- 果糖浓度成正比，还原型辅酶Ⅱ在 330~360nm 波长处有最大吸收峰，通过测定此波长处的吸光度变化率，可计算出精浆样本中果糖的浓度。

3. 检测方法

精浆果糖的全自动检测使用的是己糖激酶法，其适用于多种品牌的全自动生化分析仪，包括迈瑞系列、科华、罗氏、奥林巴斯、日立等，所用试剂为开放型。具体操作为：

（1）设置仪器参数。在仪器和试剂第一次使用时设置参数，以后的每次检测均无需再次修改。基本参数设置如下：

主 / 辅波长	330~360/600~700nm	分析方法	终点法	反应方向	上升
样本量	3μl	R1 试剂	240μl	R2 试剂	60μl

（2）在仪器的适当位置放入 R1 试剂和 R2 试剂。R1 试剂的主要成分为氧化型辅酶Ⅱ、己糖激酶、磷酸葡萄糖异构酶；R2 试剂的主要成分为5′- 三磷酸腺苷二钠盐三水合物、葡萄糖 –6– 磷酸脱氢酶。

（3）精液液化后，3000g 离心 10min，取上层精浆置于样本杯中，并置于仪器适当位置。

（4）点击开始检测，仪器自动给出结果。

4. 方法学评价与质量控制

目前，精浆果糖测定的主要方法有气相层析法、吲哚显色法、间苯二酚显色法、果糖脱氢酶法及己糖激酶法（陆金春等，2009）。气相层析法具有准确度高、特异性好，对标本需求量少的特点，但需要用特殊仪器；吲哚显色法及间苯二酚显色法均为手工方法，加样程序多，操作步骤复杂，不但耗时耗力，而且人为误差也比较大，故在临床上的应用大受限制；果糖脱氢酶法可使用全自动生化分析仪，其试剂空白、重复性、线性和准确性均较好，但该方法中的果糖脱氢酶原料很难获得，且该原料的溶液状态在 2℃~8℃稳定性不好，需要在 –20℃条件保存，且试剂的反复冻融也会影响试剂的效期（陆金春等，2015）。而目前使用的己糖激酶法灵敏度和精确度较高，线性范围宽，准确度高，且校准品有良好的溯源性，定值可靠，适用于各种不同类型的全自动生化分析仪，实现了对男性精浆果糖的批量、快速、准确的检测。

需要注意的是：

（1）试剂从 2℃~8℃取出后，应于室温下平衡 30min 后再上机检测。

（2）每批试剂使用前，或者仪器进行维修或环境发生明显改变后，应用蒸馏水和果糖校准品定标后再进行精浆样本检测。

（3）不要使用过期试剂，超过稳定期的试剂所测结果准确性难以保证。一般情况下，检测试剂可在 2℃~8℃保存 6 个月，开封后可稳定 45d。

（4）每次检测要进行质控，质控品可以商业获得或者自制。室内质控品的制备及使用方法参照"精浆总 α 葡糖苷酶活性的测定"一节。

目前，南京欣迪生物药业工程有限责任公司已能提供精浆复合定值质控品作为检测精浆果糖的质控品来保证实验室检测结果的准确性和不同实验室检测结果的一致性。该复合定值质控品提供了精浆锌、果糖、肉碱和柠檬酸检测项目在不同型号仪器上的靶值和范围，具体的使用方法可参照相应的精浆复合定值质控品说明书。

5. 正常参考值及临床意义

根据正常生育男性精浆果糖检测结果，以第 5 百分位数确定正常参考值范围，精浆果糖的正常参考值范围为：≥ 6.04mmol/L。

精浆果糖是精子的主要能量来源，精浆果糖测定可用于判断精囊腺功能。精囊炎症或发育不全，均可使精浆果糖含量降低；非阻塞性无精子症患者精浆果糖浓度偏高，而射精管梗阻性无精子症和 / 或精囊腺缺如患者精浆果糖极低或为 0。研究表明，精浆果糖含量与精子浓度呈明显负相关，精子浓度越高，果糖消耗越快，故精液标本留取后应尽快将精浆与精子分离，否则随着体外放置时间延长，精浆果糖含量亦明显降低（Lu et al，2007）。另外，睾酮水平影响精囊腺分泌功能，故雄激素不足可造成精浆果糖含量降低，因此精浆果糖含量亦可间接反映睾丸间质细胞分泌睾酮的能力。

四、精浆酸性磷酸酶测定

1. 概述

酸性磷酸酶（ACP）是一种在酸性条件下催化磷酸单酯水解生成无机磷酸的水解酶，精浆酸性磷酸酶由 426 个氨基酸残基组成。精浆中酸性磷酸酶几乎全部来自前列腺，是前列腺特征性分泌物，其合成受雄激素调控。它参与精子代谢并有助于精子活力，其在精浆中的含量变化能反映前列腺的分泌功能，并有助于前列腺疾病的诊断。

2. 检测原理

4- 硝基苯磷酸二钠盐在酸性磷酸酶的作用下生成 4- 硝基酚，4-

硝基酚的生成与酸性磷酸酶活性成正比。在碱性条件下，4- 硝基酚在 400~420nm 波长处有最大吸光度，通过测定此波长处的吸光度变化率，可计算出精浆样本中的酸性磷酸酶活性。

3. 检测方法

目前，精浆酸性磷酸酶测定的主要方法有对硝基酚法、磷酸苯二钠法及重氮盐法（陆金春等，2009）。精浆酸性磷酸酶的全自动检测使用的是对硝基酚法，其适用于多种品牌的全自动生化分析仪，包括迈瑞系列、科华、奥林巴斯、日立等，所用试剂为开放型。具体操作为：

（1）设置仪器参数。在仪器和试剂第一次使用时设置参数，以后的每次检测均无需再次修改。基本参数设置如下：

主 / 辅波长	400~420/600~700nm	分析方法	终点法	反应方向	上升
样本量	4μl	R1 试剂	280μl	R2 试剂	70μl

（2）取 1 支 R1 干粉（主要成分为 4- 硝基苯磷酸二钠盐），用 20ml R1 溶解剂（柠檬酸缓冲液）进行溶解，盖好摇匀至完全溶解，得到 R1 试剂。

（3）在仪器的适当位置放入 R1 试剂和 R2 试剂（氢氧化钠溶液）。

（4）精液液化后，3000g 离心 10min，取上层精浆用生理盐水稀释 2000 倍后，置于样本杯中，并置于仪器适当位置。

（5）点击开始检测，仪器自动给出结果。

4. 方法学评价与质量控制

以往精浆酸性磷酸酶测定的方法均为手工方法，加样程序多，操作步骤复杂，不但耗时耗力，而且人为误差也比较大。而以对硝基酚法为基础的全自动精浆酸性磷酸酶检测方法，灵敏度和精确度高，线性范围宽，准确度高。所用校准品有良好的溯源性，定值可靠，适用于不同类型的全自动生化分析仪，实现了对男性精浆酸性磷酸酶的批量、快速、准确的检测。

需要注意的是：

（1）试剂从 2℃~8℃取出后，应于室温下平衡 30min 后再上机检测。

（2）每批试剂使用前，或者仪器进行维修或环境发生明显改变后，应用蒸馏水和校准品（4- 硝基酚）定标后再进行精浆样本检测。

（3）不要使用过期试剂，超过稳定期的试剂所测结果准确性难以保证。一般情况下，检测试剂可在 2℃~8℃保存 6 个月，开封后可稳定 21d。

（4）由于精浆样本需要进行 2000 倍稀释，稀释后酸性磷酸酶稳定性降低，故需立即检测。精浆 γ-L- 谷氨酰转肽酶（γ-GT）亦由前列腺分泌，其临床意义等同于精浆酸性磷酸酶，而精浆 γ-GT 检测所用精浆无需稀释，故亦可用精浆 γ GT 检测替代精浆酸性磷酸酶检测（陈芳等，2006）。

（5）每次检测要进行质控，质控品可以商业获得或者自制。室内质控品的制备及使用方法参照"精浆总 α 葡糖苷酶活性的测定"一节。

5. 正常参考值及临床意义

根据正常生育男性精浆酸性磷酸酶检测结果，以 95% 置信区间确定正常参考值范围，精浆酸性磷酸酶的正常参考值范围为：152~1665U/ml。

精浆酸性磷酸酶是 WHO 推荐的评价前列腺分泌功能的敏感性指标。前列腺炎患者精浆酸性磷酸酶含量降低，前列腺增生或前列腺肿瘤患者其含量增高。有文献报道精浆酸性磷酸酶具有免疫抑制作用，是精浆免疫抑制剂的重要组分，含量减少时其抑制作用减弱，可有助于抗精子抗体（AsAb）产生，从而使精子活动率、浓度降低和精子顶体膜破损。

五、精浆 γ-GT 测定

1. 概述

目前认为成人前列腺持续分泌一种稀薄的液体，呈酸性，其主要化学成分有酸性磷酸酶、γ-L- 谷氨酰转肽酶（γ-GT）、锌、柠檬酸盐等。这些化学成分一般认为可作为前列腺功能的评价指标。在前列腺功能低下患者中，其 γ-GT 活性明显下降；在前列腺癌以及前列腺良性增生患者中，其活性显著增高。同时，人类精液中 γ-GT 为谷胱甘肽代谢的关键酶，在保护精子免受氧化应激损伤和对抗自由基中起到重要作用。

2. 检测原理

γ-GT 催化 γ-L- 谷氨酰基 -p- 硝基苯胺的谷氨酰基转移到双甘氨肽分子上，同时释放出有色产物 p- 硝基苯胺，通过监测 p- 硝基苯胺在 405~410nm 处的每分钟吸光度变化率，进而检测出精浆中 γ-GT 活性。

3. 检测方法

目前，精浆 γ-GT 测定的主要方法有化学比色法和速率法（陆金春等，2013）。精浆 γ-GT 的全自动检测使用的是速率法，其适用于多种品牌的全自动生化分析仪，包括迈瑞系列、科华、奥林巴斯、日立等，所用试剂为开放型。具体操作为：

（1）设置仪器参数。在仪器和试剂第一次使用时设置参数，以后的每次检测均无需再次修改。基本参数设置如下：

主 / 辅波长	405~410/630~700nm	分析方法	速率法	反应方向	上升
样本量	3μl	R1 试剂	240μl	R2 试剂	60μl

（2）在仪器的适当位置放入 R1 试剂和 R2 试剂。R1 试剂的主要成分为双甘氨肽；R2 试剂的主要成分为 L-γ- 谷氨酰基 -p- 硝基苯胺。

（3）精液液化后，3000g 离心 10min，取上层精浆置于样本杯中，并置于仪器适当位置。

（4）点击开始检测，仪器自动给出结果。

4. 方法学评价与质量控制

精浆 γ-GT 的测定是一个相对新的评价前列腺功能的指标，以往检测方法为化学比色法，手工操作，所用试剂需于 -20℃ 保存，精浆在使用前需要稀释 10 倍，操作步骤繁琐，试剂反应时间较长。而全自动精浆 γ-GT 检测方法，操作简单，样本无需稀释，线性范围宽，准确度高，适用于不同类型的全自动生化分析仪，实现了对男性精浆 γ-GT 的批量、快速、准确的检测。

需要注意的是：

（1）试剂从 2℃~8℃ 取出后，应于室温下平衡 30min 后再上机检测。

（2）不要使用过期试剂，超过稳定期的试剂所测结果准确性难以保证。一般情况下，检测试剂可在2℃~8℃保存6个月，开封后可稳定30d。

（3）每次检测要进行质控，质控品可以商业获得或者自制。室内质控品的制备及使用方法参照"精浆总α葡糖苷酶活性的测定"一节。

5. 正常参考值及临床意义

检测男性精浆γ-GT的水平，主要用于医学临床上前列腺分泌功能的体外诊断，精浆γ-GT的正常参考值为503.84~1849.57U/L。

精浆γ-GT和酸性磷酸酶均由前列腺分泌，两者之间呈高度正相关，因此均可用于评价前列腺功能，但γ-GT活性检测比酸性磷酸酶活性检测更适合用来评价前列腺功能，因为其检测过程中样本无需稀释，结果更为准确。而且，文献报道，精浆γ-GT活性与精子浓度和精子存活率呈明显正相关。

六、精浆柠檬酸测定

1. 概述

柠檬酸（3-羟基-1,3,5-戊三酸）的化学结构为 $HOOC-CH_2-(HO)C(COOH)-CH_2-COOH$。精浆中的柠檬酸主要来自前列腺，与酸性磷酸酶一样被认为是前列腺的功能指标。精浆中柠檬酸的功能主要表现在五个方面（陆金春等，2009）：①通过与Ca^{2+}结合而影响精液的液化；②通过与Ca^{2+}结合调节精液中Ca^{2+}浓度而有助于防止前列腺中形成结石；③维持透明质酸的活性；④与K^+和Na^+结合，维持精液内渗透压的平衡；⑤可起前列腺酸性磷酸酶激活剂的作用，从而影响精子活力。

2. 检测原理

柠檬酸在柠檬酸裂解酶作用下生成α-酮酸，后者在弱酸环境下与硫酸苯肼反应生成α-酮酸苯腙，α-酮酸苯腙的生成量与柠檬酸浓度成正比，α-酮酸苯腙在330~360nm波长处有最大吸光度，通过测定此波长处的吸光度变化率，计算出精浆样本中柠檬酸的浓度。

3. 检测方法

目前，精浆柠檬酸测定的主要方法有荧光分析法、气相色谱法、Furth-Hermann 反应、氯化铁络合法、柠檬酸裂解酶法等。用于精浆柠檬酸全自动检测的方法为柠檬酸裂解酶法，其适用于多种品牌的全自动生化分析仪，包括迈瑞系列、科华、奥林巴斯、日立等，所用试剂为开放型。具体操作为：

（1）设置仪器参数。在仪器和试剂第一次使用时设置参数，以后的每次检测均无需再次修改。基本参数设置如下：

主 / 辅波长	330~360/600~700nm	分析方法	终点法	反应方向	上升
样本量	5μl	R1 试剂	240μl	R2 试剂	60μl

（2）取 1 瓶 R1 干粉（硫酸苯肼），用 R1 溶解剂（Tris-HCl 缓冲液）溶解，混匀后即得 R1 试剂；取 1 瓶 R2 冻干粉（柠檬酸裂解酶），加 4ml 蒸馏水复溶，即得 R2 试剂。在仪器的适当位置放入 R1 试剂和 R2 试剂。

（3）精液液化后，3000g 离心 10min，取上层精浆用生理盐水稀释 5 倍后置于样本杯中，并置于仪器适当位置。

（4）点击开始检测，仪器自动给出结果。

4. 方法学评价与质量控制

目前，精浆柠檬酸测定的主要方法有荧光分析法、气相色谱法、Furth-Hermann 反应、氯化铁络合法、柠檬酸裂解酶法等（杜家菊等，2009）。荧光分析法灵敏度高，但操作步骤繁琐，在样本处理过程中会发生一些酶反应，影响因素较多，测定结果误差较大；气相色谱法具有准确度高、特异性好、对标本需求量少的特点，但需要用特殊仪器，且价格昂贵；氯化铁络合法加样程序多，操作步骤复杂，不但耗时耗力，而且人为误差也比较大。而全自动检测精浆柠檬酸的柠檬酸裂解酶法，操作简单，试剂用量少，降低了人为误差，准确性高。

需要注意的是：

（1）试剂从 2℃~8℃取出后，应于室温下平衡 30min 后再上机检测。

（2）不要使用过期试剂，超过稳定期的试剂所测结果准确性难以保证。一般情况下，检测试剂可在2℃~8℃保存6个月，溶解后的R1和R2试剂可稳定2周，溶解后的R1试剂应避光保存。

（3）每批试剂使用前，或者仪器进行维修或环境发生明显改变后，应用蒸馏水和柠檬酸校准品定标后再进行精浆样本检测。

（4）每次检测要进行质控，质控品可以商业获得或者自制。室内质控品的制备及使用方法参照"精浆总α葡糖苷酶活性的测定"一节。

目前，南京欣迪生物药业工程有限责任公司已能提供精浆复合定值质控品作为检测精浆柠檬酸的质控品米保证实验室检测结果的准确性和不同实验室检测结果的一致性。该复合定值质控品提供了精浆锌、果糖、肉碱和柠檬酸检测项目在不同型号仪器上的靶值和范围，具体的使用方法可参照相应的精浆复合定值质控品说明书。

5. 正常参考值及临床意义

根据正常生育男性精浆柠檬酸检测结果，以第5百分位数确定正常参考值范围，精浆柠檬酸的正常参考值为：≥ 11.80mmol/L。

人精浆的化学组成除90%以上的水分外，还有多种生化成分。其中柠檬酸含量较高，且几乎全部来源于前列腺。柠檬酸在细胞外环境的稳定上起重要作用，因而能维持正常的生育能力和精子功能。在患急性或慢性前列腺炎时柠檬酸含量显著降低，故精浆柠檬酸含量可作为了解前列腺功能的重要指标。研究显示（Dondero et al，1972），血浆睾酮浓度与精浆柠檬酸含量呈正相关，精浆中柠檬酸含量可间接反映睾丸分泌雄激素的水平。

七、精浆锌测定

1. 概述

人精浆中含有丰富的锌，其浓度大约是血浆的数十倍甚至上百倍。精浆中的锌主要来自于前列腺，其被认为是评价前列腺分泌功能的重要指标之一。精液中一定浓度的锌是维持精子活力的重要因素，直接参与精子的生成、成熟和获能过程，进而保证精子的质量、受精能力和生精功能正常。精子活力良好者与低下者相比，精浆锌有显著差异（廖春盛等，2011）。精液中锌主要与蛋白质结合存在，可保护精子膜，延缓精子细胞膜的脂质过氧化以维持膜结构的稳定性和通透性，从而维持精子活力。锌与精子核染色质解聚起决定作用的巯基结合，可逆性抑制精子核染色质解聚，使精子在贮存过程中保存了其内在的核染色质解聚能力，延长了射出精子的功能。锌对精子顶体酶具有可逆性抑制作用，当精子进入宫颈黏液后，黏液中与锌结合的蛋白可使锌降低，导致顶体酶被激活，从而使精子能顺利通过透明带与卵子结合（Liu et al，2009）。此外，锌是超氧化物歧化酶（SOD）中重要的组成成分，通过 SOD 可清除精浆中自由基，从而抑制细胞膜发生脂质过氧化反应，保证精子的形态结构和功能正常（Nematollahimahani et al，2014）。

2. 检测原理

精浆样本中的锌能与 1-（2- 吡啶偶氮）-2- 萘酚（PAN）反应生成红色络合物，络合物的生成量与样本中的锌含量成正比，红色络合物在 540~550nm 波长处有最大吸收峰，通过测定该波长处的吸光度变化率计算出样本中的锌浓度。

3. 检测方法

精浆锌的全自动检测使用的是 PAN 法，适用于多种品牌的全自动生化分析仪，包括迈瑞系列、科华、罗氏、奥林巴斯、日立等，所用试剂为开放型。具体操作为：

（1）设置仪器参数。在仪器和试剂第一次使用时设置参数，以后的每次检测均无需再次修改。基本参数设置如下：

主 / 辅波长	540~550/630~700nm	分析方法	终点法	反应方向	上升
样本量	3μl	R1 试剂	300μl		

（2）在仪器的适当位置放入 R1 试剂，其主要成分为氯化铵、十二烷基硫酸钠、氨水、氟化铵、PAN 等。

（3）精液液化后，3000g 离心 10min，取上层精浆置于样本杯中，并置于仪器适当位置。

（4）点击开始检测，仪器自动给出结果。

4. 方法学评价与质量控制

目前，文献报道的精浆锌测定方法有原子吸收法、新型卟啉化合物分光光度法、2-（5- 溴 -2- 吡啶偶氮）-5-（N- 丙烷 -N- 磺基丙基氨）- 苯酚（5-Br-PAPS）法、改良吡啶偶氮间苯二酚（PAR）法以及 PAN 法（Alexandrino et al，2011；李朝献等，2014）。原子吸收法准确度高、方法灵敏，但需要特殊仪器；新型卟啉化合物分光光度法、5-Br-PAPS 法、改良 PAR 法均为手工方法，加样程序多，操作步骤复杂，不但耗时耗力，而且人为误差也比较大。而以 PAN 法为基础的全自动精浆锌检测方法，灵敏度和精确度高，线性范围宽，准确度高，实现了对男性精浆锌的批量、快速、准确的检测（陆金春等，2015）。

需要注意的是：

（1）试剂从 2℃~8℃取出后，应于室温下平衡 30min 后再上机检测。

（2）不要使用过期试剂，超过稳定期的试剂所测结果准确性难以保证。一般情况下，检测试剂可在 2℃~8℃保存 6 个月，开封后可稳定 30d。

（3）每批试剂使用前，或者仪器进行维修或环境发生明显改变后，应用蒸馏水和硫酸锌校准品定标后再进行精浆样本检测。

（4）精浆中锌浓度超出可测线性范围上限时，需进行确认试验，即将样本用生理盐水稀释后重新检测，结果乘以稀释倍数。

（5）每次检测要进行质控，质控品可以商业获得或者自制。室内质控品的制备及使用方法参照"精浆总 α 葡糖苷酶活性的测定"一节。

目前，南京欣迪生物药业工程有限责任公司已能提供精浆复合定值质控品作为检测精浆锌的质控品来保证实验室检测结果的准确性和不同实验室检测结果的一致性。该复合定值质控品提供了精浆锌、果糖、肉碱和柠檬酸检测项目在不同型号仪器上的靶值和范围，具体的使用方法可参照相应的精浆复合定值质控品说明书。

5. 正常参考值及临床意义

检测男性精浆中锌离子的水平，主要用于临床上前列腺分泌功能、精液不液化症等的体外诊断，精浆锌的正常参考值范围为 1.09~4.86mmol/L。

精液中的锌主要来自前列腺，目前认为精浆锌浓度的检测是评估前列腺功能最可靠的生化指标之一。前列腺炎时，精浆锌浓度降低。研究显示，弱精子症和少弱精子症患者精浆锌含量明显低于正常生育男性，而死精子症患者精浆锌含量明显高于正常生育男性。

精浆锌在男性生殖活动中起重要作用，研究显示，不论是补充无机锌（硫酸锌）还是有机锌（丙酸锌），均可明显改善精子数、精液量、精子形态、前向运动精子百分率、精子 DNA 完整性、精液液化、体内激素状态、热应激导致的精子损伤，甚至可用于预防和治疗吸烟引起的不育等（Ghasemi et al，2009；Khan et al，2011；Hadwan et al，2012；Garcia et al，2012；Azizollahi et al，2013），精浆中适当的锌浓度是正常精子功能所必需的，但如果精浆锌浓度过高，锌将在精子核和主段的线粒体中累积，致使精子 DNA 损伤增加（García-Contreras et al，2011），精子存活率和活动率显著降低，且对透明带（ZP）诱导的顶体反应（AR）有不利效应。故临床上补锌应适度。

八、精浆超氧化物歧化酶活性测定

1. 概述

精液中氧自由基和抗氧化剂的平衡是保持正常生育能力的基础，这种平衡的打破可能是造成男性不育和精子质量下降的重要原因。活性氧（reactive oxygen species，ROS）产生过多会造成精子活力下降，抑制精子获能和顶体反应，使精子 DNA 发生氧化损伤，是导致男性不育的重要原因。在正常男性生殖系统中，具有多种保护精子对抗 ROS 损伤作用的抗氧化物和抗氧化酶类。精浆中抗氧化酶主要包括超氧化物歧化酶（superoxide dismutase，SOD）、过氧化氢酶（catalase，CAT）、谷胱甘肽过氧化酶（glutathione peroxidase，GPX）等。SOD 是机体抗氧化的重要酶类，其作用机制是催化自由基发生歧化反应生成过氧化氢和氧分子，从而阻断由超氧化物自由基所激发的一系列细胞内自由基反应。精子对于脂质过氧化反应异常敏感，SOD 活性下降，精子势必受到损害。

2. 检测原理

焦性没食子酸在碱性（OH⁻）条件下与空气中的氧（O_2）自发生成半醌自由基，进而形成有色的醌。该醌在 330~340nm 有最大吸收峰，当此反应系统中加入 SOD 时，SOD 可将超氧化物阴离子（O_2^-）转变为 H_2O_2，超氧化物阴离子的减少，将导致有色醌的生成量减少。根据有色醌减少量即可计算出样本中 SOD 活性。具体反应如下：

$$焦性没食子酸 + O_2 \xrightarrow{OH^-} 半醌自由基 + O_2^- + H^+$$

$$半醌自由基 + O_2^- + H^+ \longrightarrow 醌（有色）$$

$$2O_2^- + 2H_2O \xrightarrow{SOD} H_2O_2 + O_2 + 2OH^-$$

3. 检测方法

精浆 SOD 活性的全自动检测使用的是邻苯三酚（焦性没食子酸）法，适用于多种品牌的全自动生化分析仪，包括迈瑞系列、科华、罗氏、奥林巴斯、日立等，所用试剂为开放型。具体操作为：

（1）设置仪器参数。在仪器和试剂第一次使用时设置参数，以后的每次检测均无需再次修改。基本参数设置如下：

主/辅波长	330~340/600~700nm	分析方法	速率法	反应方向	上升
样本量	5μl	R1 试剂	200μl	R2 试剂	60μl

（2）在仪器的适当位置放入 R1 试剂和 R2 试剂，R1 试剂的主要成分为 Tris-HCl 缓冲液，R2 试剂的主要成分为焦性没食子酸。

（3）精液液化后，3000g 离心 10min，取上层精浆置于样本杯中，并置于仪器适当位置。

（4）点击开始检测，仪器自动给出结果。

4. 方法学评价与质量控制

目前，文献报道的检测 SOD 的方法主要有黄嘌呤氧化酶法、放射免疫分析法（RIA）、四唑盐法（WST-1 法）和邻苯三酚法（张凤翔，2001；孙卓祥等，1998；Peskin et al，2000）。黄嘌呤氧化酶法和 WST-1 法加样程序多，操作步骤复杂，不但耗时耗力，而且人为误差也比较大；RIA 法结合了放射性同位素标记物的高敏感性与抗原抗体结合反应的高度特异性，可测出毫微克或微微克含量，精确性好，易于自动化和规范化，但缺点是需要特殊仪器设备，同位素半衰期短，并有一定的放射性危害。而以邻苯三酚法为基础的全自动精浆 SOD 检测方法，灵敏度和精确度高，线性范围宽，准确度高，并且校准品有良好的溯源性，定值可靠，可适用于不同类型的全自动生化分析仪，实现了对男性精浆 SOD 活性的批量、快速、准确的检测。

需要注意的是：

（1）试剂从 2℃~8℃取出后，应于室温下平衡 30min 后再上机检测。

（2）不要使用过期试剂，超过稳定期的试剂所测结果准确性难以保证。一般情况下，检测试剂可在 2℃~8℃保存 6 个月，开封后可稳定 30d。

（3）每批试剂使用前，或者仪器进行维修或环境发生明显改变后，应用蒸馏水和 SOD 校准品定标后再进行精浆样本检测。

（4）每次检测要进行质控，质控品可以商业获得或者自制。室内质控品的制备及使用方法参照"精浆总 α 葡糖苷酶活性的测定"一节。

5. 正常参考值及临床意义

根据正常生育男性精浆 SOD 检测结果，以第 5 百分位数确定正常参考值范围，精浆 SOD 的正常参考值为：≥ 27.26U/ml。

在男性生殖系统中存在大量的 SOD，可及时清除氧自由基，使精子免受其害，因而 SOD 在保护生殖细胞方面有其重要意义。男性不育症患者精浆 SOD 含量显著降低，精浆的抗氧化能力下降，可导致精子氧自由基反应和脂质过氧化反应，使精子膜受到损害，精子活力下降甚至精子死亡（张金萍等，1999），因此，检测精浆 SOD 含量可作为诊断男性不育症的指标之一。临床上常用维生素 E、硫辛酸等进行抗氧化治疗，精浆 SOD 的检测可作为临床治疗的依据，并可用于监测抗氧化治疗效果。

九、精浆尿酸测定

1. 概述

ROS 产生过多会造成精子活力下降，抑制精子获能和顶体反应，使精子 DNA 发生氧化损伤，是导致男性不育的重要原因。在正常男性生殖系统中，具有多种保护精子对抗 ROS 损伤作用的抗氧化物和抗氧化酶类。尿酸（uric acid，UA）即为男性生殖系统中的一个重要抗氧化物，它不但能直接结合铁、铜离子，发挥其预防性抗氧化功能，而且还能直接清除单线态氧及羟基自由基等物质，是机体内一种重要的 ROS 清除剂（李红等，2010）。

机体尿酸由嘌呤分解代谢产生酮式和烯醇式两种形式，其烯醇式具有酸性，与钠离子形成尿酸钠盐。尿酸钠盐在弱碱性体液中以阴离子形式存在，与 ROS 作用后，生成稳定的尿酸自由基，从而起到抗氧化作用。精浆中的强抗氧化缓冲能力可以保护精子免受氧化损伤，UA 对精子活力有利，故检测精浆尿酸的含量对辅助诊断男性不育具有重要的临床意义。

2. 检测原理

尿酸在尿酸酶作用下可生成尿囊素和过氧化氢，过氧化氢在过氧化物酶作用下进一步与 4- 氨基安替比林和 3,5- 二氯 -2- 羟基苯磺酸钠反应生成红色的醌亚胺化合物，醌亚胺化合物在 505~520nm 波长处有最大吸收峰，根据校准品的浓度和吸光度变化率可计算出精浆样本中的尿酸含量。具体反应如下：

$$\text{尿酸} \xrightarrow{\text{尿酸酶}} \text{尿囊素} + H_2O_2$$

$$H_2O_2 + 4\text{- 氨基安替比林} + 3,5\text{- 二氯 -2- 羟基苯磺}$$

$$\text{酸钠} \xrightarrow{\text{过氧化物酶}} \text{醌亚胺化合物（红色）} + H_2O$$

3. 检测方法

精浆尿酸的全自动检测使用的是尿酸酶 – 过氧化物酶耦联法，适用于多种品牌的全自动生化分析仪，包括迈瑞系列、科华、罗氏、奥林巴斯、日立等，所用试剂为开放型。具体操作为：

（1）设置仪器参数。在仪器和试剂第一次使用时设置参数，以后的每次检测均无需再次修改。基本参数设置如下：

主/辅波长	505~520/600~700nm	分析方法	终点法	反应方向	上升
样本量	5μl	R1 试剂	240μl	R2 试剂	60μl

（2）在仪器的适当位置放入 R1 试剂和 R2 试剂，R1 试剂的主要成分为 4- 氨基安替比林和过氧化物酶，R2 试剂的主要成分为 3，5- 二氯 -2- 羟基苯磺酸钠和尿酸酶。

（3）精液液化后，3000g 离心 10min，取上层精浆置于样本杯中，并置于仪器适当位置。

（4）点击开始检测，仪器自动给出结果。

4. 方法学评价与质量控制

目前，文献报道的检测尿酸的方法主要有液相色谱 - 串联质谱法、高效液相色谱法（HPLC）及尿酸酶 - 过氧化物酶耦联法（丁萍等，2004）。液相色谱 - 串联质谱法和 HPLC 法操作简单、快速，但仪器成本比较高，难以在临床上广泛应用；手工尿酸酶 - 过氧化物酶耦联法，需要预先沉淀精浆蛋白后再测定，加样程序多，操作步骤复杂，且人为误差比较大。而以尿酸酶 - 过氧化物酶耦联为基础的全自动精浆尿酸检测方法，灵敏度和精确度高，线性范围宽，准确度高，且校准品有良好的溯源性，定值可靠，适用于不同类型的全自动生化分析仪，实现了对男性精浆尿酸的批量、快速、准确的检测。

需要注意的是：

（1）试剂从 2℃~8℃取出后，应于室温下平衡 30min 后再上机检测。

（2）不要使用过期试剂，超过稳定期的试剂所测结果准确性难以保证。一般情况下，检测试剂可在 2℃~8℃保存 6 个月，开封后可稳定 30d。

（3）每批试剂使用前，或者仪器进行维修或环境发生明显改变后，应用蒸馏水和尿酸校准品定标后再进行精浆样本检测。

（4）每次检测要进行质控，质控品可以商业获得或者自制。室内质控品的制备及使用方法参照"精浆总 α 葡糖苷酶活性的测定"一节。

5. 正常参考值及临床意义

根据正常生育男性精浆尿酸检测结果，以第 5 百分位数确定正常参考值范围，精浆尿酸的正常参考值为：≥ 39.08μmol/L。

由于生殖系统和精液中存在丰富的抗氧化酶系和非酶类抗氧化物，从而使 ROS 的产生和清除保持动态平衡。尿酸作为非酶类抗氧化物在清除 ROS 中发挥重要作用。尿酸含量的减少可导致清除 ROS 能力下降，造成 ROS 相对增多，从而对男性生殖系统和精子产生损伤作用。徐开生等（2004）研究表明，正常生育男性精浆尿酸含量显著高于梗阻性无精子症、非梗阻性无精子症、少精子症及弱精子症患者。李红等（2010）亦报道，正常生育男性精浆 UA 浓度明显高于不育男性，且精浆过氧化氢浓度与尿酸浓度呈负相关。郭续胜（2008）研究发现，白细胞精子症患者精浆 UA 含量显著低于非白细胞精子症患者及健康对照者，且精液中白细胞浓度与精浆 UA 含量呈显著负相关。而且，精浆尿酸含量降低可致精子畸形率升高（Zhang et al, 2009）。因此，检测精浆尿酸水平对辅助诊断与抗氧化能力降低相关的男性不育有重要意义。

十、精浆肉碱测定

1. 概述

肉碱有左旋（L–）和右旋（D–）两种旋光异构体，分别具有不同的生理和药理性质。L– 肉碱是线粒体膜上唯一的活化脂肪酸载体，主要功能是携带、转运活化的脂肪酸，特别是长链饱和和不饱和脂肪酸穿越线粒体膜，进入线粒体内进行 β 氧化和三羧酸循环反应，为机体的各种代谢活动提供能量。L– 肉碱还具有促进丙酮酸、支链氨基酸的氧化利用，清除胞质中乙酰辅酶 A 的积聚和不良反应，调节和维持线粒体基质中酰基辅酶 A 与辅酶 A 之间的比例，防止长链脂酰辅酶 A 对生物膜的损伤等生物功能（李克等，2005）。而 D– 肉碱对肉碱乙酰基转移酶和肉碱脂酰转移酶具有竞争性抑制作用，不利于 L– 肉碱生物功能的发挥和生物体的正常代谢，对生物体表现出较大毒性。因此，在生物体提到的肉碱一般指L–肉碱。

人体获取肉碱的途径通常通过食物，各食物中均有不同量肉碱，但植物性食物中肉碱含量比动物性食物低，羊肉中肉碱含量最高。在男性和雄性动物的生殖道中，肉碱高浓度地集中在附睾中，主要以游离态形式存在，但附睾中的肉碱来自于血浆。

2. 检测原理

肉碱在肉碱脱氢酶的作用下与硫代氧化型辅酶Ⅰ反应，生成脱氢肉碱和硫代还原型辅酶Ⅰ，硫代还原型辅酶Ⅰ的生成量与肉碱浓度成正比，硫代还原型辅酶Ⅰ在400~420nm波长处有最大吸收峰，通过测定此波长处的吸光度变化率，可计算出精浆样本中的肉碱浓度。具体反应如下：

$$L-\text{肉碱} + \text{硫代氧化型辅酶Ⅰ} \xrightarrow{\text{肉碱脱氢酶}} \text{脱氢肉碱} + \text{硫代还原型辅酶Ⅰ}$$

3. 检测方法

精浆肉碱的全自动检测使用的是肉碱脱氢酶法，适用于多种品牌的全自动生化分析仪，包括迈瑞系列、科华、罗氏、奥林巴斯、日立等，所用试剂为开放型。具体操作为：

（1）设置仪器参数。在仪器和试剂第一次使用时设置参数，以后的每次检测均无需再次修改。基本参数设置如下：

主/辅波长	400~420/600~700nm	分析方法	固定时间法	反应方向	上升
样本量	20µl	R1 试剂	160µl	R2 试剂	53µl

（2）取 1 瓶 R1 冻干粉（硫代氧化型辅酶Ⅰ），加4ml 蒸馏水复溶，即得 R1 试剂；取 1 瓶 R2 冻干粉（肉碱脱氢酶），加 2.5ml 蒸馏水复溶，即得 R2 试剂。在仪器的适当位置放入 R1 试剂和 R2 试剂。

（3）精液液化后，3000g 离心 10min，取上层精浆置于样本杯中，并置于仪器适当位置。

（4）点击开始检测，仪器自动给出结果。

4. 方法学评价与质量控制

目前，文献报道的肉碱检测方法有化学法、酶法、荧光法、高效液相色谱（HPLC）法、放射性同位素酶法和固定时间法等（李克等，2007；钱江等，2014）。化学法为手工方法，加样程序多，操作复杂，人为误差较大；酶法专一性好，灵敏度高，操作简单，但所用试剂量大，比较昂贵，且待测样本如含有巯基类物质会产生干扰；荧光法的灵敏度与放射性同位素酶法较为接近，两者测定时均不受样本中胆红素、硫醇类物质的影响，但前者测定结果易受样本中内源性荧光物质的影响，且两者均需特殊仪器设备，对检测人员的操作和检测环境要求较高；HPLC 法检测结果准确，但样本处理复杂，仪器价格昂贵，检测时间较长，难以适应医疗机构检测大批样本的需求。而基于肉碱脱氢酶的精浆肉碱全自动检测法（固定时间法），操作简单，试剂用量少，人为误差小，且肉碱校准品有良好的溯源性，定值可靠，适用于不同类型的全自动生化分析仪，实现了对男性精浆肉碱的批量、快速、准确的检测。

需要注意的是：

（1）试剂从 2℃~8℃ 取出后，应于室温下平衡 30min 后再上机检测。

（2）不要使用过期试剂，超过稳定期的试剂所测结果准确性难以保证。一般情况下，检测试剂可在 2℃~8℃ 保存 6 个月，开封后可稳定 30d。R1 和 R2 试剂溶解后均需置 −20℃ 条件下避光密闭贮存。

（3）每批试剂使用前，或者仪器进行维修或环境发生明显改变后，应用肉碱校准品定标后再进行精浆样本检测。

（4）每次检测要进行质控，质控品可以商业获得或者自制。室内质控品的制备及使用方法参照"精浆总 α 葡糖苷酶活性的测定"一节。

目前，南京欣迪生物药业工程有限责任公司已能提供精浆复合定值质控品作为检测精浆肉碱的质控品来保证实验室检测结果的准确性和不同实验室检测结果的一致性。该复合定值质控品提供了精浆锌、果糖、肉碱和柠檬酸检测项目在不同型号仪器上的靶值和范围，具体的使用方法可参照相应的精浆复合定值质控品说明书。

5. 正常参考值及临床意义

根据正常生育男性精浆肉碱检测结果，以第 5 百分位数确定正常参考值范围，精浆肉碱的正常参考值为：≥ 145.83μmol/L。

肉碱分布于人体内各种组织，以附睾中的肉碱浓度最高。附睾是人精子成熟与贮存的场所，与精子运动及受精能力的获得直接相关。作为附睾液中的一种重要成分，肉碱具有极为重要的生理功能，可携带脂肪酸进入线粒体内进行 β 氧化和三羧酸循环反应，为精子代谢提供能量。附睾因急、慢性炎症、囊肿、精子肉芽肿等影响到附睾正常生理功能时，精浆肉碱含量下降；当肉碱缺乏时，精子线粒体内正常的 β 氧化过程缓慢，为精子提供的能量降低，可导致精子存活力和运动能力明显降低，进而可导致男性不育（商学军等，2006）。因此，精浆肉碱水平测定可用于男性不育的辅助诊断。临床上左卡尼汀（L- 肉碱）已被广泛应用于治疗少、弱精子症等男性不育相关疾病（王亚轩等，2010），精浆肉碱的检测可为临床上左卡尼汀的应用及疗效监测提供依据。

研究显示（李克等，2007；尹彪等，2013），正常生育男性精浆肉碱含量显著高于弱精子症和少精子症患者；精浆肉碱含量与精子浓度、活动力和形态均存在显著的正相关；精浆肉碱含量与精浆 α- 葡糖苷酶活性呈较强正相关，而与精浆果糖及酸性磷酸酶活性没有相关性。

（陆金春）

第八节　精液游离弹性蛋白酶的检测

一、概述

中性粒细胞弹性蛋白酶（neutrophil elastase，NE）是一种重要的中性蛋白水解酶，直接参与体内各种生理和病理过程，在感染性疾病发生、组织损伤和炎症等诸多方面起着重要介质作用（揭志军等，2005）。各种体液或组织中弹性蛋白酶水平的高低可很好地反映该组织脏器损伤的严重程度，是判断组织损伤的严重程度和预后的敏感指标。正常生理情况下，由巨噬细胞、中性粒细胞分泌的弹性蛋白酶量很少，并不断与抗蛋白酶系统如 α_1 抗胰蛋白酶和 α_2 巨球蛋白结合形成复合物而被巨噬细胞、中性粒细胞吞噬清除，蛋白酶和抗蛋白酶之间保持着一种动态平衡，因而不会引起正常组织的破坏和损伤。炎症反应过程中，中性粒细胞分泌大量弹性蛋白酶，使得弹性蛋白酶含量和活性明显增高，而抗蛋白酶含量相对不足，又易受到氧自由基的氧化失活，有活性的弹性蛋白酶会降解邻近组织的弹性蛋白、多黏蛋白、基底膜和胶原纤维，从而使组织脏器遭受破坏和损伤。因此检测精液有活性的游离弹性蛋白酶可以反映男性生殖道炎症程度，可为男性不育诊断提供可靠依据。

二、检测原理

Methoxysuccinyl-alanyl-alanyl-prolyl-valine-p-nitroanilide（MeoSAAPVNA）是 NE 的一种特异性的合成荧光底物。精液中的游离弹性蛋白酶可分解底物 MeoSAAPVNA 产生对硝基苯胺，游离弹性蛋白酶的活性与对硝基苯胺生成量成正比，通过测定 412nm 波长处对硝基苯胺的吸光度变化率，即可计算出精液样本中游离弹性蛋白酶活性。具体反应为：

MeoSAAPVNA   对硝基苯胺

三、检测方法

精液游离弹性蛋白酶的全自动检测适用于多种品牌的全自动生化分析仪，包括迈瑞系列、科华、罗氏、奥林巴斯、日立等，所用试剂为开放型。具体操作为：

（1）设置仪器参数。在仪器和试剂第一次使用时设置参数，以后的每次检测均无需再次修改。基本参数设置如下：

主/辅波长	400~420/600~700nm	分析方法	速率法	反应方向	上升
样本量	10μl	R1 试剂	150μl	R2 试剂	50μl

（2）在仪器的适当位置放入 R1 试剂和 R2 试剂。R1 试剂的主要成分为 Hepes 缓冲液；R2 试剂的主要成分为 MeoSAAPVNA。

（3）精液液化后，取 600μl 精液，加入 20μl 样本处理液（6% Triton X-100），混匀，6000r/min 离心 10min 后取上清上机检测。

（4）点击开始检测，仪器自动给出结果。

四、方法学评价与质量控制

目前，临床上广泛使用的精液弹性蛋白酶检测法是酶联免疫吸附分析法（ELISA）（陆金春等，2009）。其基本原理为：包被于固相载体的抗弹性蛋白酶抗体可与精液中弹性蛋白酶 $-\alpha_1$ 抗胰蛋白酶抑制剂复合物相结合，结合的待测物再与酶标记的抗 α_1 抗胰蛋白酶抑制剂抗体结合，结合的酶可催化底物显色，有色产物的吸光度与精液样本中弹性蛋白酶 $-\alpha_1$ 抗胰蛋白酶抑制剂复合物浓度呈正相关。此种方法检测的是精液中弹性蛋白酶 $-\alpha_1$ 抗胰蛋白酶抑制剂复合物，而非游离弹性蛋白酶。而在精液样本中，与 α_1 抗胰蛋白酶抑制剂结合的弹性蛋白酶为已失活的酶，而真正在炎症过程中起作用的是游离弹性蛋白酶，因此，此种方法的设计存在明显缺陷，不适合在临床上进一步开展。

精液游离弹性蛋白酶的全自动检测法，以 MeoSAAPVNA 作为反应底物，灵敏度高，操作简单，试剂用量少，人为误差小，且弹性蛋白酶校准品有良好的溯源性，定值可靠，适用于不同类型的全自动生化分析仪，实现了对男性精液游离弹性蛋白酶的批量、快速、准确的检测。

需要注意的是：

（1）试剂从 2℃~8℃取出后，应于室温下平衡 30min 后再上机检测。

（2）不要使用过期试剂，超过稳定期的试剂所测结果准确性难以保证。一般情况下，检测试剂可在 2℃~8℃保存 10 个月，开封后可稳定 30d。

（3）每批试剂使用前，或者仪器进行维修或环境发生明显改变后，应用弹性蛋白酶校准品定标后再进行精液样本检测。

（4）每次检测要进行质控，质控品可以商业获得或者自制。室内质控品的制备及使用方法参照"精浆总 α 葡糖苷酶活性的测定"一节。

五、正常参考值及临床意义

精液游离弹性蛋白酶的正常参考值为：≤ 4.41U/L。

弹性蛋白酶是机体内能水解弹性蛋白的酶，当炎症发生于男性生殖系统时，由中性粒细胞释放的弹性蛋白酶被 α_1 抗胰蛋白酶抑制剂结合而失活，而未能结合的游离弹性蛋白酶可对男性生殖系统造成损伤（魏小斌等，2006）。弹性蛋白酶亦能刺激细胞合成活性氧自由基，导致细胞损伤甚至死亡（Yang，1996）。因此，检测精液中游离弹性蛋白酶活性可以反映男性生殖系统炎症损伤程度，可以辅助诊断男性生殖道感染，尤其是可能存在的隐性感染，从而为男性不育诊断提供可靠依据。

（陆金春）

第九节　精子顶体分析

人精子头前端为顶体，覆盖在精子核前面。精子顶体由顶体帽与赤道板组成，是一个膜结合的帽状结构。顶体内含有多种蛋白水解酶和磷酸酯酶。获能的精子穿过卵丘细胞外基质时被激活，引发顶体反应（AR），从而将顶体内的酶释放出来以溶解卵放射冠及透明带。精子在体内只有经过获能和顶体反应，才能穿入卵细胞与其融合，完成受精。精子顶体是否完整、能否正常发生顶体反应以及顶体酶活性的高低对精卵正常受精有着重要的影响。因此，检测精子顶体完整率、顶体反应发生率及顶体酶活性，有助于预示精子的受精能力。

一、精子顶体完整率分析

精子顶体完整率的分析需要对精子进行涂片和染色，具体方法参见精子形态学分析一节。

根据顶体的外形和损伤情况，将精子顶体分为 4 种类型。Ⅰ型：顶体完整，精子形态正常，着色均匀，顶体边缘整齐，有时可见清晰的赤道板。Ⅱ型：顶体轻微膨胀，精子质膜（顶体膜）疏松膨大。Ⅲ型：顶体破坏，精子质膜严重膨胀破坏，着色浅，边缘不整齐。Ⅳ型：顶体全部脱落，精子核裸露。Ⅱ、Ⅲ、Ⅳ型均为顶体不完整精子，计算顶体完整率时一般计数 200 条精子，计算Ⅰ型顶体精子占计数总精子的百分比。

顶体完整率（%）= 顶体完整精子数 / 精子总数 ×100%

正常生育男性顶体完整率的正常参考值为：＞ 75%。

临床意义：精子顶体内含有多种水解酶，如顶体蛋白酶、透明质酸酶、酸性磷酸酶等。在受精时，精子释放顶体酶，分解卵子外周的放射冠与透明带，进入卵子内。顶体酶也能降低宫颈黏液的黏度，提高精子穿透宫颈黏液的能力。精子顶体缺陷与男性不育有密切关系。

二、精子顶体反应的检测

（一）概述

顶体反应（AR）是获能的精子到达卵细胞附近时所发生的一系列变

化，包括精子与卵子的接触、精子顶体小囊释放出水解酶以及卵子周围放射冠和透明带的溶解等。在自然情况下如果没有 AR 的发生，受精是无法进行的。对精子 AR 的检测是了解男性生育能力的重要手段，精子 AR 发生率的降低与精子受精能力下降密切相关，因此，检测 AR 发生率可以预示精子的受精能力。

（二）检测方法

AR 的发生一般认为是钙离子内流启动的，因此，使用钙转运剂如钙离子载体或孕激素等处理，可用于检测获能精子发生 AR 的能力。常用的检测方法有凝集素免疫荧光染色法和考马斯亮蓝染色法。

1. 凝集素免疫荧光染色法

（1）检测原理

凝集素免疫荧光染色法是基于精子顶体中含有大量糖蛋白，能与植物凝集素——豌豆凝集素（pisum sativum agglutinin，PSA）等特异性结合。钙离子载体 A23187 能诱导精子发生顶体反应。精子发生顶体反应后，顶体丢失。因此可利用能与糖基结合的 PSA 作为探针检测顶体反应。

（2）所用试剂

所用试剂包括：

① BWW（Biggers，Whitten and Whittingham）贮备液：5.540g NaCl，0.356g KCl，0.250g $CaCl_2 \cdot H_2O$，0.162g KH_2PO_4，0.294g $MgSO_4 \cdot 7H_2O$，1ml 酚红溶液，蒸馏水加至 1000ml。

② BWW 培养液：将 2.100g $NaHCO_3$、0.37ml 乳酸钠（60% 浆状体）、0.028g 焦丙酮酸钠、0.100g 葡萄糖、青、链霉素各 10 万 U、0.350g 人血清白蛋白以及 0.477g Hepes 溶于 100ml BWW 贮备液中，加温至 37℃，通入 CO_2 气体调 pH 至 7.4 即可。

③ 100mg/L 氢溴酸罗丹明豌豆凝集素（TRITC-PSA）：用 0.1mol/L pH7.4 PBS 配制。

④ 1mmol/L A23187 溶液：用二甲亚砜（DMSO）溶解。诱导精子顶体反应亦可用 10μmol/L 孕酮，用生理盐水配制。

（3）操作步骤

取液化的精液 1ml 置于一无菌洁净的玻璃试管中，上层轻轻加入 5ml BWW 液，45℃倾角 37℃上游 30min。取上层活力良好的精子 1000r/min 离心 10min，精子沉淀用 BWW 液调整至（1~10）×10^6/ml。37℃孵育 5h，使精子获能。而后加入 A23187 使其终浓度为 10μmol/L，37℃再孵育 1h，诱导精子顶体反应。1000r/min 离心 10min，沉淀用适量 PBS 悬浮后涂片，晾干，甲醇固定 30s，迅速干燥。用 TRITC-PSA 染色 30min，蒸馏水冲洗后浸泡 15min，晾干，荧光显微镜 40 倍油浸物镜下观察（G 激发滤片 /G 双色分光组件，激发光谱 0~545nm，0-515 阻挡滤片）。

（4）结果判读

镜下可见 3 种类型的精子：顶体帽无荧光或仅核有荧光为发生顶体反应的精子；顶体完整有荧光而核无荧光为顶体完整的活精子；整个精子有荧光为死精子。计数 200 条精子中第 1 种类型精子的百分率。

2. 考马斯亮蓝染色法

（1）检测原理

精子获能后，经钙离子载体 A23187 诱导发生顶体反应。发生顶体反应后顶体丢失，用考马斯亮蓝染色时顶体区不着色，顶体完整而被考马斯亮蓝染上蓝色的精子为没有发生顶体反应的精子。

（2）所用试剂

所用试剂包括：

① BWW 贮备液和培养液：见上述"凝集素免疫荧光染色法"。

② 0.05% 考马斯亮蓝 G250：50mg 考马斯亮蓝 G250 加入 100ml 3.5% 的高氯酸水溶液中，煮沸溶解后过滤，置于棕色瓶内保存。

③ 1mmol/L A23187 溶液：用二甲亚砜（DMSO）溶解。

（3）操作步骤

精子获能及顶体反应操作同上述"凝集素免疫荧光染色法"。发生顶体反应的精子悬液 1000r/min 离心 10min，沉淀用 4% 甲醛 -PBS 悬浮，固定 10min。涂片，自然干燥，考马斯亮蓝 G250 染色 30min，用蒸馏水冲洗后晾干，显微镜下观察。

（4）结果判读

计数 200 条精子中顶体未着色（发生顶体反应）精子的百分率，即为发生顶体反应精子的百分率。

3. 方法学评价与质量控制

凝集素免疫荧光染色法的特异性高于考马斯亮蓝染色法，但所需材料相对昂贵，并需要荧光显微镜，而考马斯亮蓝染色法操作比较简单，但特异性不强，染色效果不好时，着色与未着色精子有时难以辨别。

在严格按照操作程序进行时，为了保证检测结果的准确可靠，每份样本需重复检测两次，两次的结果差异应在允许的范围内（表 2-1）。在有条件的医院，尽量采用凝集素免疫荧光染色法检测精子顶体反应发生率。

需要注意的是，这两种检测方法均未考虑到自发性顶体反应发生率。如果考虑到自发性顶体反应发生率，正常参考值会有所不同。因此，未来的检测方法应以诱导性顶体反应发生率为准，因为已发生自发性顶体反应的精子无法再释放顶体酶和溶解放射冠和透明带。目前，应用流式细胞术检测诱导性顶体反应发生率的方法正在临床试验中。

4. 正常参考值及临床意义

正常生育男性精子顶体反应发生率：≥ 75%。

AR 是精子受精过程中的重要环节，与精子穿透卵子的卵丘、放射冠和透明带密切相关。因此，精子顶体反应发生率的降低可能是导致男性不育的重要因素之一。

三、精子顶体酶的检测

（一）概述

精子顶体含有多种蛋白水解酶，顶体酶是精子顶体蛋白水解酶的总称，存在于精子头部顶体内膜与赤道膜之间。当精子头部与卵透明带结合时，精子顶体内的顶体酶原被激活为顶体酶，通过顶体反应被释放，从而水解卵透明带，使精子穿过卵透明带最终实现与卵子的融合。顶体酶含量或活性降低必然影响精子穿透透明带和放射冠，因此，精子顶体酶的检测是目前临床上检测精子受精能力的重要指标之一。

（二）检测方法

顶体内含有多种蛋白水解酶和磷酸酯酶，主要有精氨酸酰胺酶、透明质酸酶、酸性磷酸酶等。目前，检测精子顶体酶的方法较多，主要有固相 Nα- 苯甲酰 –DL– 精氨酸 – ρ – 硝酰基苯胺（BAPNA）法、底物酶法、化学比色法、改良 Kennedy 法、明胶法和全自动检测法（终点法）（Kennedy et al，1989；肖春花等，1994；Cui et al，2000）。

1. 精子精氨酸酰胺酶活性测定法

（1）检测原理

底物酶法、化学比色法和改良 Kennedy 法的反应原理均是基于精子顶体中存在精氨酸酰胺酶，精氨酸酰胺酶以 BAPNA 为底物，分解产生有色产物——硝酰基苯胺，通过测定硝酰基苯胺生成量即可推算出精氨酸酰胺酶的活性。精子精氨酸酰胺酶存在于顶体中，其活性可代表精子顶体酶活性。

（2）所用试剂

所用试剂包括：

① Ficoll 溶液（pH7.4）：10.7g NaCl、0.6g Hepes、11.0g Ficoll 400（聚蔗糖），加水至 100ml。

② Triton 溶液（pH8.0）：0.32g NaCl、1.31g Hepes、1.0g TritonX–100，加水至 100ml。

③终止液：苯甲脒 8.73g 加水至 100ml。

④ BAPNA 液（1 份）：5mg BAPNA 用 0.5ml 二甲亚砜（DMSO）溶解，临用前配制。

⑤反应溶液：9 份 Triton 溶液 +1 份 BAPNA 液。

（3）操作步骤

液化精液先进行精子计数，以 $X \times 10^6$/ml 表示，以 7.5/X 作为所加精液量，加入 0.5ml Ficoll 溶液，2000r/min 离心 15min，弃尽上清液，用

100μl Ficoll 溶液悬浮，再按表 2-6 操作。

表 2-6 顶体酶活性测定操作步骤

试剂	测定管	对照管
Triton 溶液（μl）	900	900
终止液（μl）	—	100
反应液（μl）	100	100
22℃~24℃孵育 1.5h，每隔 0.5h 振荡 1 次		
终止液（μl）	100	—

反应结束后 2000r/min 离心 15min，取上清液 410nm 测吸光度（A）值，以反应溶液调零。

结果计算：顶体酶活性＝（测定管 A 值－对照管 A 值）×329IU/10^6 精子

精子顶体酶活性定义：单位时间内 22℃~24℃水解 1.0μmol BAPNA 为 1IU 顶体酶活性。

注：顶体酶活性＝△A×V×10^6/（ε×v×L），其中△A 为吸光度的变化，V 为反应体系体积，10^6 为 mol 和 μmol 之间的换算系数，ε 为摩尔消光系数 9.9mM^{-1}·cm^{-1}，v 为样本量，L 为比色杯光径（cm）。将这些参数的具体值代入公式，计算出的系数为 329。

（4）正常参考值

正常生育男性精子顶体酶活性：＞36IU/10^6 精子。

目前，已有市售的商品试剂盒用于临床，如南京欣迪生物药业工程有限责任公司生产的精子顶体酶检测试剂盒即是依据此原理检测顶体酶活性的。

2. 明胶法测定精子顶体酶活性

（1）检测原理

顶体酶含有多种蛋白水解酶。精子在明胶制成的薄膜上孵育后，引起顶体的解聚，释放出顶体酶，将明胶溶解形成亮环。酶活性的大小可依据形成亮环直径的大小来判断。

（2）所用试剂

所用试剂包括：

① 34g/L 明胶：3.4g 明胶加双蒸水 100ml，100℃溶解。

② 0.05mol/L，pH7.0 巴比妥钠盐酸缓冲液：1.03g 巴比妥钠加蒸馏水溶解，用 0.1mol/L HCl 调至 pH7.0。

③ 0.05% 戊二醛溶液：用 pH7.0 巴比妥钠盐酸缓冲液配制。

④ 0.5% 台盼蓝水溶液。

⑤ 0.01mol/L pH7.4 PBS。

（3）操作步骤

①明胶膜的制备：34g/L 明胶 100℃溶解后降至 56℃，每张洁净的玻片上滴加 1.0ml，立即推成薄膜。置于 4℃冰箱 3~5min 呈凝胶状，转置室温干燥 20h。用 0.05% 戊二醛固定 2min，后用 pH7.0 巴比妥钠盐酸缓冲液洗 2 次，每次 10s，蒸馏水冲洗 6 次，用滤纸吸去水分，室温干燥 1h。用 0.5% 台盼蓝水溶液染色 10s，用滤纸将多余的染液吸去。

②精子顶体酶活性测定：精液液化后 2000r/min 离心 10min，去除上层精浆，精子用 PBS 洗 2 次后悬浮于 PBS 中。将上述悬浮液 1 滴滴加于制备好的明胶膜上，均匀涂开，37℃湿盒中孵育 2h。取出，自然干燥，显微镜下观察。

阳性反应的精子镜下可见亮环，亮环直径表示酶活性大小。

（4）正常参考值

正常生育男性阳性率：＞60%，亮环直径：＞120μm。

3. 精子顶体酶活性全自动检测法（终点法）

（1）检测原理

对硝基苯磷酸二钠盐在顶体酶（酸性磷酸酶）的作用下，生成 4- 硝基酚和无机磷，4- 硝基酚在碱性条件下于 400~420nm 波长处有最大吸收峰，通过监测 400~420nm 波长处的吸光度变化率，并根据校准品的校准曲线，即可计算出精了顶体样本中顶体酶活性。

样本中顶体酶活性（U/L）=K×△A+B，K 和 B 分别为校准曲线的斜率和截距；△ A 为样本的吸光度变化率。

（2）操作步骤

精子顶体酶活性的全自动检测法适用于多种品牌的全自动生化分析仪，包括迈瑞系列、科华、罗氏、奥林巴斯、日立等，所用试剂为开放型。具体操作为：

1）设置仪器参数。在仪器和试剂第一次使用时设置参数，以后的每次检测均无需再次修改。基本参数设置如下：

主/辅波长	400~420/600~700nm	分析方法	终点法	反应方向	上升
样本量	10μl	R1 试剂	280μl	R2 试剂	70μl

2）取 1 支 R1 干粉（4- 硝基苯磷酸二钠盐），用 R1 溶解剂（柠檬酸盐缓冲液）溶解，得到 R1 试剂。在仪器的适当位置放入 R1 试剂和 R2 试剂（氢氧化钠溶液）。

3）样本的预处理

①精子计数：以 $M \times 10^6$/ml 表示精子浓度，计数后，按每管 10×10^6 精子数，计算出所需精液量，即（$5 \div M$）ml 为所需精液毫升数，加至 1.5ml 离心管中。

②精子洗涤：将上述所取标本 3000g 离心 5min 后，弃上清，加入 1ml 生理盐水摇匀，3000g 离心 5min，弃上清，再重复用生理盐水洗涤 2 次，得精子沉淀物。加入 500μl 裂解剂（TritonX-100）摇匀，静置 5min，3000g 离心 5min，取上清液置于样本杯中，并置于仪器适当位置。

4）点击开始检测，仪器自动给出结果。

（3）正常参考值

根据正常生育男性精子顶体酶检测结果，以第 5 百分位数确定正常参考值范围，精子顶体酶的正常参考值为：≥ 14.51U/L 或 ≥ 1.451mU/10^6 精子。

4. 固相 BAPNA 法

（1）检测原理

以高分子聚合物将待测精子固着于聚四氟乙烯膜（PTFE）表面，通过特制的反应装置控制反应液与 PTFE 表面精子的接触与分离（图 2-11），达到实现检测精子顶体酶和终止反应的目的。检测被固相捕获精子的精氨酸酰胺酶活性可反映精子顶体酶的活性。BAPNA 在精氨酸酰胺酶的作用下，分解产生黄色的硝酰基苯胺，通过测定硝酰基苯胺的产量即可推算出精氨酸酰胺酶的活性。

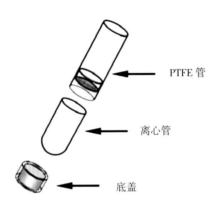

PTFE 管

离心管

底盖

图 2-11　反应装置组成

PTFE：聚四氟乙烯膜

（2）操作步骤

1）试验准备：①将所用试剂置于室温充分平衡；②将孵育箱温度精确控制在 24℃；③配制精子洗液：以纯化水 5 倍稀释 5× 精子浓缩洗液，如：吸取 5× 精子浓缩洗液 10ml，加入纯化水 40ml，混匀即可。配制后的精子洗液 2℃~8℃保存至少可用 10 个月。

2）标本准备

①在锥形离心管或试管中加入液化完全的新鲜精液标本 2ml，加入精子洗液 4ml，颠倒混匀或以巴氏管吹打混匀（图 2-12A）。

②800g 离心 10min，去除上层液体，保留底部精子沉淀。

③加入 0.2~0.5ml 精子洗液，使精子重新悬浮（图 2-12B）。注意：精子沉液加入量不要太多，以免精子浓度过低影响后续检测。

④充分混匀后准确计数精子浓度。要求：精子浓度 ≥ 17.5 × 10^6/ml。

若精子浓度低于 $17.5 \times 10^6/ml$，则需要重新洗涤一定体积的原始精液，将二者合并，从而达到提高精子浓度的目的。

⑤在反应装置的 PTFE 管体完成标本标记后，向 PTFE 管底加入 7.0×10^6 个精子（图 2-12C），且加入的精液量应在 0.1~0.4ml 之间，若加入量 < 0.1ml，则先在 PTFE 管中加入所需的精液量后，再补充加入 0.1ml 的精子洗液，并轻轻摇动混匀。

精液加样量计算方法：若洗涤精子的浓度为 $D \times 10^6/ml$，则每份精液标本加入到 PTFE 管中的精液量（ml）= 7÷D。例如：洗涤精子的浓度为 $40 \times 10^6/ml$，则加入到 PTFE 管中的精液量 = 7÷40 = 0.175ml。

⑥在水平式离心机上 1500g 离心 10min。

⑦丢弃反应装置底部的离心管（图 2-12D），以底盖封紧底部（图 2-12E），待用。

注意： 离心后的 PTFE 管不可久置，以免膜面上的精子过度干燥导致顶体酶活性下降。离心结束后 10min 内执行下述操作。

3）精子顶体酶活性检测

①临用前 60min 内，将装有缓冲液的小管插入到泡沫板上（图 2-12F），在装有缓冲液的小管内加入底物液 0.2ml（此为反应液）。以其中 1 支装有反应液的小管作为试剂空白（RB），另 1 支装有反应液的小管作为质控（QC）。在小管管体上进行标本标记。

注意：准确计算每次检测所需的装有缓冲液小管的数量，加入底物后（配成反应液）应当天用完。

②将上述处理的反应装置倒转后，与装有反应液的小管结合在一起（图 2-12G）。试剂空白和质控无需使用反应装置，顶体酶活性检测在装有反应液的小管内完成。每次检测均需设置 RB 管和 QC 管，RB 管：将 1 支装有反应液的小管拧紧管盖即可；QC 管：在 1 支装有反应液的小管内加入质控液（需另购）35μl 后，拧紧管盖即可。

③轻轻颠倒混合泡沫板 2 次，180° 翻转泡沫板，使反应液流入 PTFE 管底，24℃准确孵育 60min（图 2-12H）。

④轻轻颠倒混合泡沫板 2 次，180° 翻转泡沫板，使反应液从 PTFE 管底分离从而终止反应。迅速在质控管（QC）中加入 10μl 质控终止液，

混匀。拧开、丢弃与小管结合的反应装置（图 2-12I）。

⑤将小管中的液体转移至微孔板内（图 2-12J），每测试均设复孔，每孔加入吸光度转换液 300μl。依次在微孔内设立标准、试剂空白、质控和测定孔。标准孔每孔直接加入吸光度转换液 300μl。也可直接将上述处理后的小管作为标本，上 BRED 自动生殖医学生化免疫分析仪检测（见 BRED 自动生殖医学生化免疫分析仪操作说明书）。

⑥酶标仪 405nm 比色，以纯净水作为空白，读取各孔吸光度。

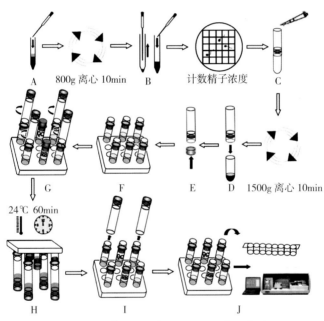

图 2-12　精子顶体酶活性检测操作示意图

4）结果计算

1IU 顶体酶活性 = 24℃每分钟水解 1.0μmol BAPNA。

吸光度转换液在光径 1cm、405nm 条件下的吸光度 = 1.0000

待测标本顶体酶活性（μIU/10^6 精子）=

$$\frac{（标本吸光度 - 试剂空白吸光度）}{转换液吸光度 \times 594 \times 7.0} \times 1 \times 10^6$$

$$质控液顶体酶活性（\mu IU/5\mu l）= \frac{（标本吸光度 - 试剂空白吸光度）}{转换液吸光度 \times 594 \times 7.0} \times 1 \times 10^6$$

（3）正常参考值

正常生育男性的精子顶体酶活性：$\geq 64.9\mu IU/10^6$ 精子。

（三）方法学评价与质量控制

精子精氨酸酰胺酶活性测定、全自动检测法和固相 BAPNA 法测定精子顶体酶活性，反映的是整个精子群的顶体酶活性，与精子浓度密切相关，而明胶法反映的是具有正常顶体酶活性的精子占所有精子的比例，临床上可以根据患者的具体情况开展相关检查，例如，少精子症患者或准备行辅助生殖技术的患者可以行明胶法检测精子顶体酶活性，而精子浓度正常者一般行其他三种检测方法。

精子精氨酸酰胺酶活性测定法为手工法操作，所用试剂种类多，花费时间较长，误差亦较大。全自动检测法操作相对简单，所用试剂少，耗时短，误差小，可满足临床上大批样本检测需求。但使用全自动检测法需要注意的是：

（1）试剂从 2℃~8℃取出后，应于室温下平衡 30min 后再上机检测。

（2）不要使用过期试剂，超过稳定期的试剂所测结果准确性难以保证。一般情况下，检测试剂可在 2℃~8℃保存 6 个月，开封后可稳定 14d。R1 试剂溶解后需置 2℃~8℃条件下避光密闭贮存。

（3）每批试剂使用前，或者仪器进行维修或环境发生明显改变后，应用校准品 4– 硝基酚定标后再进行样本检测。

（4）每次检测要进行质控，质控品可以商业获得或者自制。室内质控品的制备及使用方法参照"精浆总 α 葡糖苷酶活性的测定"一节。

固相 BAPNA 法的不足是，对参加反应的精子数量和孵育条件要求很高，对实验室的设备条件要求比较高，操作步骤多，繁琐、耗时，不能满足临床上大批样本检测的需求。而且，使用固相 BAPNA 法时需注意：

（1）为保证精子均匀分布于反应装置的 PTFE 表面，必须使用水平式离心机进行离心，并严格按要求控制离心力和离心时间，否则将影响检测结果的准确性。

（2）精子悬液在 PTFE 管底的加样量过多（＞0.4ml），可导致部分精子脱离固相进入反应液使反应难以完全终止；精子悬液在 PTFE 管底加样量过少（＜0.1ml），精子不能均匀分布于固相表面。

（3）反应装置的 PTFE 管必须防潮保存，若管内膜片受潮可影响固相捕获精子的效果。因此 PTFE 管从冰箱取出需平衡至室温后才能打开防潮包装；在放入冰箱冷藏之前应在密封袋内放入干燥剂后严密封口。

（4）精子在 PTFE 管内完成离心分离后，应尽快（最好在 10min 内）与反应液接触反应。

（5）反应结束后应尽快在质控管内加入终止液。

（6）标本在反应装置中离心结束后底部以底盖封底。不可不封底，也不可在反应液流入 PTFE 管底后再封底。

为了保证精子顶体酶活性检测结果的准确性，所用精液样本必须液化良好。若精液标本黏稠度高（或液化迟缓），可导致精子分布不均而影响精子计数和加样准确性，此时需要预先降低精液黏稠度或促进精液完全液化后，才能用于洗涤和检测。精子精氨酸酰胺酶活性测定中，精子浓度的测定必须准确，整个操作过程中的加样量、温度和作用时间必须标准化；明胶法检测精子顶体酶活性中，明胶膜的制备必须标准化，不同批次的明胶膜应具有可比性，当更换新的明胶膜时，应用同一份精液标本进行对比试验，合格后方可应用于临床。另外，精子悬液与明胶膜作用的时间和温度必须准确，且应正确量读亮环直径。

因检测精子顶体酶活性所用的样本为新鲜样本，新鲜样本在液化后应尽快检测，所以精子顶体酶质控品的开发较为困难，国内外尚没有形成较为统一的质控品。有幸的是，对相关质控品的研发工作正在进行中。

（四）临床意义

顶体酶活性可反映精子质量，顶体酶活力不足影响精子穿透卵母细胞透明带，从而导致不育（熊承良等，2013）。除精子自身质量之外，严重的生殖系统感染，也可造成精子顶体酶活性降低（徐淑屏等，2016）。顶体酶活性是判断男性精子功能和生育力强弱的主要指标之一（刘雅峰等，2005）。精子顶体酶活性降低提示精子的受精功能较差，精子难以穿透卵母细胞完成受精全过程；但当精子顶体酶活性正常时，却并不能完全肯定精子受精功能正常，原因是受精生理过程较为复杂，顶体酶溶解卵母细胞透明带只是环节之一，活力差和形态异常的精子也可能含有足量的顶体酶。

研究表明（刘睿智等，2003；辛暨丽等，2005），精子顶体酶与精子活力、正常形态精子百分率存在正相关关系；与精浆 α 葡糖苷酶和酸性磷酸酶活性也存在正相关关系。因此，精子顶体酶活性的高低，可间接反映男性精子形态、精浆 α 葡糖苷酶和酸性磷酸酶活性是否正常。

（刘凯峰，陆金春）

第十节　精子功能检测

精子功能检测是评估男性生育力的重要内容之一。随着精准医学和个体化医疗的发展和需求，一些男性患者需要进行特定的精子功能检测，其可反映精子代谢、膜功能、核完整性及成熟度、穿透宫颈黏液和卵子的能力等。本节主要介绍反映精子代谢功能的精子乳酸脱氢酶 C4（LDH-C4）活性的全自动检测法、精子膜完整性分析法、反映精子线粒体功能的线粒体膜电位测定、精子 DNA 完整性和精子核成熟度检测、精子穿透宫颈黏液和卵透明带能力检测、反映精子氧化损伤的精子氧化应激检测、以及最新的精子膜糖被完整性检测等。

一、精子 LDH-C4 活性测定

1. 概述

精子活力即精子的运动能力，是衡量精子质量的重要参数之一。影响精子运动的因素有精液黏稠度、精液 pH 值、精液渗透压、抗精子抗体及蛋白酶的缺乏等。精液黏稠度高会限制精子运动，使精子活动力下降；精液 pH 值低于 6.8 或高于 9.0 时，精子活动力下降；精子低渗膨胀率越高，精子活动力越高；精液或女性宫颈黏液中存在抗精子抗体时会影响精子的运动，阻碍精子穿透宫颈黏液从而影响生育；与精子运动有关的酶类缺乏或酶活性降低亦会导致精子活力不足，如 ATP 酶、尿激酶及乳酸脱氢酶等。乳酸脱氢酶同工酶 LDH-C4 是精子糖代谢所必需的酶，为精子在男性生殖道运动提供充足能源，与精子的生成、代谢、获能以及受精有密切关系。酶活性不足的 LDH-C4 可能仅够维持精子的一般活力，但不能使精子最终受精，进而导致男性不育。因此，检测精子 LDH-C4 活性可评价男性精子质量和生育能力，为男性不育诊断提供可靠依据。

研究显示（刘雅峰等，2011；孙华宾等，2010），大部分（79%）无精子症患者都缺乏 LDH-C4；部分男性不育患者其精子计数是正常的，但其 LDH-C4 活性缺失，分析可能原因是 LDH-C4 基因缺失导致精子能量代谢障碍、活力下降；也有部分不育患者精子计数正常但 LDH-C4 活性低下，同样可致精子活力降低。

2. 检测原理

相对于乳酸脱氢酶的其他同工酶，LDH-C4 对于长链 α- 酮酸（碳原子 ≥ 4）的亲合力最强。2- 酮己酸钠或 2- 酮基丁酸在 LDH-C4 催化下与还原性辅酶 I（NADH）反应，生成 NAD^+。于波长 330~350nm 处连续监测 NADH 消耗引起的吸光度下降速率，即可求得 LDH-C4 的活性，因为吸光度下降速率与样本中 LDH-C4 活性成正比。

3. 检测方法

精子 LDH-C4 活性的全自动检测法适用于多种品牌的全自动生化分析仪，包括迈瑞系列、科华、罗氏、奥林巴斯、日立等，所用试剂为开放型。具体操作为：

（1）设置仪器参数。在仪器和试剂第一次使用时设置参数，以后的每次检测均无需再次修改。基本参数设置如下：

主 / 辅波长	330~350/600~700nm	分析方法	速率法	反应方向	下降
样本量	4μl	R1 试剂	240μl	R2 试剂	60μl

（2）取 R1 浓缩液（还原性辅酶 I），与 R1 稀释液（Tris-HCl 缓冲

液）进行混溶，得到 R1 试剂。在仪器的适当位置放入 R1 试剂和 R2 试剂（2- 酮己酸钠）。

（3）样本的预处理：

①精子计数：以 $M \times 10^6/ml$ 表示精子浓度，计数后，按每管 10×10^6 精子数，计算出所需精液量，即（$5 \div M$）ml 为所需精液毫升数，加至 1.5ml 离心管中。

②精子洗涤：将上述所取标本 3000g 离心 5min 后，弃上清，加入 1ml 生理盐水摇匀，3000g 离心 5min，弃上清，再重复用生理盐水洗涤 2 次，得精子沉淀物。加入 500μl 裂解剂（TritonX-100）摇匀，静置 5min，3000g 离心 5min，取上清液置于样本杯中，并置于仪器适当位置。

（4）点击开始检测，仪器自动给出结果。

4. 方法学评价与质量控制

目前，临床上除了上述介绍的全自动检测精子 LDH-C4 活性的方法外，还有相同原理检测 LDH-C4 活性的试剂盒。其通过检测精浆和全精液中 LDH-C4 的方法来间接计算出精子 LDH-C4 活性，该方法的优点是能同时反映出精浆、精子中 LDH-C4 活性，缺点是反应时间较长，全精液需 -20℃冷冻至少 3h 后进行检测，而且冷冻裂解精子不完全会导致结果误差较大；应用于免疫生化自动分析仪时，仍需要先手工加试剂，然后才上机检测，且无法监测整个反应过程；每个样本均需要设置对照，操作繁琐，耗材和试剂用量大。

本共识介绍的精子 LDH-C4 活性全自动检测法，不仅缩短了样本预处理时间，而且实现了真正意义上的全自动检测，操作方便，试剂用量少，可监测整个反应过程，满足了临床上大批样本检测需求。

需要注意的是：

（1）试剂从 2℃~8℃取出后，应于室温下平衡 30min 后再上机检测。

（2）不要使用过期试剂，超过稳定期的试剂所测结果准确性难以保证。一般情况下，检测试剂可在 2℃~8℃保存 10 个月，开封后可稳定 30d。

（3）每次检测要进行质控，质控品可以商业获得或者自制。室内质控品的制备及使用方法参照"精浆总 α 葡糖苷酶活性的测定"一节。

5. 正常参考值及临床意义

精子 LDH–C4 活性的正常参考值为：$\geqslant 30.83U/L$ 或 $\geqslant 3.083mU/10^6$ 精子。

LDH–C4 是精子糖代谢所必需的酶，与精子生成、代谢、获能以及受精密切相关。精子 LDH–C4 活性降低可导致精子活力降低，精子活力维持时间缩短，进而降低精子质量和男性生育能力，导致男性不育。

二、精子膜完整性分析

（一）概述

精子膜上含有丰富的多聚不饱和脂肪酸及多种蛋白成分，精子膜的功能与精子获能、顶体反应及精卵融合密切相关。精子膜功能的测定，可预见精子的受精能力。当精子暴露于低渗环境中时，因精子尾部的膜较精子头部的膜更柔韧疏松，进入的液体更多，外形变化更大，呈现出各种易于观察的膨胀现象，这是精子膜功能正常的标志之一，是精子具有完整的功能活动的特征，而精子膜功能不正常者在低渗条件下表现为不膨胀。

（二）检测原理

目前评价精子膜完整性的方法主要有低渗膨胀试验（hypoosmotic swelling test，HOST）、伊红染色法和荧光分子探针染色法。

HOST 原理：精子在低渗溶液中，必须重新建立内外液体间的平衡，水分子通过精子膜进入精子，使精子体积增大而膨胀，这是活精子膜功能正常的标志。而膜功能不全（包括死精子）的精子表现为不膨胀。

伊红 Y 染色法原理：通常采用伊红 Y 或伊红 Y– 苯胺黑染色法。伊红 Y 是带阴离子的酸性染料，可以渗透进入细胞膜破损的精子与其内部阳离子结合而将其染上红色；细胞质膜完整的活精子则因为伊红 Y 无法渗入而不着色。苯胺黑可以形成黑色背景，提高背景和精子头部的对比，易于判读淡染色精子。此法除可检测精子膜功能的完整性外，还可以通过检测精子头部未着色率来评估精子存活率。

荧光分子探针染色法原理：以 Transgreen/PI 复染法为例，碘化丙啶

（PI）是死细胞特异性的荧光探针，当细胞膜完整性受到破坏后，PI透过质膜与核结合，激发红色荧光。Transgreen是一种膜通透性的核染料，能够通过任何细胞膜与核结合，激发绿色荧光。完整的细胞膜能够阻止PI的进入，仅容Transgreen进入，因此质膜完整的精子（活精子）能发出绿色荧光；质膜破损的精子不能阻止荧光染料PI的进入，且PI与核的亲和力大于Transgreen，因此质膜损伤的精子（死精子）被染成红色。

（三）检测方法

1. HOST

（1）低渗膨胀液的配制：枸橼酸钠（$Na_3C_6H_5O_7 \cdot 2H_2O$）7.35g，果糖13.51g，加蒸馏水至1000ml，4℃冰箱保存。

（2）操作步骤：①取1ml低渗膨胀液置于试管中，并置于37℃恒温水浴箱内预温5min；②吸取0.1ml已液化的精液标本，加入上述已预温的低渗膨胀液中，充分混匀后再置于37℃恒温水浴箱内孵育30min；③吸取已孵育好的标本一滴置于载玻片上，加上盖玻片；④用相差显微镜在×200或×400倍视野下观察精子尾部膨胀情况。⑤计数200个精子，根据人精子尾部低渗膨胀类型（图2-13），算出精子尾部膨胀率。

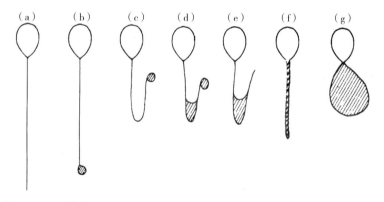

图2-13　低渗膨胀试验后各种形态的精子（图片引自Jeyendran et al，1984）

a：未膨胀；b：尾尖膨胀；c：尾尖弯曲膨胀；d：尾尖膨胀伴弯曲膨胀；e：尾弯曲膨胀；f：尾粗短膨胀；g：尾完全膨胀。b~g为膨胀精子。

2. 伊红染色法

具体检测步骤见本章第二节"精液常规和精子存活率分析"中第八部分"精子存活率"。

3. 荧光分子探针染色法（Transgreen/PI 复染法）

（1）试剂配制：配制 2% 的 Transgreen 和 50μg/ml 的碘化丙啶（PI）溶液。

（2）操作步骤：取混匀的液化精液 50μl 置于 Eppendorf 管内，分别加入 1μl 2% 的 Transgreen 和 50μg/ml PI 混合；20min 后取 10μl 精子混悬液滴于 Macro 精子计数板，置于荧光显微镜下观察，统计绿色精子和红色精子数量（图 2-14）。

（3）结果判读：在荧光显微镜 ×200 或 ×400 倍视野下计数 200 个以上精子，计算绿色精子数 /（绿色精子数 + 红色精子数）×100% 即为膜完整精子百分率。

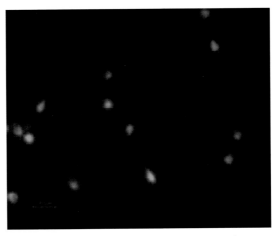

图 2-14　Transgreen/PI 复染法荧光显微镜下精子

绿色为膜完整精子（活精子），红色为膜损伤精子（死精子）

4. 方法学评价与质量控制

低渗膨胀试验不需要特殊染色，廉价简单，但结果准确性低，主观性强，可用于粗略评价精子质膜完整性，或用于需要避免精子染色来选择或评估存活精子的情况（如 ICSI 选择精子）。伊红 Y 或伊红 Y- 苯胺黑染色法（见本章第二节第八部分"精子存活率"）不需要荧光显微镜或流式细胞仪，缺点是结果判断困难，有一定主观性，结果的重复性差。荧光分子探针染色法（Transgreen/PI 复染法）的主要优点是灵敏度较高，染色后结果清晰可辨，准确性高，比较客观，且染色后不影响精子的活力（赵洪鑫等，2008）。此外，荧光分子探针染色法还具有抗非细胞物质干扰的特点，例如在检测冷冻复苏精子存活率时不受脂肪球或其他非细胞物质的干扰，精子染色后死活精子清晰可辨。如果结合流式细胞仪（FCM）检测，则方法的优势更突出（Niu et al，2011），还能通过 FCM 做活精子分选，用于后续的功能检测。目前临床上精子膜完整性分析以 HOST 和伊红 Y 染色法较为常用，两者均比较简单，而荧光分子探针染色法需荧光显微镜或者流式细胞仪，所需设备昂贵，难以在临床常规使用。

由于精子头部膜与尾部膜对低渗液顺应性的不一致，在低渗膨胀试验中，精子头部并不能准确表现出明显的膨胀现象，也就是说低渗膨胀试验不能反映精子头部膜功能，即尾部膜功能完整的精子并不表示头部膜功能正常。伊红 Y 染色法除可检测精子尾部膨胀率来反映精子尾部膜功能的完整性外，还可以通过检测精子头部未着色率来评估精子头部膜结构的完整性。而且，相比于精子尾部低渗膨胀试验，伊红 Y 染色法操作更为简单，耗时更短。荧光分子探针染色法是借助精子的存活来反映精子膜损伤的，实际上反映的是精子存活率。

值得注意的是，由于某些精液标本在置于低渗膨胀液前会出现尾部卷曲的精子，因此有必要在精液标本置于低渗膨胀液前观察精液。处理后所获得的尾部卷曲的精子百分比减去未处理标本中尾部卷曲的精子百分比，即可以得到低渗膨胀试验中出现反应的精子的实际百分比。

低渗膨胀试验中的质量控制主要体现在对新低渗膨胀溶液的保证。在临床使用前，应当用老批号的低渗膨胀溶液对新批号的低渗膨胀溶液进行校验，评分不应有显著差异。如果差异显著，应废弃该批试剂，重新配制。

5. 正常参考值及临床意义

正常生育男性的精子尾部低渗膨胀率或膜完整精子百分率为：≥ 58%。

精子膜完整性分析不仅可以检测精子膜功能有无损伤，而且可以间接反映精子存活率。只有精子膜功能正常的精子，才能最终到达卵子并与其受精，因此，精子膜完整性分析是反映精子质量的重要检测项目之一。

三、精子 DNA 完整性检测

1. 概述

精子 DNA 完整性检测是从分子层面检测精子 DNA 损伤程度，结果对于评估男性生育能力及预测辅助生殖治疗结局有不可低估的作用。选择 DNA 损伤较小的精子对提高辅助生殖技术妊娠成功率大有益处。精子 DNA 损伤是指在精子生成及成熟过程中，各种原因导致 DNA 完整性被破坏而产生断裂的碎片。其中包括男性生殖系统的感染、肿瘤、精索静脉曲张和隐睾等病理因素，杀虫剂、高温、辐射及化学物质等环境因素，抽烟和酗酒等生活方式以及基因突变和染色体结构异常等遗传因素（陆金春，2015）。

2. 检测方法

常用的精子 DNA 完整性检测方法包括精子染色质结构分析试验（SCSA）、末端转移酶介导的 dUTP 末端标记法（TUNEL）、精子染色质扩散试验（SCD）、荧光原位杂交（FISH）、聚合酶链反应（PCR）等（陆金春，2015）。其中以 SCSA 在临床上应用最为广泛，本共识主要介绍此种方法。

3. 检测原理

SCSA 试验：利用吖啶橙可以与核酸结合的特性，掺入 DNA 双链发出绿色荧光，掺入 RNA 或 DNA 单链发出红色荧光，因此可以依据荧光显微镜下观测到的荧光颜色，或者利用流式细胞仪检测不同荧光的比例来判断精子 DNA 完整性。精子 DNA 完整性以 DNA 碎片指数（DFI）表示，DFI 为红色荧光精子占所有精子的比例。

4. 方法学评价与质量控制

SCSA 反映了不同精子染色质结构的异质性，该方法快速、简便，重复性好，准确度高，是目前临床上应用最广的方法，但需要使用流式细胞仪或荧光显微镜，设备昂贵。TUNEL 法运用分子生物学及免疫组化相结合检测凋亡精子的 DNA 片段，主要用于细胞凋亡的研究，操作较为复杂。SCD 法基本为手工法，操作步骤多，耗时较长，且难以实现自动化检测。FISH 用已知的荧光标记核酸探针与处理后待测的精子染色体进行杂交，检测精子染色体异常及非整倍体率，方法简便，特异性高，但需要荧光显微镜。PCR 能精细地研究精子 DNA 的完整性，可以判断精子 DNA 有无缺失、点突变等。这些检测方法之间有较好的相关性，但由于不同方法检测原理和检测目的有所不同，不同方法的可比性相对较差。目前，在精子 DNA 完整性分析中存在的主要问题是：检测方法不统一、DFI 阈值不统一、缺乏标准化的操作方法和质量控制（陆金春，2015）。

由于精子为活细胞，精液样本经过冻融后精子 DNA 会有损伤，因此，精子 DNA 完整性检测相关质控品一直缺乏。有幸的是，目前已有相关公司正致力于此质控品的研发。

5. 正常参考值及临床意义

目前普遍接受的正常生育男性精子 DFI 的正常参考值为：≤ 15%。15%~30% 为男性生育力减弱，> 30% 可致男性不育。

常规精液分析（精子浓度、活动率和正常形态精子百分率）的指标只能反映最基本的精液质量，而对精子功能和受精能力方面提供的信息有限。因此，常规精液分析结果并不能完全反映精子是否具有正常的受精能力，也不能很好地预测精子的受精潜能。相比而言，DNA 完整性检测的变异系数较低：同一患者 2 周内连续 2 次标本中精子 DNA 完整性检测的变异系数明显低于常规精液分析。在预测男性生育能力方面，精子 DNA 完整性检测比传统常规分析参数更稳定、更敏感。Moskovtsev 等（2009）研究表明，精子 DFI 与精子浓度、活动率、正常形态精子百分率呈显著负相关。精子 DFI 尤其与精子头部异常显著相关（Zini et al，2009）。可见，对于男性不育患者，除了常规精液分析之外，精子 DNA 完整性检测对预测精子质量提供了分子生物学层面的依据。有研究表明（Daris et al，2010；Benchaib et al，2007），精子 DFI 与体外受精受孕率和胚胎质量呈负相关，检测精子 DNA 完整性可以预测 IVF 的成功率。但也有不一致的报道，Borini 等（2006）利用 TUNEL 法检测 IVF 及 ICSI 患者的精子 DNA 损伤，并探讨精子 DNA 损伤与 IVF 及 ICSI 结局的关系，发现 IVF 患者的临床妊娠率与精子 DNA 损伤无显著相关性，而 ICSI 患者的临床妊娠率与精子 DNA 损伤呈显著正相关。所以目前精子 DNA 完整性对 IVF 技术受孕率的影响尚有争议，尚需多中心、大样本的临床研究证实。

四、精子核成熟度检测

（一）概述

精子核是精子重要的细胞器，包含了父方遗传物质。精子发生过程中，各期生精细胞核内 DNA 的含量发生规律性变化，与核 DNA 结合的核蛋白也发生组型转换（即从组蛋白→过渡蛋白→鱼精蛋白）。成熟的精子核内 DNA 与鱼精蛋白紧密结合，高度浓缩，抑制了基因的表达，使遗传物质保持稳定。精子核成熟度直接影响着精子受精能力和受精后原核的形成及胚胎的着床。本节简要介绍一些精子核成熟度检测方法（陆金春等，2009）。

（二）检测方法

1. 精子核 DNA 荧光染色

（1）检测原理：精子核占精子头部的 65%，由鱼精蛋白和 DNA 组成，成年男性排出的精子中有双链 DNA 精子，也有单链 DNA 精子，其中只有双链 DNA 精子才具有受精能力。荧光染料吖啶橙可区别单链或双链 DNA，从而反映精子核 DNA 的成熟度以评估男性的生育力。

（2）试剂配制：①吖啶橙染料：吖啶橙 0.1g 加蒸馏水至 100ml。

②柠檬酸溶液：柠檬酸 1.91g 加蒸馏水至 100ml。③磷酸氢二钠溶液：$Na_2HPO_4 \cdot 12H_2O$ 10.74g 加蒸馏水至 100ml。上述原液 4℃存放备用。④吖啶橙工作液：按吖啶橙染料 1.0ml，柠檬酸溶液 4.0ml，磷酸氢二钠溶液 0.25ml 比例用前配制。

（3）操作程序：液化精液 1.0ml 用 pH7.4 0.01mol/L PBS 洗 3 次，弃上清液，用 PBS 调整精子浓度为 5×10^7/ml。涂片，晾干，甲醇固定。滴加数滴新鲜配制的吖啶橙工作液染色 5min，流水冲洗，晾干，荧光显微镜高倍镜下观察（波长 EF 490nm，DM 500nm，BP 510nm，SEF 530nm）。

（4）结果判断：吖啶橙（AO）可与双链 DNA 结合呈单体形式发出绿色荧光，与单链 DNA 结合呈聚合物形式发出红色或黄色荧光。计数 200 条精子中绿色、红色和黄色精子数，计算有受精能力的绿色精子的百分率。

2. 精子核染色质抗解聚试验

（1）检测原理：精子核由于大量二硫键的存在呈高度浓缩，使 DNA 处于高度稳定状态。EDTA-SDS 能打开鱼精蛋白分子中的二硫键。当精子核内组蛋白含量过多时，阻碍了鱼精蛋白与 DNA 的紧密结合，使核的结构较为松散，稳定性降低。经 EDTA-SDS 作用后，核出现膨胀，呈解聚状态。精子核抗解聚能力反映了精子核成熟的程度。

（2）试剂配制：① 0.05mol/L，pH9.0 硼酸盐缓冲液（BSS）：0.310g 硼酸和 0.562g 硼砂（四硼酸钠）加蒸馏水至 100ml。② EDTA-SDS 溶液（6mmol/L EDTA，10g/L SDS）：0.223g EDTA-$Na_2 \cdot 2H_2O$ 和 1.0g SDS 加试剂①至 100ml。③ 2.5% 戊二醛溶液：用上述 0.05mol/L，pH9.0 硼酸盐缓冲液配制。

（3）操作程序：精液液化后 1000r/min 离心 10min，去精浆，精子用 0.05mol/L 硼酸盐缓冲液洗 2 次，精子沉淀加入 1ml EDTA-SDS 溶液，混匀，37℃孵育 60min，加入等体积的戊二醛溶液，终止反应。取出 1 滴（10~15μl）滴加在玻片上，覆以盖玻片，相差显微镜 40× 物镜下观察，计数 200 条精子中头部核未解聚的精子比例。也可将反应物涂片干燥后用 Feulgen 染色，普通显微镜下同上观察计数。

3. 苯胺蓝染色法检测精子核蛋白组型转换

（1）检测原理：精子核蛋白组型转换发生在精子细胞阶段。圆形精子细胞伸长时，首先合成过渡蛋白（TP）取代组蛋白。到了晚期精子细胞，TP又被鱼精蛋白取代。人成熟精子中仍然保留了少量的组蛋白和过渡蛋白。鱼精蛋白分子中富含精氨酸和胱氨酸，一般不含赖氨酸，而组蛋白和过渡蛋白中则有众多的赖氨酸。苯胺蓝可与富含赖氨酸的蛋白结合，呈蓝色，以此来显示精子核蛋白组型转换。

（2）试剂配制：① 0.05mol/L，pH9.0 硼酸盐缓冲液（BSS）：配方同上。② 0.5g/L 苯胺蓝 –4% 醋酸溶液：50mg 苯胺蓝溶于 100ml 4% 醋酸溶液中。

（3）操作程序：精液液化后 1000r/min 离心 10min，精子沉淀用 BSS 洗 3 次后再用 BSS 悬浮。涂片，空气干燥，用苯胺蓝 – 醋酸溶液染色 5min，90% 乙醇脱色，干燥后显微镜下计数 200 条精子中染色阳性精子（核呈蓝色），计算阳性精子百分率。

（三）方法学评价与质量控制

精子核 DNA 荧光染色、精子核染色质抗解聚试验以及苯胺蓝染色法检测精子核蛋白组型转换三者均可反映精子核的成熟度，只不过三者从不同角度、利用不同的原理来检测，方法均比较特异，结果判断亦相对明确，不同实验室可以根据自己的实验条件选择其中一项用于临床。

尽管目前并没有这些试验的相关的质量控制标准，但为了保证检测结果的准确可靠，建议每份标本重复检测两次，如果两次检测结果的差异在允许的误差范围内（表 2–1），取两者的平均值报告给临床，如果两次检测结果的差异超出可接受的范围，必须重新检测，直至差异在可以接受的范围内。

（四）正常参考值及临床意义

正常生育男性的双链 DNA 精子百分率＞66%；精子核未解聚的精子百分率＞70%；苯胺蓝阳性精子百分率≤30%。

上述三种精子核成熟度检测均可反映精子的质量，精子核成熟度越低，精子受精能力越低。但由于目前有关精子核成熟度的检测多为个体化诊断需要，尚未在临床上普遍开展，因此其正常参考值及可能的临床应用价值尚待进一步明确。

五、精子 – 宫颈黏液相互作用试验

（一）概述

精子 – 宫颈黏液相互作用试验分体内试验和体外试验（世界卫生组织，2001；WHO，2010）。体内试验即性交后试验（PCT），体外试验主要包括玻片试验和毛细管穿透试验。通常，当 PCT 结果为异常时才进行体外试验，并且使用供者的精液和供者的宫颈黏液进行交叉试验可以提供更多的信息。

（二）检测方法

1. 性交后试验

主要用于了解性交后宫颈黏液中的活精子的数量，以及性交后一定时间内精子在女性体内存活和运动情况。正常情况下，射精后数秒钟精子即穿入宫颈黏液，尔后依其自身的运动游向宫腔，同时有一部分精子贮存在宫颈腺上皮的隐窝内，不断游出，增加了卵子受精的概率。精子在宫颈黏液中的运动及其存活时间受许多因素影响。黏液中如有抗精子抗体存在，或精子表面结合有抗精子抗体，精子将失去其运动能力，出现凝集及摇摆现象；精子本身如有遗传或代谢障碍，也不能穿透宫颈黏液。

根据从性交至宫颈黏液镜检的时间不同，可将 PCT 分为标准试验、延迟试验和早期试验。标准试验通常在性交后 6~10h 进行，而延迟及早期试验分别在性交后 18~24h 及 2~3h 进行，通常射精后 150min 宫颈管内精子浓度最大。标准试验异常，应进行早期试验，以检查精子的穿透力。相反，当延迟试验时 PCT 仍正常，则可排除宫颈因素。

（1）试验时间的选择：宫颈管腺细胞分泌黏液受卵巢激素的影响。排卵前随雌激素分泌的逐渐增多，宫颈黏液量渐增，且日渐稀薄。至排卵期可超过 0.3ml，呈蛋清样，同时拉丝度大，可达 10cm。涂于玻片干燥后可出现 3 级以上分支的羊齿状结晶，此时最便于精子穿透。排卵后，随孕激素的增多，宫颈黏液量渐减、变稠，此时正常精子也不能穿透。因此，PCT 必须在排卵期进行，否则出现假阴性。WHO 根据宫颈黏液的性状，制定了评分系统（表 2-7）。并认为总分少于 5 分者，精子不可能穿透宫颈黏液。5~10 分者，精子的穿透力受影响。做 PCT 时，在 10 分以上为宜。临床上，还可借助通常的周期长度、基础体温、宫颈黏液变化、阴道脱落细胞学检查，如有可能，也应测定血清或尿中的雌激素水平及卵巢的超声排卵监测来确定排卵期。对月经不规则或分泌功能紊乱者，可用人工周期。于月经来潮第 5 天服用己烯雌酚 1mg/d，于服药后的 7~14d 进行 PCT，且需复查。对于每个实验室来说，重要的是使性交后检查宫颈黏液的时间标准化，这一时间应是 9~14h。

表 2-7 宫颈黏液的评分标准

评分标准	0	1	2	3
量（ml）	0	0.1	0.2	≥ 0.3
黏稠度	稠厚，似经前	中度	稍稠	水样，排卵期黏液
羊齿状结晶	无	不典型	主干和 2 级干的结晶	3 级和 4 级干的结晶
拉丝度（cm）	< 1	1~4	5~8	≥ 9
脓细胞数 /HP	≥ 20	10~20	1~10	0

（2）试验基本程序：①试验前夫妇双方要禁欲 2d。选择最适合做试验的日期，按照正常的习惯在前一天夜间进行同房。在同房过程中不能使用任何阴道润滑剂，性交时宜抬高臀部并平卧 0.5h，性交后忌阴道冲洗。但可以冲个淋浴，不能使用盆浴。②用不涂有润滑剂的窥阴器徐徐打开阴道，暴露宫颈与穹隆。用不带针头的注射器先吸取阴道后穹隆的黏液置于载玻片上，显微镜下检查有无精子。如无精子，表示性交失败，精子未射入阴道。如有精子，则换注射器抽吸宫颈口黏液，再用灭菌棉签擦拭宫颈外口，将注射器头插入宫颈管内抽取黏液，分别涂片后，加上盖玻片，用

高倍镜计数每视野活动精子数目，同时注意精子有无凝集，有无脓细胞、滴虫、霉菌及其他微生物。

（3）结果判读：宫颈黏液中精子的活力分为4级。a级：快速直线前向运动；b级：慢或缓慢的前向运动；c级：非前向运动；d级：不活动精子。正常宫颈功能的最重要指征是其中存在快速直线前向运动的精子。WHO制订的PCT分级诊断标准可供参考（表2-8）。

表2-8　WHO的PCT分级诊断标准

分级	定义	标准（/HP）
A	正常	快速直线运动精子数≥50
B	可疑	缓慢或呆滞直线运动精子数≥50
C	可疑免疫因素	非前向运动精子数<10
D	异常	无活动精子
E	异常	无精子

2. 毛细管穿透试验

毛细管穿透试验由Kremer于1965年创立，该试验后来进行了各种改良。毛细管穿透试验是测试毛细管内精子穿透宫颈黏液柱的能力。毛细管穿透试验通常在性交后试验结果为阴性后才进行，并使用供者精液和供者宫颈黏液作为对照，进行交叉试验可以提供更多的信息。由于使用供者的宫颈黏液或宫颈黏液代用品，精子在黏液内的穿行距离及黏液内活动精子数，完全取决于精子本身的运动功能。据此可以检测精子穿透宫颈黏液的能力。

（1）常用的宫颈黏液代用品：①动情期母牛宫颈黏液（BCM）：其在生化组成、黏稠度及流体力学上与人宫颈黏液（HCM）极为相似，干燥后也可形成羊齿状结晶。人精子在BCM内的穿透高度、穿透浓度及活力与在HCM中无显著差别。BCM对畸形精子的阻滞力较HCM更大。BCM贮存于带塞的试管中，以免脱水，4℃可保存1周。②含人血清精子营养液：7.721g NaCl、0.247g $MgSO_4 \cdot 7H_2O$、1g 果糖、3.581g Na_2HPO_4、0.136g

KH_2PO_4，调整 pH 至 7.4，加蒸馏水至 1000ml，于 4℃备用。用时取 6ml 精子营养液加 25% 人血清白蛋白 1ml。③含牛血清白蛋白精子营养液：取 150mg 牛血清白蛋白溶于 5ml 精子营养液中，混匀后即可使用。④鲜鸡蛋清：蛋清的物理性状类似于宫颈黏液，用蛋清做穿透试验，经济方便、结果可靠。取新鲜鸡蛋 2 只，分离蛋清，混匀、搅拌后加入 100U/ml 青霉素。⑤精浆：取 3~5 例生育男性精液，液化后混匀，2000r/min 离心 15min，取上清液，加入 100U/ml 青霉素。以上代用品均分装于安瓿中，−20℃保存备用。

（2）毛细管（Kremer 精子穿透计）：推荐使用长 5cm、带有内口直径为 0.3mm 观察路径的扁平毛细管（Kremer 精子穿透计，图 2−15）。Kremer 精子穿透计的简易制作过程：①将从小塑料试管（半径 3.5mm）剪下的 3 个精液储池，粘在一张载玻片上；②将第 2 张载玻片粘在第 1 张载玻片上，第 2 张玻片应比第 1 张玻片短 1.5cm，并且距离精液储池 5mm。这种构造防止精液渗入毛细管与玻片之间的缝隙。③在载玻片上贴上刻度尺。

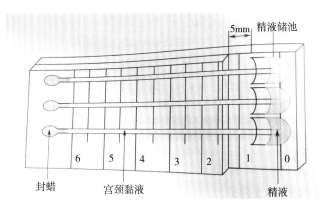

图 2−15　Kremer 精子穿透计（图片引自 WHO，2010）

（3）基本操作程序：试验前患者禁欲 2d，然后按如下程序操作：①穿透前将排卵期的宫颈黏液或其他代用品吸入毛细管内，并确保没有吸入气泡；②每个管的一端用毛细管密封胶或类似物封闭，封管时应该用足量的封闭胶，以使宫颈黏液柱稍微突出于毛细管的开口端；③在精液储池塑料试管上标上标本编号；④在每个精液储池置入100μl的液化精液；⑤放置毛细管的开口端在玻片上，使它深入含有精液标本的储池内0.5cm；⑥将穿透计水平放置在37℃湿盒内2h，以避免精液和宫颈黏液干燥；⑦取出毛细管，相差显微镜下100倍观察毛细管；⑧将穿透计放回37℃孵箱，24h后再次检查毛细管内前向运动精子的存在情况。

（4）结果判断：穿透2h后，检测精子的移动距离、穿透密度、移动减少和前向运动精子的存在情况。

①移动距离：记录从浸入精液储池的毛细管端到管中最远精子的距离。

②穿透密度：在距离浸入精液储池的毛细管端1cm和4.5cm处测量。在每个测量点，记录每个低倍视野（LPF，100倍）的精子平均数。计数5个相邻低倍视野的精子数，算出平均数，表示为一个穿透密度等级（表2-9）。记录无论是在1cm处还是在4.5cm处的最高精子穿透密度，作为本项试验的分级。

③移动减少：将4.5cm处的精子穿透密度与1cm处的相对比，计算出移动密度的减少。其以等级顺序的差别来表示。

④前向运动精子：在2h和24h，检测宫颈黏液中前向运动精子的存在情况。

表2-9　精子穿透密度的等级顺序

精子穿透密度等级	精子平均数/LPF
1	0
2	0~5
3	6~10
4	11~20
5	21~50
6	51~100
7	> 100

综合上述 4 项指标，根据表 2–10 确定毛细管穿透试验的最终结果。

表 2–10   **毛细管穿透试验结果的分级**

移动距离（cm）		最高穿透密度（1cm 或 4.5cm 处每低倍视野的精子数）		从 1cm 到 4.5cm 的移动减少（等级顺序数的减少）		在宫颈黏液中前向运动的时间（h）	分级
1		0		-		-	阴性
< 3	或	< 10	或	> 3	或	2	差
4.5	和	> 50	和	< 3	和	> 24	好
试验结果的所有其他组合							一般

3. 玻片试验

最初由 Miller 和 Kurzrock 于 1932 年建立，后经 Moghissi 改进。原理和作用类似毛细管穿透试验，区别在于本法在载玻片上观察精子对宫颈黏液的穿透，比毛细管法更为简便。

（1）基本操作程序：取洁净玻片 1 张，相距 4mm 分别滴加 1 滴排卵期宫颈黏液或其代用品和 1 滴液化的精液。轻轻盖上盖玻片使两液相互接触但不重叠，37℃孵育 30min 后 40× 物镜下观察。宫颈黏液和精液均具有一定的表面张力，两样品接触时可形成明显的界面。精子可由指状突起处向黏液穿透。一旦领先精子突破界面后，其他精子鱼贯而入，在黏液内四向运动。前向运动力强的精子不断穿入黏液深部。

（2）结果判断：以紧邻界面第一个高倍视野为 F1，紧邻 F1 的第二个高倍视野为 F2。计数 F1 和 F2 中活动的精子数，并依此判断结果（表 2–11）。

表 2–11   **玻片试验结果判断**

视野	精子数 /HP			
	阴性	差	良	优
F1	0	- 5	~15	~25
F2	0	~1	~10	~25

4. 方法学评价与质量控制

PCT 试验主要观察性交后不同时间点宫颈黏液中精子活力。PCT 结果取决于精子与宫颈黏液的相互作用，任何一方的异常均可影响 PCT 结果。由于宫颈黏液的性状受人体内雌、孕激素的影响，因此，女性内分泌失调，如无排卵，PCT 常异常。有时，月经中期的雌激素高峰能诱发排卵，但不能使宫颈管腺上皮分泌黏液，此时虽有排卵，PCT 仍异常。宫颈黏液中的白细胞及细胞碎片也影响精子对黏液的穿透。pH < 7 或 pH > 8.5 也可导致 PCT 假阴性。宫颈疾病及男女双方性功能障碍，均可影响 PCT 结果。由于影响因素多，PCT 结果应结合夫妇双方具体情况加以分析，方能保证结果的真实有效。PCT 异常时必须复查。另外，尽管通常将运动速度大于 25μm/s 的精子划分为快速前向运动精子，但不同的技术人员通过肉眼观察，这样的标准还是带有一些主观性，因此需加强这方面的培训。若用 CASA 系统来检测，结果的准确性会进一步提高。

毛细管穿透试验操作简便，实验条件容易控制，影响因素少，特别是可以使用供者的宫颈黏液或宫颈黏液代用品，可方便地同时检测一批标本。该试验还可以用来鉴定导致性交后试验（PCT）异常的因素是在男方还是在女方，有很大的临床实用价值。

玻片试验相比毛细管穿透试验操作更为简便，但由于在平面的玻璃上使得精液 – 宫颈黏液的接触面的大小与形状完全标准化是不可能的，因而本试验只能粗略地定性评估精子 – 宫颈黏液的相互作用。

为了保证上述试验结果的可靠性，试验过程中需注意：①应使用人的月经中期宫颈黏液，收集宫颈黏液要规范，宫颈黏液评分应大于 10 分，并排除宫颈黏液中存有精子；经过冷冻和解冻的黏液标本不适用于精子穿透试验。②男方应禁欲 2~7d，并使用射精后 1h 内的新鲜精液，以防脱水或温度变化影响精液质量。③精子对宫颈黏液 pH 值变化甚为敏感，在宫颈黏液中精子移动和存活最适 pH 值为 7.0~8.5，酸性宫颈黏液可使精子制动，碱性可提高精子活力，pH 大于 8.5 对精子存活不利，pH 小于 7.0 通常不进行本试验。④每个毛细管吸入宫颈黏液要确保未吸入气泡，要用足量封口剂，以使宫颈黏液柱稍微突出于毛细管的开口端；穿透计放置

37℃湿盒内避免精液和宫颈黏液干燥。

5. 正常参考值及临床意义

性交后试验中，标准试验时，宫颈口及宫颈管黏液中每高倍视野有 10 个以上快速向前直线运动的精子，则表示正常；延迟试验时，宫颈口黏液中活动精子数有所减少，但宫颈管内黏液中活动精子数不应少于 5 个/HP。正常生育男性的毛细管穿透试验和玻片试验的评分结果均应为优或良。

精子表面抗精子抗体可导致精子相互凝集，导致精子呈摇摆式运动，影响精子前向活动能力，还影响精子穿透宫颈黏液能力。临床上，抗精子抗体阳性患者可采用精子宫颈黏液穿透试验评价抗精子抗体对精子穿透宫颈黏液能力的影响。精子不能穿透宫颈黏液或穿透力差，精子将很难到达卵母细胞并与卵子结合，故可导致受精率下降。

六、精子透明带结合及精子选择

1. 概述

自然受精过程中，动物的数亿精子要经过获能、顶体反应等生化过程，才能有 1 个精子竞争性地与卵母细胞质膜识别和融合，将雄性遗传物质完整地输送到卵母细胞质中，开始新的生命过程。卵细胞质内单精子显微注射技术（ICSI）属于一种人工辅助生殖技术，实质上就是实现随意 1 个未经过自然选择的精子（头）通过显微注射受精。自 1992 年 ICSI 技术诞生以来，据统计在医院生殖医疗中心接受治疗的不孕不育夫妇中，有超过 40% 的严重少、弱精子症、无精子症不育症夫妇，需要借助 ICSI 帮助受孕（Bonduelle et al，2005）。可见，ICSI 已经成为辅助生殖临床医生最受欢迎的技术之一。ICSI 的优势在于将挑选出来的精子一个一个地注射进卵母细胞内，可以显著改善其他治疗途径（如人工受精和体外受精－胚胎移植）出现的低受精率的情况。即使这样，ICSI 也存在自身的缺陷，比如 ICSI 绕过了自然受精的过程，依靠人为的注射帮助卵子受精，但受精后无法保障高品质胚胎，以及胚胎植入人体后流产率高等问题。

究其原因，在于 ICSI 的过程如何改善精子的筛选策略。目前，除了传统精液分析的手段之外，临床上根据精子的其他生理生化特征等也开展了一些其他检测项目（Oehninger et al，2014）。主要划分为以下几类：

（1）精子细胞膜变化，可通过检测精子膜渗透压变化，如 HOST；

（2）精子染色质的异常，比如染色质的异常固缩或出现 DNA 碎片，可以采用彗星实验、SCSA 等；

（3）细胞质的亚细胞器的损伤，如过量活性氧的产生或线粒体膜功能丧失，目前多采用流式细胞术分析；

（4）其他精子特异"器官"的损伤，如鞭毛的损伤，可采用电镜分析。尽管这些检测手段可以一定程度对传统精液分析的方法进行补充，但仍无法确定这些检测结果对受精能力和胚胎发育产生直接影响。因此，需要更多临床应用研究来验证这些检测结果，从而判断它们在预测男性生育力上的有效性。

正常受精时，精子必须完成顶体反应，即顶体囊泡化，释放内容物，精子才能与卵子质膜结合并融合。顶体反应是精子穿透卵子透明带、并且调整功能蛋白分布和基团的关键过程，必须在穿透透明带时发生。ICSI 技术中，顶体通常被注射到卵子的胞质中，顶体及其内容物对 ICSI 胚胎的正常发育是否有影响是科学家担心的问题。用异硫氰酸荧光素标记的花生凝集素（FITC–PNA）标记法发现，有完整顶体的猪精子注射到卵子后，精核正常去浓缩、未形成原核前，可以在卵子内部检测到 PNA 的存在；如果顶体能够正常溶解，雄原核中观察不到 PNA 的存在（Katayama et al，2002）。电镜研究发现，人精子在注入卵 15~30min 内，就可观察到顶体囊泡化的发生，4h 时顶体完全消失，这些结果部分地消除了人们对试管婴儿技术的忧虑（Ramalho–Santos et al，2001）。对于顶体膜稳定而卵胞质溶解能力差的物种，顶体的存在对卵子的完全激活和雄原核的形成可能有消极的影响（Kimura et al，1998），例如将顶体较大的兔和金黄地鼠完整的精子注入小鼠卵，绝大部分卵会发生皱褶和破碎现象。Morozumi 等（2005）系统研究了不同物种精子的顶体注射到小鼠卵子中对卵造成的影响。在将 3 个以上顶体完整的小鼠精子注射到小鼠卵子中时，可以造成卵子畸形并且死亡，并与注射精子的数量呈正相关。而在去除顶体的精子组，并没有此现象发生。将仓鼠、猪和牛的具有完整顶体的 1 个精子注射到小鼠的卵子中也可以造成卵子的畸形并死亡，同样对照组无此现象发生。由此说明，顶体中的水解酶会对胚胎发育产生负面影响，这种影响有物种、顶体大小的差别。从目前的研究看，人和小鼠的顶体对胚胎发育的消极影响还不是太明显。

回顾人自然受精过程，精子需要经过女性生殖道、卵子等重重筛选，最终完成精卵结合。其中，精子与卵透明带结合是关键的步骤之一，继而启动顶体反应、穿透透明带和卵膜融合等一系列精卵相互作用的生理活动。男科实验室的常规精液分析相关研究发现，精子的活力和形态与精子 – 透明带的结合具有相关性，特别是近 20 年来科学家们进一步发现，精子顶体完整性与精子 – 透明带的结合率密切相关（Liu et al，2001）。自2005 年以来，有医生开始尝试在辅助生殖临床应用上逐步采用精子 – 透明带结合的方法筛选优质精子，从而提高 ICSI 的受精率和胚胎移植的成功率，此已逐渐达成共识。

2. 原理

透明带结合后的精子筛选原理是基于精卵结合的生理过程，包括精子超激活、精子 – 透明带结合、顶体反应、穿过透明带、精卵膜的融合、卵子激活以及原核形成（图 2–16）。

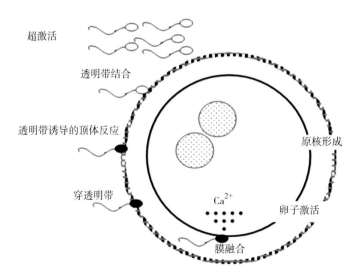

超激活

透明带结合

透明带诱导的顶体反应

穿透透明带

膜融合

原核形成

Ca^{2+}

卵子激活

图 2–16　精卵结合自然生理过程示意图

（图片引自 De Jonge CJ and Barratt CLR，2002）

通常哺乳动物卵母细胞被细胞外一层蛋白外衣包围，这层外衣称为透明带（ZP），而精子头部也存在相应的 ZP 蛋白受体，从而使精子与卵子结合、受精过程具有很强的物种特异性。例如，在小鼠中，ZP 糖蛋白 ZP3（相对分子质量为 83000）可与覆盖于精子头部质膜上的相应受体结合。精子与 ZP3 结合诱导顶体反应发生，这是一种胞吐作用形式，可导致覆盖在精子头部前方的质膜破损而释放顶体中的蛋白水解酶。顶体反应后精子通过与另一个 ZP 蛋白结合进行下一步交互作用，此糖蛋白称为 ZP2（相对分子质量为 120000），通常将 ZP2 的受体称为二级精子受体。综上，只有与 ZP3 蛋白结合的精子才可以穿过卵母细胞透明带，从而有机会使用与之相关的顶体内的蛋白酶，并与卵质膜融合形成受精卵（Bleil et al，1990；Buffone et al，2008）。

近期动物研究表明，ZP3 在受精过程中至少起两个作用：一是作为主要的精子配体；二是作为顶体反应诱导物。ZP3 的精子配体功能仅依赖于特定大小的丝氨酸/苏氨酸（O–）连接的寡糖（相对分子质量为 3900）。顶体反应诱导剂 ZP3 的功能也取决于糖蛋白 O– 连接的寡糖，但其多肽链亦起作用（Gong et al，1995；Wassarman，1995）。

3. 方法

（1）精子处理：精子用添加 0.5% 的人血清白蛋白的 m–HEPES 洗涤。

（2）卵透明带准备：利用辅助生殖技术（ART）手术患者处获赠的卵母细胞。这些废弃的卵母细胞 4℃保存在 1mol/L 的硫酸铵中。在精子–卵透明带结合试验之前，盐储存的卵母细胞需要用 m–HEPES 洗涤 2 次，以便除去卵子保存液的盐离子。

（3）精子与透明带结合：根据 Liu 等（2001）报道的精子–卵透明带结合的方法，改良后人精子结合透明带实验操作如下：将卵母细胞（3 个卵母细胞/每个精子微滴）与活动精子（约 1.5×10^6 个）在培养箱中（37℃，5% CO_2）孵育 2h。孵育后，将卵母细胞用手工拉细的巴氏管吹洗，以去除未紧密结合的精子，记录 ZP 结合紧密的精子个数，然后计算 ZP 结合精子百分率，并收集结合的精子。在从卵母细胞表面吹下透明带结合的精子的整个过程，不会对精子的形态和 DNA 造成损伤（图 2–17）。

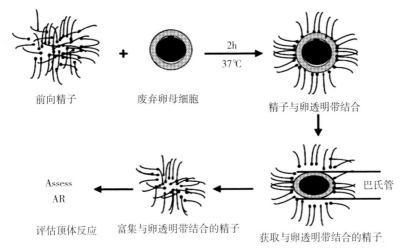

图 2-17　采用卵透明带筛选精子的流程示意图

（图片引自 Garrett et al, 1997）

4. 方法学评价与质量控制

使用豌豆凝集素荧光抗体（PSA-FITC）评估 ZP 结合精子的顶体反应率，从而评价与透明带结合的精子质量。与 FITC 交联的豌豆凝集素（PSA-FITC）可以特异地识别精子顶体。通常采用以下染色顶体的方法：精子涂片用 95% 乙醇固定，风干后 30min，用 25mg/ml PSA-FITC 在 4℃下孵育 2h 染色，蒸馏水将载玻片洗涤 2 次后晾干，用荧光显微镜在激发波长 450~490nm、放大倍数为 400 倍下观察，计数 200 个精子，统计顶体完整的精子（精子头部顶体区呈绿色明亮均匀的荧光）和发生顶体反应精子（荧光带仅在赤道区域）的比率，从而评估所筛选的精子质量。

5. 临床意义

男性不育已经成为仅次于肿瘤与心脑血管疾病之后，第三位影响人类生活质量和健康的重要因素。仅对男性生育力进行传统精液分析的方法已无法满足当前辅助生殖技术迅速发展的需求，亟需探索新的途径评估精子受精功能。许多临床研究使用透明带结合后的精子进行 ICSI，结果试验组的卵裂率、优质胚胎率、可使用胚胎率均显著高于对照组（刘锋等，2011），Liu等（2001）亦发现ZP结合后筛选的精子形成的胚胎，其种植率（29%）、多胎率（35.71%，10/26）明显高于未采用ZP结合筛选精子的对照组（17%，10.53%，2/19）（$P < 0.01$）。可见通过利用患者夫妇自体ZP结合的精子进行ICSI注射，能获取高质量胚胎和高种植率。精子–透明带结合分析正是在这一领域进行的深入探索，为建立高效、快速、准确评估精子受精功能的新方法，初步奠定了理论和实验基础。

七、精子穿卵试验

1. 概述

精子穿卵试验是精子穿透去透明带金黄仓鼠卵试验（sperm penetration of zona-free hamster egg assay，SPA）的简称，首先由Yanagamashi等于1976年报道，是测定精子获能、顶体反应、精子卵膜融合能力以及精子核解聚能力的经典方法。但由于实验条件要求很高，操作步骤多，有一定的技术难度，国内仅限于个体化诊断的需要。

2. 检测方法

（1）常用试剂：

① BWW（Biggers，Whitten and Whittingham）贮备液：5.540g NaCl，0.356g KCl，0.250g $CaCl_2 \cdot H_2O$，0.162g KH_2PO_4，0.294g $MgSO_4 \cdot 7H_2O$，1ml酚红溶液，蒸馏水加至1000ml。

② BWW培养液：将2.100g $NaHCO_3$、0.37ml乳酸钠（60%浆状体）、0.028g焦丙酮酸钠、0.100g葡萄糖、青、链霉素各10万U、0.350g人血清白蛋白以及0.477g Hepes溶于100ml BWW贮备液中，加温至37℃，通入CO_2气体调pH至7.4即可。

③高渗BWW溶液（获能液）：100ml BWW培养液加入0.15g人血清白蛋白即可。这些培养液亦可商业获得。

④ 1.0g/L透明质酸酶：临用时用BWW培养液配制。

⑤ 1.0g/L胰蛋白酶：临用时用BWW培养液配制。

（2）操作程序：

①制备卵细胞：对性成熟期仓鼠（8~12 周龄）观察 1~2 个性周期，以阴道口出现白色分泌物为周期第 1 天，于周期第 1 天上午给仓鼠腹腔注射孕马血清促性腺激素（PMSG）25~50U，56h 后（第 3 天下午），再注射人绒毛膜促性腺激素（hCG）30~50U，15~17h 后，将仓鼠断颈处死。剖腹，从输卵管伞端切断，取出卵巢，浸泡于盛有 BWW 培养液的培养器皿中。在解剖显微镜下，从伞部插入针头，刺破卵泡，冲洗卵泡腔。冲洗液中即含有成熟卵细胞。通常 1 次排卵可获 30~50 个卵子。将卵子移入 1.0g/L 透明质酸酶液中洗涤，待大部分卵丘细胞散脱后，再用 BWW 液洗 1 次，尔后移入 1.0g/L 胰蛋白酶液中去除透明带。除去透明带后的卵再用 BWW 液洗 2 次备用。

②精液处理及精子获能：用手淫法收集精液于无菌消毒容器内，将精液倒入锥形离心管内，加 BWW 培养液至 10ml，500g 离心 5min，弃上清液，重复洗涤 3 次；加精子获能液，于 37℃ 5%CO_2 培养箱中孵育 18h 获能；获能后精子 500g 离心 5min 弃上清液，用高渗 BWW 溶液调整精子浓度为 1×10^7/ml。

③精卵受精：在无菌小培养皿中盛入 2~3ml 液体石蜡，吸取已获能的精子悬液 0.1ml 注入液体石蜡下，然后取出去除了透明带的仓鼠卵 15~20 个注入获能液内。于 37℃含 5%CO_2 培养箱中温育 2~3h 后观察结果。

④结果观察：受精后吸出卵子，用 BWW 培养液洗 3 次，除去吸附于卵子表面的精子，将受精卵放在载玻片上，四周涂抹少许凡士林与羊毛脂的混合物。将盖玻片轻轻盖在受精卵上，在相差显微镜直视观察下，轻压盖玻片，使卵细胞既不破裂，又能清楚地显示卵细胞质内膨大的精子头部。卵细胞质内出现膨大的精子头，且相对应的卵细胞膜上附有精子尾，提示卵已被精子穿透。膨大的精子头在镜下呈清亮区。如用 2.5g/L 乙酰卡红或 10g/L 乙酰间苯二酚蓝染色，则呈黑色斑块。受精卵也可先用乙醇：冰醋酸（3:1）溶液固定 2h，然后用 20~40g/L 吉姆萨（0.15mol/L pH7.4 磷酸盐缓冲液配制）染液染色 8~10min，镜检。

⑤结果表示方法：SPA 结果可用卵子受精率及受精指数表示。卵子受精率，即卵子被精子穿透的百分率，可按下列公式计算：卵子受精率＝受精卵子数 / 卵子总数 × 100%。受精指数（fertilization index，FI）为穿透

卵子的精子总数与卵子总数之比，可从整体上反映精子的穿透力与顶体反应，可按下式计算：FI＝穿入卵子的精子总数/卵子总数。

3. 方法学评价与质量控制

SPA 与 PCT 及体外精子－宫颈黏液穿透试验有良好的相关性。使用该方法来评价精子获能、顶体反应及受精能力，敏感性较高，但特异性相对较弱。

SPA 的实验条件各实验室不尽一致，而结果的好坏又受实验条件所左右。因此，应尽可能将实验条件控制在最佳状态，以获得最为可靠的结果。

（1）禁欲时间：建议为 1~5d，禁欲时间过短或过长，精子对卵的穿透力会明显降低。

（2）标本送检时间：建议在 1h 内处理精液标本，精液标本放置时间越长，精子的穿透力会相应降低。

（3）精子洗涤：洗涤精子时不宜强力离心，离心速度不宜超过 800g。亦不宜用上游法替代精子洗涤，上游法能增加精子穿透卵子的能力，出现假阳性。

（4）获能时间：一般选用长时间培养，以保证每个精子均充分获能。

（5）精卵穿透时间：精卵相互作用 3h，卵子受精率最高。但如果获能时间短，应延长精卵穿透时间至 3~6h，使未获能精子有机会获能。

（6）精子浓度：精子浓度过高或过低均影响穿透结果。调整时不能只以活动精子数为标准，否则结果偏高。精子浓度大多为 5×10^4/ml~2×10^7/ml，但以 1×10^7/ml 为最佳。

（7）卵子收集：雌仓鼠至少 6 周龄以上。用酶去除卵丘细胞和透明带时，时间越短越好，特别是胰酶处理时间过长，可显著降低精子穿透率。因此，操作必须十分娴熟。特别是洗涤卵子时，易将卵子吸进毛细管上端而粘于管内，应特别小心。

（8）培养：培养液的组成成分相对固定。人血清白蛋白（HAS）与牛血清白蛋白（BSA）均可使用，但以 35.0g/L HSA 穿透效果最佳。空气中培养，效果也好，且精子获能比 5%CO_2 环境中快，后者可能与 CO_2 降低 pH 有关。培养时，试管塞务必塞紧。

（9）镜检：加压盖玻片时力度要适宜。既不要压破卵子，又要能清楚地显示胞质内膨大的精子头。涂于细胞悬液四周的凡士林 – 羊毛脂混合物必须硬度适当。也可将其涂在盖玻片的 4 个角上。

（10）精卵的冷冻保存：仓鼠卵的采集有严格的时间程序。临时收集，多有不便。可收集大批卵子冷冻保存，以透明带完整的卵子为宜。将卵子置于含 30g/L BSA、二甲亚砜（DMSO）、以 Hepes 缓冲液配制的 Tyrode 培养液中。以 0.3℃ /min 速度逐渐冷却至 –80℃，尔后转入液氮中保存。解冻时，速度宜 8℃ /min。解冻后，用 5 倍量的上述培养液洗 2 次，37℃ 温箱中作用 1h 后，用胰酶去除透明带。此法保存的卵子与新鲜卵的精子穿透率无显著性差异。卵子的复活率为 70%~80%。冷冻精子解冻后绝大部分精子活力保持不超过 5h，因而不宜用于 SPA，但精子可加入 TEST– 卵黄缓冲液中于 2℃~5℃保持 48h，对卵子的穿透力不但不降低，反而增高。TEST– 卵黄缓冲液的配方为：211mmol/L TES［N–tris（hydroxymethyl）methyl–2–amino–ethane sulfonic acid，N– 羟甲基 –2– 氨基乙烷磺酸 ］，96mmol/L Tris（三羟甲基氨基甲烷），11mmol/L 右旋糖苷（dextrose），20% 新鲜鸡蛋清，加入青、链霉素防腐。

4. 正常参考值及临床意义

正常生育男性 SPA 时卵子受精率 ≥ 10% 为正常（SPA 阳性），< 10% 为异常（SPA 阴性）。

SPA 是测定精子获能、顶体反应、精子卵膜融合能力以及精子核解聚能力的经典方法，是对精子受精能力的综合反映，对不育症诊断较精液常规分析更有价值。虽然生育男性精子穿透率也可能低下，但不育男性精子穿透率很少正常。

八、精子氧化应激检测

1. 概述

正常生理条件下，机体中活性氧的产生与抗氧化防御系统之间处于动态平衡，即处于相对自稳态。当内源性和（或）外源性刺激使机体代谢异常而骤然产生大量活性氧（reactive oxygen species，ROS），且超过了机体抗氧化体系的还原能力，机体即处于氧化应激状态（oxidative stress，OS），发生应激性氧化损伤。正常生理状态下，男性生殖系统中 ROS 的产生和清除亦处于平衡稳态。适量的 ROS 在精子发生、成熟、获能以及精卵融合等过程中，可以调节细胞内信号转导级联反应，调控基因的转录和表达。精浆中含有抗氧化清除物及抗氧化酶，参与维系精液氧化 – 抗氧化稳态。然而，过量产生的 ROS 则会打破精液的氧化 – 抗氧化平衡，造成氧化应激损伤，进而引发一系列男性生殖功能的病理学改变，包括精子成熟缺陷、质膜损伤、运动障碍、DNA 损伤、线粒体功能缺陷以及生殖细胞凋亡等。目前认为，氧化应激是导致精液质量下降、胚胎发育不良甚至出生缺陷的潜在原因之一。

多种 ROS 在男性生殖系统病理生理过程中发挥作用，包括氧自由基如超氧阴离子（O_2^{-}）、羟自由基（$OH^{·}$）、过氧化氢（H_2O_2）、一氧化氮（NO），以及一些阴离子氧的非自由基衍生物，如单线态氧（$^{·}O_2$）、氢过氧化物（HOO^{-}）、过氧化物次氯酸（HOCl）、过氧化物脂质（LOO^{-}）等。根据来源不同，精液中 ROS 可以分为内源性和外源性两种。内源性的 ROS 主要来自于精子本身和精液中的白细胞。目前认为精子产生 ROS 主要有两种方式：一是精子线粒体呼吸链中系列氧化还原反应的产物，二是精子膜上的 NADPH（NADH）氧化还原酶体系反应的产物。除此之外，有功能缺陷的精子也会产生一氧化氮（NO）。精液中的白细胞主要来源于前列腺和精囊腺，在炎症、感染等各种应激条件下白细胞会发生"呼吸爆发"，产生比未激活时高 100 倍剂量的 ROS，是精液高水平 ROS 的主要来源。精液外源性 ROS 的产生则主要与吸烟、环境理化因素以及辅助生殖治疗过程中精液处理有关。目前研究提示（Chen et al，2012），生育力低下的男性精液中 ROS 水平明显高于生育力正常者，而精子数量减少、运动力低下和畸形往往与精液 ROS 的水平过高有关。因此，在男性不育尤其是特发性不育症的临床诊断中，ROS 浓度的测定可以为判断精子功能提供重要参考。

2. 检测原理

氧自由基能与鲁米诺反应，在酶的催化下产生生物荧光，通过化学发光仪检测产生的光强度，可推算氧自由基的量。甲酰三肽（FMLP）和佛波醇（PMA）是刺激细胞产生 ROS 的试剂。在鲁米诺和酶存在下，FMLP 作为白细胞的探针，可以刺激白细胞中的 NADPH 氧化酶系统产生氧自由基；而 PMA 可以进入细胞，包括精子细胞和白细胞，激活细胞产生氧化应激，但其效应比 FMLP 慢。

$$鲁米诺 + 氧自由基 \longrightarrow 光信号$$

3. 检测方法

（1）常用试剂：

① 25mmol/L 鲁米诺：29mg 鲁米诺（5-amino-2，3-dihydro-1，4-phthalazinedione）溶解于 10ml 二甲亚砜（DMSO）中。

②辣根过氧化物酶（VI 型，310IU/mg 蛋白）：取 5mg（1550IU）溶解于 1ml Krebs-Ringer 液（不含酚红）中。

③ 10mmol/L 白细胞特异探针 FMLP：取 44mg FMLP 溶解于 10ml DMSO 中。

④ 10µmol/L PMA 探针：取 6.2mg PMA 溶解于 10ml DMSO 中得到 1mmol/L PMA，使用时以 DMSO 稀释 100 倍得到 10µmol/L 的工作液。

（2）操作步骤：

1）精子悬液自发产生 ROS 的测定：

①新鲜液化精液常规精子计数后，用 PBS 混悬使精子浓度达到 20×10^6/ml，然后取 400µl 悬浮液加至一次性照度计（如 Berthold LB 9505）容器中。

②按表 2-12 加入鲁米诺及辣根过氧化物酶。

表 2-12　精子悬液 ROS 测定体系

样本或试剂	测定管	对照管
精子悬液	400µl	/
PBS 液	/	400µl
25mmol/L 鲁米诺	4µl	4µl
辣根过氧化物酶	8µl	/

③ 37℃下监测化学发光信号约 5min，直至其达到稳定，然后用照度计检测 15min 内的发光值。

2）氧化应激后 ROS 检测：

①白细胞 FMLP 激惹试验：取 2μl 白细胞特异探针 FMLP，加入反应混合液中以刺激精子悬液中的多形核白细胞产生化学发光信号。由于人精子表面没有 FMLP 受体，因此这一信号对白细胞群是特异性的，并可以用含有已知数量的多形核白细胞悬液校正。

② PMA 激惹白细胞和精子产生 ROS：在 FMLP 信号消退之后，取 4μl 10μmol/L PMA 加至精子悬液（终浓度为 10nmol/L）。该试剂能够反映精子悬液中白细胞和精子亚群产生活性氧的能力。

（3）结果判断及计算：

使用鲁米诺 – 过氧化物酶系统观察到的人精子悬液化学发光图形如图 2-18 所示。在存在白细胞的情况下，加入白细胞特异探针 FMLP 后，产生一个 ROS 峰。继之加入 PMA，精子和白细胞产生一个持久的强化学发光信号。如果没有白细胞，FMLP 反应则消失，而 PMA 引发一个显著的由精子产生的化学发光信号。

4. 方法学评价与质量控制

鲁米诺探针技术对于精液 ROS 检测具有高灵敏性和高便捷性的特点，

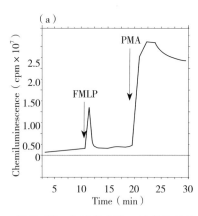
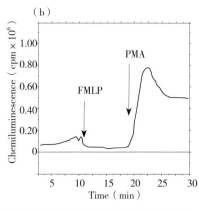

图 2-18　使用鲁米诺 – 过氧化物酶系统观察到的人精子悬液的化学发光图形

但从理论上来说，鲁米诺化学发光法可检测各种类型的氧自由基（O_2^-、H_2O_2 和 OH·），因此存在测定氧自由基特异性不强的问题。由上海市计划生育科学研究所研发、湖州海创生物科技有限公司生产的男性生殖健康氧化应激检测试剂盒（化学发光法）采用鲁米诺化学发光法检测精液中氧自由基水平，可以快速反映精液中是否存在氧化应激以及氧化应激是否由于白细胞所致，从而评估精子的氧化应激状态，从氧化应激角度评估精液质量，并为随后的临床抗氧化干预的有效性提供监测手段（史庭燕等，2008；赵洪鑫等，2009）。

5. 正常参考值及临床意义

正常生育男性的精子悬液 ROS 水平为：$\leqslant 100 \times 10^4 \text{cpm}/（20 \times 10^6）$ 个精子，超过此值即为精子氧化应激水平升高。

精液中存在的白细胞以及中段带有过量残留胞质的异常不成熟精子均可产生较高水平的 ROS，而正常情况下少量 ROS 对于精子获能和顶体反应是必需的，同时精浆中存在抗氧化剂和抗氧化酶可以清除多余的 ROS。在病理情况下，过量的活性氧类物质如果大幅超过精浆抗氧化平衡系统清除的最大限度，则可以造成精子的氧化损伤，导致精子质膜、核酸等结构和功能损伤（Chen et al，2012）。精浆 ROS 水平过高可能是造成男性不育或胚胎发育不良的原因之一。

九、精子线粒体膜电位测定

1. 概述

男性不育的原因之一是精子活力低下，其有可能由于精子线粒体呼吸链活动降低所致。线粒体位于精子中段，可合成 ATP，为精子运动提供能量。

在正常的细胞能量代谢中，线粒体内由三羧酸循环产生的能量传递给电子，电子经呼吸链传递的同时，将质子从线粒体内膜的基质侧泵到内膜外，形成跨膜电位，即为线粒体膜电位（MMP）。MMP 下降是细胞凋亡早期的一个标志性事件。

正常 MMP 对于维持线粒体功能是必要条件，当 MMP 下降时表示线粒体功能下降。精子 ROS 的产生途径之一是，通过精子线粒体呼吸链的一系列氧化反应产生，其为精液 ROS 的主要来源。氧化应激可致 MMP 降低，主要原因就是 ROS 使线粒体膜发生脂质过氧化，导致线粒体呼吸链活动降低，能量合成减少，同时，ROS 抑制琥珀酸脱氢酶活性，使得呼吸链电子传递受限。ROS 对线粒体膜的损害，可致线粒体通透性增加，大量钙离子进入线粒体，亦可使得 MMP 降低。MMP 的降低，导致 ATP 合成减少，精子运动能力下降（白双勇等，2015）。

2. 检测原理

JC-1 是一种检测 MMP 的理想荧光探针。在 MMP 较高时，JC-1 聚集在线粒体的基质中，形成聚合物，产生红色荧光；在 MMP 较低时，JC-1 不能聚集在线粒体的基质中，此时 JC-1 为单体，产生绿色荧光。利用荧光显微镜或流式细胞仪可以检测红色或绿色荧光的比例，从而得到正常 MMP 精子比率（%）（夏欣一等，2008）。

3. 检测方法

（1）制备精子悬液：根据精子浓度，取一定量精液加至 0.5ml 细胞培养液中，使精子浓度为 2×10^5/ml。

（2）加入 0.5ml JC-1 工作液，37℃孵育 20min。

（3）4℃ 600g 离心 5min，去上清，沉淀细胞用 JC-1 缓冲液洗涤 2 次。

（4）用适量 JC-1 缓冲液重悬精子沉淀，用流式细胞仪分析。激发波长 488nm，发射波长 530nm。红色荧光说明 MMP 正常，而绿色荧光说明 MMP 降低，并且精子可能处于凋亡早期。

4. 方法学评价与质量控制

精子 MMP 检测尚未在临床上普遍开展，但已有厂家可以提供相关检测试剂盒，相信在不久的将来，会有较多的临床医疗机构常规开展此项目。

由于相关质控品的缺乏且缺少临床应用的广泛验证，为了保证 JC-1 检测精子 MMP 的结果准确可靠，需注意：

（1）JC-1 染液应完全溶解且混匀，避免反复冻融。溶解时，先用双蒸水充分溶解后，方可加入 JC-1 缓冲液。不可先配制 JC-1 缓冲液，再加入 JC-1 染料，这样的话，JC-1 很难充分溶解，会严重影响后续的检测。

（2）JC-1 探针装载完并洗涤后尽量在 30min 内完成检测，且检测前需冰冻保存。

（3）检测过程中应配有阳性对照，可用碳酰氰基 - 对 - 氯苯腙（CCCP）作为诱导 MMP 下降的阳性对照。一般配制 10mmol/L 的储存液，临用时稀释到 10μmol/L，且应置于 -20℃保存。

（4）CCCP 作为线粒体电子传递链的抑制剂，有一定毒性，应注意小心防护。

5. 正常参考值及临床意义

目前尚无正常生育男性的正常 MMP 精子比率的确定参考值。文献报道的正常生育组的正常 MMP 精子比率相差较大，且样本例数均很少，故尚需大样本的数据来确定最终的正常参考值。

研究显示（白双勇等，2015），不育男性正常 MMP 精子比率显著低于生育男性，且正常 MMP 精子比率与精子浓度、精子总数、精子活动率及前向运动精子百分率呈显著正相关，而与精子畸形率和精浆 ROS 呈显著负相关。

十、精子膜糖被完整性检测

1. 概述

在精子的成熟过程中，各种糖基化修饰的蛋白或脂质结合到精子膜表面，形成 20~60nm 厚的糖被。人精子膜糖被约由三百多种不同的糖蛋白和糖脂组成。在精子成熟、获能以及发生顶体反应的一系列生理过程中，膜表面的糖蛋白发生重排。精子膜糖被的成熟与精子功能紧密相关，在精子保护、宫颈黏液穿透、精卵识别和结合等诸多环节中发挥重要作用。凝集素芯片技术可以高通量、高效率地检测精子膜糖被的各类糖基，进而反映精子成熟及功能状况（Xin et al，2014）。

2. 检测原理

凝集素可以特异性识别和结合糖基结构，是目前研究糖生物学的主要工具。与精子的结合信号降低代表精子表面相应的糖基减少，反之亦然。凝集素芯片技术可以高通量、高效率地检测复杂混合物的糖组分，已经应用到各种细胞中，包括细菌、真菌、病毒以及哺乳动物细胞。目前成熟应用于精子膜糖被检测的凝集素芯片包含91种凝集素。通过比较正常精子和受检者精子的凝集素结合谱，能高效率地了解精子表面糖基化特征，从而反映精子结构和功能状况。目前已被证实膜糖被有差异的异常精子包括冻融损伤的精子、精子膜表面防御素126（DEFB126）表达异常的精子等（Xin et al，2016）。

　　凝集素芯片技术检测精子膜糖被的原理为：精子经过预处理标记荧光素后与凝集素芯片进行孵育，精子膜糖被与相应的凝集素特异性结合，经过洗涤去掉非特异性结合位点后，芯片进行荧光扫描，进而分析数据。具体流程见图 2-19。

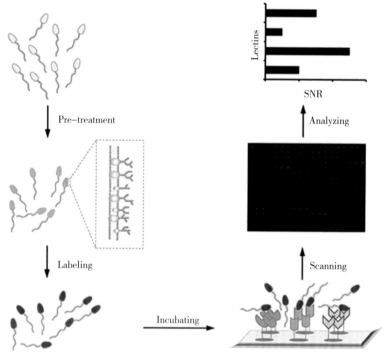

图 2-19　凝集素芯片检测精子膜糖被的示意图
SNR：信噪比

3. 检测方法

（1）精子样本的收集和制备：收集受试者精液经 37℃ 水浴液化后，500g 离心 10min 收集精子，PBS 洗涤 2 次后，用 2% 多聚甲醛 /0.2% 戊二醛固定 15min，再用 PBS 洗涤 2 次后，加入 0.5ml 含 0.02% 叠氮钠的 PBS 重悬精子，置于 4℃ 冰箱备用。

（2）从冰箱中取出凝集素芯片，置于室温下平衡 30min；将芯片置于含有 0.5% Tween–20 的 TBST 中，室温封闭 60min；先用 PBST 清洗 1 次，再用 PBS 清洗 2 次，每次 10min；室温风干；用 12 框围栏制备检测窗。

（3）在准备芯片的过程中，对精子进行荧光标记，固定的精子与 20μg/ml PI 室温孵育 20min 后，离心去上清；按照每个检测窗 200μl 结合缓冲液，调整精子浓度，混匀后加入到每个检测窗内，室温避光孵育 1h；将芯片置于清洗盒中，沿着芯片纵向方向翻转芯片洗涤约 10~20 次，至清晰看到精子结合的谱系。室温避光阴干芯片，芯片正面向下放入扫描仪中，在 532nm 通道扫描信号。人精子与凝集素芯片中的各类凝集素结合图谱见图 2–20。

4. 方法学评价与质量控制

为保证检测系统准确有效，需设置阴性和阳性对照。可用 0.5%BSA 以及样本缓冲液作为阴性对照，精子顶体特异性凝集素 PSA 作为阳性对照。

5. 正常参考值及临床意义

由于凝集素芯片技术检测精子的膜糖被结构是一种新建立的方法，尚未在大样本量的精子样本，特别是正常生育男性精子样本及不育男性精子样本中应用比较，因此目前尚无正常生育男性的精子膜糖被与凝集素结合的正常参考值，也很难归纳哪些凝集素结合异常与精子的功能损伤相关。现已发现（Xin et al，2016），精子膜糖蛋白 DEFB126 蛋白表达降低会导致男性生育力降低，表现为精子与 6 种 O– 连接的凝集素（Jacalin/AIA、GHA、ACL、MPL、VVL 和 ABA）结合降低；易于发生冷冻损伤的精子（冷冻复苏后活动率显著降低），与凝集素 ABA 的结合信号显著上升，而与凝集素 DSL 的结合信号显著减弱。建议用此方法判断受检者精子膜糖被有无损伤，应将正常生育且精液常规正常的精子样本设为对照组，同批

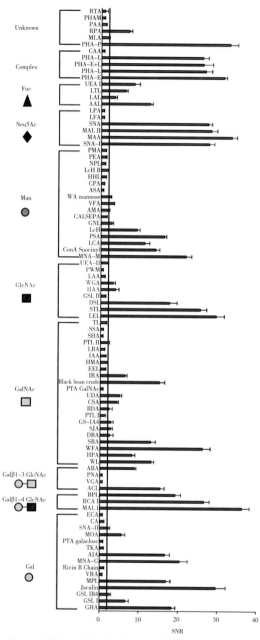

图 2-20　人精子与凝集素芯片中的各类凝集素结合图谱

SNR：信噪比

次上样后做结合量大小的统计分析比较，如受检样本与凝集素结合的强度与正常生育组有显著差异，应考虑受检样本精子膜糖被受损的可能性。

精子在通过附睾的过程中进一步成熟，精子膜表面糖基的种类及表达量的改变，与精子成熟程度及受精潜能密切相关。影响附睾功能的因素和疾患均可能造成精子成熟障碍或功能缺陷。使用凝集素芯片检测精子膜糖被情况，丰富了精子功能检测的手段。通过凝集素芯片高通量检测受试者精子与不同类型的凝集素结合特征谱，比对正常精子凝集素结合情况，能够反映受试者精子成熟程度及功能状况。此外，结合生物信息学分析，有助于进一步深入了解精子功能异常相关机制及影响因素。

（陆金春　施惠娟　王洪华　张欣宗　刘锋　朱勇　辛爱洁　李铮）

第十一节　抗精子抗体检测

人类精子具有抗原性，而且精子抗原相当复杂，约有 100 多种，目前已经被鉴定的精子抗原已达数十种。精子抗原可分为特异性精子抗原和非特异性精子抗原，尤以前者为重要（Lu et al, 2008）。抗精子抗体（AsAb）是一种以精子为靶抗原的自身抗体。抗精子抗体为男科实验室诊断免疫性不育的最重要的指标。检测 AsAb 的方法有多种，包括免疫荧光法、浅盘凝集法（TAT）、乳胶珠凝集试验、精子制动试验（SIT）、固相酶染色法、免疫珠试验（immunobead test，IBT）、混合抗球蛋白反应（mixed antiglobulin reaction，MAR）法、酶联免疫吸附分析（ELISA）法、免疫金分析法等。目前临床上以 ELISA 法为主，少数单位使用了 IBT 和 MAR（WHO，2010）。这三种方法可根据医院患者量的多少和能够选用的试剂盒质量而选择使用。

1. 检测方法

本共识主要介绍临床上常用的三种检测方法：

（1）酶联免疫吸附分析法（ELISA）：即采用纯化的人精子膜抗原包

被微孔，待测标本中的 AsAb 与微孔板上的精子膜抗原反应，再与辣根过氧化物酶标记的羊抗人 IgG 结合，形成抗原 – 抗体 – 酶标抗体复合物，加入底物溶液，通过显色深浅来判定 AsAb 的存在和含量。

基本操作程序：①将已包被的微孔板及所有检测试剂置于室温下平衡 30min，同时配制标本稀释液（含 5% 小牛血清的 PBS-T）。②根据不同待测标本，每孔加标本稀释液 100μl 或 50μl，阴、阳性对照孔不加，空白对照孔加 100μl 标本稀释液。③依次加入标本（血清 20μl，精浆和宫颈黏液 50μl）和 100μl 阴、阳性对照。④37℃温育 40min。⑤用 PBS-T 洗板 4 次，每次 3min，拍干。⑥每孔加酶结合物 2 滴，充分混匀，用封膜覆盖，置 37℃温育 30min。⑦甩净孔内液体，加洗液，洗涤方法同上。⑧每孔加显色液 A、B（底物溶液）各 1 滴，混匀后避光反应 10min。⑨每孔加终止液 1 滴，终止反应。⑩以空白孔调零，450nm 测吸光度值，P/N ≥ 2.1 为阳性，也可以直接肉眼判断（与阳性对照比较）。

（2）免疫珠试验（IBT）：即采用包被羊抗人 IgG 或 IgA 抗体的亲水性聚丙烯酰胺珠（免疫珠）来检测精子表面结合抗体，或待测血清（宫颈黏液）中的抗精子抗体。它分为直接法和间接法。直接法检测精子表面结合抗体，间接法检测精浆、血清或宫颈黏液中各 Ig 类别的抗精子抗体。

直接法操作步骤：①新鲜待测精液 1 滴，一式 3 份，分别加 1 滴最适稀释度的羊抗人 IgG、IgA、IgM 抗体包被的免疫珠悬液，混匀后加盖玻片。②置湿盒 1h，然后在光学显微镜下观察。

间接法的操作步骤为：①生育男性提供的精液（活动率 > 70% 以上）用 Baker's 缓冲液（葡萄糖 3g，$Na_2HPO_4 \cdot 12H_2O$ 0.6g，NaCl 0.2g，KH_2PO_4 0.01g，加水至 100ml）洗 2 次，调精子浓度为 6×10^7/ml。②取 50μl 待测血清或宫颈黏液，加 50μl 精子悬液，37℃水浴 1h，再用 Baker's 缓冲液洗 2 次。③以下操作同直接法。

高倍镜视野下计数附着 2 个或更多免疫珠的活动精子百分率，至少计数 200 个精子。

（3）MAR 试验：反应原理和操作步骤类似免疫珠试验。只不过用人 IgG 或 IgA 包被于 O 型人红细胞、绵羊红细胞或乳胶颗粒上，再向悬浮液中加入特异性的抗人 IgG 或抗人 IgA，其起"桥连"的作用。结果判断亦类似于免疫珠试验。

2. 方法学评价与质量控制

ELISA 法、免疫珠试验和 MAR 试验均可用于抗体的分型（IgG、IgM和 IgA），不同的是，ELISA 法的最大优点是可以同时检测大量标本，并可以检测抗体滴度；MAR 试验和免疫珠试验必须每个样本单独检测，而且，如果检测精浆、血清或宫颈黏液中的抗精子抗体时，需要新鲜的高质量的精液，这就大大限制了其临床应用。但 MAR 试验和免疫珠试验比较直观，可以直接观察到免疫珠或颗粒与精子的凝集现象，并且可大体确定抗精子抗体在精子表面的位置，从而为临床治疗采取何种措施提供参考。而 ELISA 法不能检测精子表面结合的抗体。因此，不同的实验室可根据自身实验室的条件和患者量而决定采取何种检测方法。

为了保证检测结果的准确可靠，不论是 ELISA 法还是 MAR 试验或免疫珠试验，在检测标本的同时均应同时检测相应的阳性对照和阴性对照，只有阴、阳性对照完全吻合，样本的检测结果才有保证。

MAR 试验和免疫珠试验中，供者精液的精子活力要有保证，观察结果时要注意只观察黏附有颗粒或免疫珠的活动精子，而非前向运动精子靠近免疫珠或颗粒时要加以鉴别，而且，颗粒或免疫珠与精子尾尖的结合应忽略不计。MAR 试验和免疫珠试验对黏附颗粒的活动精子进行评分时，应在孵育 3min 和 10min 时分别检测一次，如果 10min 时活动精子全部结合上颗粒或不再活动，以 3min 时的数值作为试验结果；如果 10min 时的检测结果低于 3min 时的结果，应考虑是否有判断或记录误差，因为真正的抗体结合应该是颗粒逐渐凝集成团。

ELISA 法检测的阳性结果更应该小心对待。由于目前用于检测抗精子抗体的抗原基本来自用不同方法处理的精子膜抗原，因此成分比较复杂，相应的非特异性反应亦较多。建议临床上检测的阳性标本，用另一品牌的抗精子抗体试剂盒再次检测，只有两种试剂盒检测均为阳性结果方可报告临床，如果两者结果不一致，建议用第三家品牌的抗精子抗体检测试剂盒核实。

ELISA 检测为阳性的精液标本，建议以 MAR 试验或免疫珠试验进一步验证。

3. 正常参考值及临床意义

ELISA 法检测抗精子抗体，正常生育男性的抗精子抗体应为阴性。免疫珠试验和 MAR 试验的参考范围为：黏附颗粒或免疫珠的活动精子 < 50%。

在正常情况下，由于血－睾屏障和精液中免疫抑制物质的存在，男性精子难以接触到自身免疫系统，且不会产生或产生少量精子结合抗体 IgG，但不影响精子的功能。女性生殖道中也含有丰富的免疫抑制物质，尽管性交时女性多次接触男性精液，但正常情况下不会产生精子结合抗体 IgG。在异常情况下，如前列腺炎、精囊炎、附睾炎、睾丸炎等生殖道感染，输精管道的阻塞、损伤等情况下，机体的免疫屏障及其保护机制遭破坏，精子抗原直接与机体的免疫系统接触，引起免疫反应，从而在血清和精浆中出现精子结合抗体 IgG，并导致生育能力低下或不育（刘雅峰等，2005）。因此，AsAb 可用于临床上男性免疫性不育的辅助诊断。

AsAb 与精子结合后，可使精子制动或黏附在宫颈黏液上而难以通过子宫颈，也可抑制顶体反应，阻碍精子与卵细胞膜的融合；AsAb 也可造成胚胎的死亡和早期消失。男性和女性患者都有可能出现 AsAb。当男、女产生抗精子免疫反应时，血清和生殖道局部可检测出精子凝集抗体和黏附于活精子表面的精子结合抗体。

精液中的 AsAb 几乎都是属于两类免疫球蛋白：IgA 和 IgG。IgM 抗体由于其分子量较大，在精液中极少发现，如果没有 IgG 抗精子抗体，IgA 抗体几乎从来不存在。精子结合抗体 IgG 干扰生育的机制为：干扰精子的代谢活化；细胞毒作用杀死精子、凝集作用影响精子活动率，进而降低进入受精部位的精子数；妨碍精子获能过程干扰受精；抑制合子细胞分裂；引起精子发生过程的紊乱造成少精子或无精子症等。有文献统计分析不育症患者中精子结合抗体 IgG 阳性率，结果精子结合抗体 IgG 呈阳性反应者占 15.77%（卢卫国等，2007）。另有研究表明，不育男性精子 IgG 的 MAR 阳性率为 7.06%，远低于血清 IgG 阳性率。因此世界卫生组织（WHO）推荐在筛查男性不育原因时，应首选 MAR 检查精子结合抗体。

（陆金春）

第十二节　高原低氧环境对精液分析的影响

1. 概述

精液常规分析是评价男性精子质量与生殖能力的重要检查手段，同时也是男科医生诊断疾病并观察治疗效果的重要参考依据。目前，精液分析主要借助计算机辅助精液分析系统进行，先进的计算技术与图像处理技术取代了传统的普通光学显微镜分析，能够对精液的外观、精液量、液化时间、pH 值、精子存活率、精子活动力、精子计数、黏稠度等进行综合分析，从而为临床诊治提供更为准确、可靠的信息。

全世界大约有 4 千万人居住在海拔 3000m 以上的高原。在我国，海拔在 3000m 以上的高原约占国土陆地面积的 1/4，其中，青藏高原是我国高原的主体，也是世界上面积最大、海拔最高的高原，是名副其实的"世界屋脊"，称之为"地球第三极"。高原由于其低氧、低压、寒冷、强风、强紫外线、干燥等特殊的自然地理环境形成了人类生活的最极端环境。我国的藏民族由于对高原产生了最佳适应，是举世公认的"高原民族"。目前，近 500 万藏族世代居住在我国的青藏高原，其中，70% 以上的居民生活在海拔 3500m 以上的高海拔地区。不仅如此，由于建设高原、巩固国防的需要，大批平原人群先后来到了高原，他们守护高原、建设高原的过程就是与高原极端环境不断进行斗争的过程，在此过程中，机体发生着适应性变化，这种变化称之为"习服"。

尽管男性生育能力的临床检验技术水平有了大幅度的提升，但迄今为止，高原环境对精液分析有无影响？影响程度如何？影响特点又是什么？对这些科学和临床问题知之甚少。根据有关文献报道（徐军红等，2008；田志军等，2009；吴艾霖等，2009；林凯等，2011），结合我们所开展的研究结果（顾本宏等，2018），提示高海拔、不同种群、移居高原时间以及气候条件等均会对精液分析产生一定的影响。

2. 高原低氧环境下精液分析的影响因素

（1）标本因素：是指在标本采集过程中对标本质量产生影响的因素，主要包括精液采集、运送及无菌处理等。精液标本采集前，检查者应禁欲 2~7d，频繁的射精或禁欲时间过长均会影响精子浓度、活动力及形态。对于初诊的男性不育患者，应至少采集两次精液以获取基线数据，两次采集应间隔 1~3 周。

精液标本采集方法应按照 WHO 第 5 版手册进行（WHO，2010），以手淫法采集，将精液置于干燥、清洁的采样杯内并在 37℃恒温条件下送检，送检时间不得超过 30min。每一份精液标本都要标明受检者的姓名、禁欲时间、标本采集日期以及标本运送时间等，对于采集不完整及标本运送时间超过 1h 的标本均不应进行精液分析。

每个精液分析实验室均应建立完整、规范的送检及验收流程，对质量不合格的标本应退回或拒收，从而将影响精液分析结果的因素降至最低，确保检测结果真实可靠。

（2）检验人员因素：检验人员的操作技术及临床经验会直接影响精液分析结果，因此实验室检验人员必须具备专业的理论知识及临床操作经验，同时还要有高度的责任感。每次进行精液分析前，检验人员均应仔细核对标本信息，并记录检验时间。检验操作应严格按照 WHO 第 5 版手册中的相关要求进行，认真观察和记录精液的外观、精液量、pH 值以及黏稠度。根据所使用的精子计数板的操作要求，进行精子浓度和活力分析。由于西藏自治区各家医院的大部分男科实验室的专业技术人员，尤其是县级、镇医院的技术人员极少接受过"WHO 精液分析标准"的专业培训，这可能是各医院间检验结果误差较大的主要原因。

（3）检测方法因素：在常规制备精液标本时，吸取一滴约 3μl 已液化的精液标本滴于一次性精子计数板（20μm），或取已液化精液标本 5μl 滴于 Makler 精子计数板内，加专用盖玻片，覆盖时要避免气泡的产生。建议使用相差显微镜进行镜检。

（4）由于高原日照时间长，紫外线辐射强，空气相对干燥，因此，在高原地区开展相关技术时，确保实验室的温度和湿度显得十分重要。实验室的温度应控制在 20℃~24℃，湿度维持在 45%~50%，必要时实验室采取加湿措施，以避免温度和湿度的较大差异对精子活力分级评估产生影响。精子计数时尽量在 2min 内完成，否则会因空气干燥造成精液中水分蒸发，精子浓度结果会偏高，而精子运动动力会减弱。另外，CASA 分析与人工分析之间会产生误差。即使使用 CASA 仪分析精液样本，仍需要定期对仪器进行维护，还要保证每份样本的取样准确、计数池的清洁度以及孵育箱的温度，各项参数的设定均应按照 WHO 第 5 版的标准进行。

（5）精液黏稠度：众所周知，精液的液化有多种酶参与，精液的液化作用依靠前列腺分泌的液化因子，即纤维蛋白原活化因子等，当前列腺感染或病变时这种活化因子分泌减少，导致精液不液化或液化不良。高原地区男性精液黏稠度增高，其异常远高于其他各项指标。通过对西藏阜康妇产儿童医院男科实验室上千份精液样本分析结果显示，约 60% 的患者为精液黏稠度增高，在高原低氧环境下，由于特殊的地理环境和饮食习惯，可能会引起人体营养物质大量消耗，维生素 C、维生素 E、微量元素锌、铁等营养素会降低，可能会影响精子一系列酶的活性，使精液不液化或液化不良，这些因素也可能导致精子数量减少和活动力减弱。

（6）自然环境因素：有报道称，周围环境温度上升时，男性睾丸的生精能力会明显下降，而且精子浓度、活动力、精子总数及形态亦与季节有关，夏季男性的精子浓度、活动力及正常形态精子百分率在一年中最低。在高原地区也不例外，春、冬季节男性精子的质量，尤其是精子形态明显优于夏、秋季节。当然，精液质量还与患者的生活习惯有很大关系，因此，在检查中要综合考虑各方面因素对精液分析结果的影响。我们的研究结果初步显示，在高原地区男性精液质量受外界环境的影响程度要比内地大，这可能与高原地区四季分明，早晚温差大等环境因素通过对人体内分泌、生殖器官组织结构和代谢的影响有关，继而影响男性生殖功能，使精液质量降低（Okumura et al，2003；Ruwanpura et al，2010）。

（7）吸烟：香烟中含有尼古丁、一氧化碳、镉、铅、重金属等多种物质，其可影响睾酮的生物合成，重度吸烟者还可使阴茎动脉收缩，影响精子的发生和成熟，造成精子活动率、正常形态精子百分率下降。随着吸烟量和吸烟时间的增加这种影响更为显著，甚至可使精子染色体发生畸变。

笔者曾于 2016 年在海拔 5400m 高的西藏山南地区普玛江塘乡进行过生殖健康问卷调查，共有 150 名藏族男性接受了调查，其中男性中吸烟比例占 73.3%（110/150），初始吸烟年龄为 11~26 岁不等。由此可见，在高原地区男性吸烟比例较高，高原地区男性精液质量差，可能与藏族男性长期吸烟有关。

（8）饮酒：有文献报道，大量饮酒后，乙醇及其代谢产物乙醛可直接或间接地抑制参与睾酮合成的酶活力，从而损害睾丸的生精功能，使生殖细胞的染色体结构和数目发生改变，可表现为精液液化时间延长，精子存活率降低，精子活动率下降。藏族人性格豪爽、喜欢饮酒。尤其是青稞酒、啤酒在藏牧民生活中就像是普通饮料。笔者于 2016 年在海拔 5400m 高的西藏山南地区普玛江塘乡对 150 名藏族男性生殖健康的问卷调查显示，饮酒男性占比为 65.3%（98/150），初始饮酒年龄为 17~40 岁不等。这表明在高原地区影响精液质量的因素还可能与藏族男性喜欢饮酒有关。

（9）精索静脉曲张（VC）：西藏高原大约 40% 的男性存在轻、重不同的精索静脉曲张。精索静脉曲张可以影响睾丸供血，进而影响精子发生与成熟。在 VC 患者的精液分析中，精子畸形率明显升高，较其他指标的变化更为敏感。有文献报道经手术治疗后，精索静脉曲张患者的精液质量改善率为 49%~77%。但是为何高原地区的男性存在较高的精索静脉曲张，还有不少人群同时存在下肢静脉曲张，如此多的血管病变的真正原因是否真的与海拔高度、地球引力等因素有关尚需要进一步研究。

（10）受检者的射精频率、实验室条件等，对精液分析结果亦会有较大影响，造成检测结果准确性降低，因此在精液采集、运送及检测的过程中要结合实验室实际，尽力按照 WHO 第 5 版标准进行，尤其是对于初诊的患者，要按标准程序进行至少两次精液分析，对比两次分析结果间的差异，确保受检者检查结果客观、准确。

另外，精液标本中可能含 HIV 病毒、肝炎病毒、单纯疱疹病毒等，在采集和运送的过程中应作为生物危险品对待，接触标本的工作人员应注意自身防护，所有卫材、器皿均要经完全消毒处理，一次性使用过的器皿应及时作医疗废物处理。

3. 高原环境下的男性精液分析展望

精液分析作为男性生殖健康的重要参考指标，在临床诊疗中的作用越来越重要。随着社会的迅速发展、社会压力的增加，人们的生活方式出现了巨大变化，而且由于环境污染日益严重，电子辐射源密集等原因的突显，严重威胁着男性生殖系统健康。据世界卫生组织（WHO）的一项最新调查数据显示，我国男性不育症患者的数量约在 3500 万左右，严重影响我国的社会年龄结构与社会稳定。

纵观世界有关精液分析的文献，绝大多数都是外国的，尤其是以发达国家为主。中国的研究者们需要拿出中国的数据和资料，这样才能阐述中国的观点，发出中国的声音（王一飞，2010）。目前对世居藏族和移居汉族生育男性在高海拔、极度低氧的生存环境下，精子的浓度、活动率、形态学以及生育指标的分析情况，尚无一份详细的大样本的报道。而且影响男性精液变化的因素较为复杂，而高原低氧环境下是否存在多种对男性生殖功能产生负面影响的因素尚无大量数据证实，只有通过对大量移居高原前后男性及世居藏族的男性进行诸如有关生殖机能的相关检查，包括精液常规分析、精子 DNA 完整性分析、精浆生化指标分析、精子线粒体膜电位检测、免疫学检查、微生物学检查及遗传基因分析等，方能得出高原低氧环境下男性精液分析的真正影响因素，如：病因学、生理学、病理学等。

（刘锋　欧珠罗布）

第十三节　精子电子显微镜检查

1. 概述

通过电子显微镜对人精子超微结构进行观察，能准确地判断精子的异常部位，了解其不育原因，供临床参考，从而选择合适的治疗方法。

2. 检测原理

精子的电镜观察可分为扫描电镜（SEM）和透射电镜（TEM）两大类（刘维，1996；吴立新等，2005）。扫描电镜利用聚焦得非常细的高能电子束在试样上扫描，激发出各种物理信息。通过对这些信息的接受、放大和显示成像，获得精子表面形貌的观察。透射电镜是把经加速和聚集的电子束投射到非常薄的精子样本上，电子与样本中的原子碰撞而改变方向，从而产生立体角散射。散射角的大小与样本的密度、厚度相关，因此可以形成明暗不同的影像，影像将在放大、聚焦后在成像器件（如荧光屏、胶片以及感光耦合组件）上显示出来。

3. 检测方法

（1）试剂与设备：主要试剂为：2.5% 戊二醛固定液，0.2mol/L 磷酸缓冲液，1% 锇酸，醋酸铀，枸橼酸铅，乙醇。主要设备为透射电子显微镜或扫描电子显微镜。

（2）操作步骤：根据选用电镜不同，操作步骤亦不同。

用于扫描电镜观察时，操作步骤为：PBS 缓冲液洗涤精子后的精子悬液滴在涂有多聚赖氨酸的玻片上，加入 2.5% 的戊二醛固定液，待精子粘好后经乙醇系列脱水，CO_2 临界点干燥，离子溅射仪镀金，扫描电镜观察。

用于透射电镜观察时，操作步骤为：将戊二醛预固定的精子悬液于 1.5ml 离心管中 4000r/min 离心 20min，琼脂包埋沉淀的精子团块，用 1% 的 OsO_4 固定 1h（0.135mol/L 磷酸缓冲液，pH7.3），乙醇系列脱水，Epon812 包埋，LKB 超薄切片机切片。醋酸铀和柠檬酸铅染色后透射电镜观察。

4. 方法学评价与质量控制

精子电镜检查对设备及设备所在环境要求非常高，因此限制了其广泛应用，可通过和科研院所合作克服。精子电镜检查应格外注意精子洗涤和固定的过程，防止人为操作导致的精子损伤。

每个实验室均应建立从样本流入到报告流出的全面质量控制。结合自身实验室的条件，控制洗涤和固定的过程，可以有效保持电镜样本制备质量的稳定性及结果的准确性，避免差错的发生。

5. 临床意义

电镜检查可以非常清晰地观察到畸形精子及不动精子的外部和内部异常的部位如线粒体结构、9+2 结构、轴丝等，对男性不育的治疗具有非常重要的参考价值（党连凯等，2013）。

（汪小波）

第三章 生殖内分泌激素测定及其临床意义

本章要点

　　准确地进行生殖内分泌激素的测定对评价下丘脑、垂体、睾丸的功能具有重要意义，同时可为分析睾丸功能异常的原因提供可靠的判断依据，对男性生育力评估有一定参考价值。

　　男性生殖激素的测定主要包括卵泡刺激素、黄体生成素、催乳素、睾酮、抗苗勒管激素、抑制素 B 等。

　　男性生殖激素的测定方法主要包括放射免疫测定法、酶联免疫吸附分析法、化学发光免疫分析法、电化学发光免疫分析法等。

　　下丘脑－垂体－睾丸轴所产生的生殖内分泌激素通过完整的反馈调控系统促进和调控睾丸精子的发生与成熟。该系统出现异常，最终都会影响到睾丸的功能；同样，睾丸本身的病变也会在该系统中表现出来，因此，准确地进行生殖内分泌激素的测定对评价下丘脑、垂体、睾丸的功能具有重要意义，同时可为分析睾丸功能异常的原因提供可靠的判断依据。

　　男性生殖激素的测定主要包括卵泡刺激素（follicle-stimulating hormone，FSH）、黄体生成素（luteinizing hormone，LH）、催乳素（prolactin，PRL）、睾酮（testosterone，T）、抗苗勒管激素（anti-mullerian hormone，AMH）、抑制素 B（inhibin B，InhB）等。涉及的主要方法包括放射免疫测定法（radioimmunoassay，RIA）、酶联免疫吸附分析法（enzyme linked immunosorbent assay，ELISA）、化学发光免疫分析

法（chemiluminescence immunoassay，CLIA）、电化学发光免疫分析法（electrochemiluminescence immunoassay，ECLIA）等（中华人民共和国卫生部医政司，2006；陆金春等，2009）。本章主要介绍各个生殖相关激素的检测及其临床意义，为男性生育力评估提供一定的参考意见。

第一节　卵泡刺激素

1. 概述

FSH 的分泌过程是由下丘脑和垂体完成的，在神经递质及来自丘脑或丘脑以外神经元轴索的影响下下丘脑产生和分泌促性腺激素释放激素（gonadotropin-releasing hormone，GnRH），包括卵泡刺激素释放激素（FSH releasing hormone，FSHRH）和黄体生成素释放激素（LH releasing hormone，LHRH）。下丘脑产生的 GnRH 呈脉冲式分泌，大约每小时有一个脉冲，经垂体的门脉系统到达垂体，作用于腺垂体的促性腺激素细胞，从而分泌 FSH 和 LH。

2. 检测原理

（1）RIA 的基本原理：RIA 检测内分泌激素是根据抗原与其相应抗体特异性结合形成抗原 - 抗体复合物的特性，用定量的放射性同位素标记的抗原和变量的非放射性抗原共同竞争限量的抗体。因为抗体是定量的，所以结合抗原的总量也是固定的；又因样本中抗原与标记抗原具有相同的与抗体相结合的特性和结合力，所以结合标记抗原量与非标记抗原量成反比。在试验中，作为试剂的抗原，当抗体及标记抗原的量一定时，加入一系列已知浓度的非标记抗原（标准品）后，可以得到一条剂量反应曲线（或标准曲线）。从质量作用定律可以看到，标准品浓度越高，结合标记抗原的计数就越低。一个样本，如果已知结合标记抗原的计数，则样本的浓度（非标记抗原的量）就可在标准曲线上用内查法查出或由直线方程计算出。

（2）CLIA 的基本原理：CLIA 是将化学发光反应与免疫反应结合的一种定量分析的方法，既有发光检测的高度灵敏性，又有免疫分析法的高度特异性。CLIA 包括免疫反应和化学发光两个系统。免疫反应系统是将发光物质（在反应剂激发下生成激发态中间体）直接标记在抗原（化学发光免疫分析）或抗体（免疫化学发光分析）上，或酶作用于发光底物。化学发光系统是利用化学发光物质经催化剂的催化和氧化剂的氧化，形成一个激发态的中间体，当这种激发态中间体回到稳定的基态时，同时发射出光子，利用发光信号测量仪器测量光量子产额。根据化学发光标记物与发光强度的关系，可利用标准曲线计算出被测物的含量。

（3）ECLIA 的基本原理：ECLIA 包括免疫反应系统和电化学发光系统。免疫反应系统与 CLIA 测定中的抗原抗体反应系统相同，电化学发光系统包括了电化学和化学发光两个过程，是在电极表面由电化学引发的特异性化学发光反应。采用三联吡啶钌为标记物，三联吡啶钌在三丙胺自由基（TPA）的催化及三角形脉冲电压激发下，只需 0.01ms 就可发出稳定的光，三联吡啶钌在发光过程中的再循环利用大大提高了分析的灵敏度。

3. 检测方法

（1）RIA：将患者血清及 ^{125}I 标记的 FSH 与定量抗体（一抗）反应，形成抗原抗体复合物。然后待反应平衡后加入第二抗体及聚乙二醇（PEG），使结合部分与游离部分分离。离心后弃上清液用 γ- 计数器测量沉淀部分的放射性强度。以各标准管为纵轴，标准物浓度为横轴在半对数坐标纸上绘制标准曲线，在标准曲线上查找质控血清及各标本的 FSH 浓度。

所需材料：① ^{125}I–FSH 溶液：含 < 10μCi ^{125}I 标记的 FSH 和磷酸盐缓冲溶液（PBS）。② FSH 抗体（Ab_1）：含兔抗人 FSH 抗血清和 PBS。③ FSH 标准物：7 瓶，浓度分别为 0、5、10、20、40、100、200mIU/ml 的 FSH 血清。④质控血清：2 瓶，含正常水平和高浓度 FSH 的人血清。⑤沉淀抗体（Ab_2）：含驴抗兔 IgG 血清及 PEG。

实验方法：① 2h 温育法：试管编号后按表 3-1 程序进行操作。②过夜温育法：试管编号后按表 3-2 程序进行操作。

表 3-1　FSH 放射免疫检测程序（2h 温育法）

试管号	1~2 （B₀）	3~4 （NSB）	5~18 （标准物）	19~20 （质控1）	21~22 （质控2）	23~24 （待测标本）
样本	200μl	–	200μl	200μl	200μl	200μl
抗 –FSH	200μl（H₂O）	–	200μl	200μl	200μl	200μl
充分混匀后置 37℃水浴箱温育 30min						
¹²⁵I–FSH	200μl	200μl	200μl	200μl	200μl	200μl
充分混匀后置室温（20℃~25℃）下温育 90min						
沉淀抗体	500μl	–	500μl	500μl	500μl	500μl
混匀后 1500g 离心 20min，弃上清液，用 γ– 计数器测量沉淀物放射性强度						

注：每份标本均为双管。B_0 为 0 标准物；NSB 为非特异性结合；标准物为 0~200mIU/ml 的 FSH 标准物。

表 3-2　FSH 放射免疫测定程序（过夜温育法）

试管号	1~2 （B₀）	3~4 （NSB）	5~18 （标准物）	19~20 （质控1）	21~22 （质控2）	23~24 （待测标本）
样本	200μl	–	200μl	200μl	200μl	200μl
¹²⁵I–FSH	200μl	200μl	200μl	200μl	200μl	200μl
抗 –FSH	200μl（H₂O）	–	200μl	200μl	200μl	200μl
充分混匀后置室温（20℃~25℃）下过夜（12~16h）						
沉淀抗体	500μl	–	500μl	500μl	500μl	500μl
混匀后 1500g 离心 20min，弃上清液，用 γ– 计数器测量沉淀物放射性强度						

结果计算：①测出每份标本双管的 cpm，并计算出平均数。②按下式分别计算各标准管、质控和待测标本的 $B/B_0\%$：$B/B_0\%=（B-NSB）/（B_0-NSB）\times 100\%$。B= 每对试管所测计数率的平均值，$B_0$=0 标准双管计数率均值，NSB= 非特异性结合计数率的均值。③以各标准管 $B/B_0\%$ 为纵轴，标准物浓度 Log 为横轴在半对数坐标纸上绘制标准曲线。④在标准曲线上查出

质控血清及各标本的 FSH 浓度。

（2）CLIA：将一定量的荧光素标记的单克隆抗体和酶标单克隆抗体加入标本、标准品和质控品中，置 37℃孵育。荧光素标记的单克隆抗体和酶标单克隆抗体分别与 FSH 分子的不同表位结合，形成"三明治"结构。加入过量的结合磁性微粒的抗荧光素抗体，其能快速地与 FSH- 荧光素标记的单克隆抗体复合物发生特异性结合。在外加磁场中直接沉淀，不需离心即可分离。倾去上清液，清洗沉淀复合物，然后加入酶促化学发光底物。底物在酶作用下被催化裂解，形成不稳定的激发态中间体，当激发态中间体回到基态时便发出光子，形成发光反应，使用发光仪检测反应的发光强度。在检测范围内，发光强度与样本中的 FSH 浓度成正比，通过内插法就可以从标准曲线上读取待测样本的 FSH 含量。

具体操作方法：不同型号的仪器操作程序不同，若使用自动化的仪器，则由仪器自动操作所取代，请严格按照仪器使用说明书执行。

（3）ECLIA：待测样本、生物素化的抗 FSH 单克隆抗体与钌（Ru）标记的抗 FSH 另一位点单克隆抗体混匀，形成双抗体夹心的抗原抗体复合物，加入链霉亲和素包被的微粒与之结合，在磁场的作用下，微粒通过磁铁吸附到电极上，未结合的物质被清洗液洗去，电极加电压后产生化学发光，通过光电倍增管进行测定。

具体操作方法：不同型号的仪器操作程序不同，请严格按照仪器使用说明书执行。首先分离血清上机，加样、分离、搅拌、温育、打印结果等操作均由仪器自动完成。

需要注意的是：

①定标：新批号试剂必须进行定标（新试剂盒在分析仪上放置不能超过 24h）。以下情况建议重新进行定标：使用同一批号试剂 1 个月后（28d）；同一试剂盒在分析仪上使用 7d 后；特殊情况如质控品失控等。

②质控分析：各浓度质控品至少每 24h 内检测一次，每次更换试剂盒或定标后必须进行质控。每个实验室可根据各自的情况设定合适的控制限和质控周期。质控值必须处于规定的控制限度内。若失控每个实验室必须采取相应的纠正措施。各实验室应遵循各地关于质量控制的有关规定。

③样本分析：请遵照说明书中有关分析仪的相关指导，并参照分析仪

操作手册，包括试剂装载、仪器检测、样本分析等。

④样本分析后，对标本结果进行审核后再打印报告。

4. 方法学评价与质量控制

RIA 已应用于临床许多年，其灵敏度高、特异性好、标本用量少，操作简便、价格便宜，十分适用于大量样本的检测。但每次测定必须同时制作标准曲线，不便于在短时间内发出报告，而且不能自动化。

CLIA 的灵敏度高于 RIA，检测范围宽，稳定性好，且可自动化，检测时间只需 30~60min。但需特殊仪器，成本相对较高。

ECLIA 具有许多优点：快速，可在 9~18min 内给出可靠的测试结果；高灵敏度，检测下限可达 1pmol；线性范围宽，可达 6 个数量级；试剂货架寿命长，2℃~50℃可稳定 1 年以上。但测定试剂盒及仪器基本依赖进口，价格昂贵。

男科实验室生殖激素检测的质量控制可以参照临床内分泌学的质量控制。要保证检测结果的准确可靠，每次检测常规标本时，要严格按照操作程序进行操作，每批检测时必须带有高、中、低不同浓度的质控血清，与标本一起随机检测，以监控每批的检测结果是否在控。在室内质量控制结果比较稳定的情况下，尽可能参加市级、省级甚至国家级的室间质量评价，以保证检测结果与其他实验室具有可比性。

5. 正常参考值及临床意义

成年男性的血清 FSH 正常参考值为：1.5~11.5mIU/ml。

FSH 主要作用于睾丸生精小管生精上皮中的 Sertoli 细胞，使后者产生雄激素结合蛋白（androgen-binding protein，ABP）和抑制素（inhibin）（王艳梅，2009）。FSH 的部分作用也有可能是通过刺激 Sertoli 细胞中雄激素受体间接实现的。Sertoli 细胞受损，则 FSH 水平增高。FSH 也可使 Sertoli 细胞中的睾酮经芳香化酶的作用而转变为雌二醇。雌激素可能对睾酮的分泌有反馈调节作用，使睾酮分泌控制在一定水平。直接注射睾酮并不能反馈性控制 FSH 的分泌，反馈性控制 FSH 主要是靠睾丸分泌的抑制素，抑制素可使垂体失去对下丘脑分泌的 GnRH 的反应性，从而反馈性地抑制垂体 FSH 的分泌。Leydig 细胞上亦含有 FSH 受体，因此 FSH 也可作用于 Leydig 细胞，FSH 能增加 Leydig 细胞上 LH 受体的数量从而增强 LH 引起的睾酮分泌功能。由此可见，FSH 的增高与降低受多种因素影响。一般认为，精子发生的启动和维持需要垂体分泌的 FSH 和睾丸间质细胞分泌的睾酮协同作用，其中睾酮起关键作用。机体通过"下丘脑 – 垂体 – 生精小管轴"和"下丘脑 – 垂体 – 间质细胞轴"的反馈调节，维持机体生精功能的相对稳定，任何环节的功能障碍都将导致睾丸功能紊乱，影响精子的正常发生和成熟（牛嗣云等，2009）。FSH 和 LH 升高或降低均会影响精子发生，导致少精子症，甚至无精子症（李宏军等，2015）。

第二节　黄体生成素

1. 概述

LH 的分泌过程与 FSH 的分泌过程相似，都是由下丘脑和垂体完成的，外界因素首先作用于下丘脑，产生和分泌 GnRH，包括 FSHRH 和 LHRH，而 LHRH 作用于腺垂体的促性腺激素细胞，分泌 LH。

2. 检测原理

LH 的检测原理与 FSH 的检测原理相似，主要有 RIA、CLIA 和 ECLIA。

3. 检测方法

（1）RIA：用含 LH 的患者标本及 ^{125}I 标记的 LH 与定量的抗体反应，形成抗原抗体复合物，待反应平衡后，加入第二抗体与 PEG，使结合物与游离部分分离，离心后弃上清液，用 γ– 计数器测量沉淀部分的放射性强度。以各标准管为纵轴，标准物浓度为横轴在半对数坐标纸上绘制标准曲线，在标准曲线上查找质控血清及各标本的 LH 浓度。

所需材料：① ^{125}I–LH 溶液：含 < 10μCi ^{125}I 标记的 FLH 和 PBS。② LH 抗体（Ab$_1$）：含兔抗人 LH 抗血清和 PBS。③ LH 标准物：7 瓶，浓度分别为 0、5、10、20、40、100、200mIU/ml 的 LH 血清。④质控血清：

2 瓶，含正常水平和高浓度 LH 的人血清。⑤沉淀抗体（Ab_2）：含驴抗兔 IgG 血清及 PEG。

实验方法：① 2h 温育法：试管编号后按表 3–3 程序进行操作。②过夜温育法：试管编号后按表 3–4 程序进行操作。

表 3-3　LH 放射免疫检测程序（2h 温育法）

试管号	1~2（B_0）	3~4（NSB）	5~18（标准物）	19~20（质控 1）	21~22（质控 2）	23~24（待测标本）
样本	200μl	–	200μl	200μl	200μl	200μl
抗 -LH	200μl（H_2O）	–	200μl	200μl	200μl	200μl
充分混匀后置 37℃水浴箱温育 30min						
^{125}I-LH	200μl	200μl	200μl	200μl	200μl	200μl
充分混匀后置室温（20℃ ~25℃）下温育 90min						
沉淀抗体	500μl		500μl	500μl	500μl	500μl
混匀后 1500g 离心 20min，弃上清液，用 γ- 计数器测量沉淀物放射性强度						

注：每份标本均为双管。B0 为 0 标准物；NSB 为非特异性结合；标准物为 0~200mIU/ml 的 LH 标准物。

表 3-4　LH 放射免疫测定程序（过夜温育法）

试管号	1~2（B_0）	3~4（NSB）	5~18（标准物）	19~20（质控 1）	21~22（质控 2）	23~24（待测标本）
样本	200μl	–	200μl	200μl	200μl	200μl
^{125}I-LH	200μl	200μl	200μl	200μl	200μl	200μl
抗 -LH	200μl（H_2O）	–	200μl	200μl	200μl	200μl
充分混匀后置室温（20℃ ~25℃）下过夜（12~16h）						
沉淀抗体	500μl		500μl	500μl	500μl	500μl
混匀后 1500g 离心 20min，弃上清液，用 γ- 计数器测量沉淀物放射性强度						

结果计算：①测出每份标本双管的 cpm，并计算出平均数。②按下式

分别计算各标准管、质控和待测标本的 B/B_0%：B/B_0%=（B-NSB）/（B_0-NSB）×100%。B=每对试管所测计数率的平均值，B_0=0标准双管计数率均值，NSB=非特异性结合计数率的均值。③以各标准管 B/B_0% 为纵轴，标准物浓度 Log 为横轴在半对数坐标纸上绘制标准曲线。④在标准曲线上查出质控血清及各标本的 PRL 浓度。

（2）CLIA：将一定量的荧光素标记的单克隆抗体和酶标单克隆抗体加入标本、标准品和质控品中，置37℃孵育。荧光素标记的单克隆抗体和酶标单克隆抗体分别与 LH 分子的不同表位结合，形成"三明治"结构。加入过量的结合磁性微粒的抗荧光素抗体，其能快速地与 LH-荧光素标记的单克隆抗体复合物发生特异性结合。在外加磁场中直接沉淀，不需离心即可分离。倾去上清液，清洗沉淀的复合物，然后加入酶促化学发光底物。底物在酶作用下被催化裂解，形成不稳定的激发态中间体，当激发态中间体回到基态时便发出光子，形成发光反应，即可使用发光仪检测反应的发光强度。在检测范围内，发光强度与样本中的 LH 浓度成正比，通过内插法就可以从标准曲线上读取待测样本的 LH 含量。

具体操作方法：不同型号的仪器操作程序不同，若使用自动化的仪器，则由仪器自动操作所取代，请严格按照仪器使用说明书执行。

（3）ECLIA：将待测样本、生物素化的抗 LH 单克隆抗体与钌（Ru）标记的抗 LH 另一位点的单克隆抗体混匀，形成双抗体夹心的抗原抗体复合物，加入链霉亲和素包被的微粒与之结合，在磁场的作用下，微粒通过磁体吸附到电极上，未结合的物质被清洗液洗去，电极加电压后产生化学发光，通过光电倍增管进行测定。

具体操作方法：不同型号的仪器操作程序不同，请严格按照仪器使用说明书执行。

4. 方法学评价与质量控制

同 FSH 检测方法。

5. 正常参考值及临床意义

成年男性的血清 LH 正常参考值为：1.1~8.2mIU/ml。

LH 主要作用于 Leydig 细胞，与 Leydig 细胞膜上 LH 受体结合，从而激活腺苷酸环化酶，使三磷酸腺苷（ATP）转变为 cAMP，后经磷酸化生成磷酸化蛋白，帮助胆固醇进入线粒体，促进睾酮的生物合成，提供精子生成的激素环境。睾酮与 LH 间存在负反馈调节，即睾酮浓度增高则 LH 减少。另外，LH 还可引起 Leydig 细胞内的芳香化作用，使睾酮经芳香化转化为雌二醇。雌激素可能对睾酮的分泌有反馈调节作用，使睾酮分泌控制在一定水平。Leydig 细胞上亦含有 FSH 受体，因此 FSH 也可作用于 Leydig 细胞，FSH 能增加 Leydig 细胞上 LH 受体的数量从而增强 LH 引起的睾酮分泌功能，而 LH 则减少 Leydig 细胞膜上其自身受体的数量（下调作用）。下丘脑、垂体及睾丸激素间相互联系，相互制约，相互控制，共同促进精子的正常发生。在促性腺激素不足的患者中，仅有睾酮并不能维持正常精子发生，并且对外源性睾酮不能使睾丸内达到生精所需的高睾酮浓度，只有促进 Leydig 细胞自身产生足够的内源性睾酮，才能达到这一浓度。大剂量服用睾酮可抑制 LH，使内源性睾酮降低而抑制精子发生。有证据认为，FSH 只对精子发生的启动起作用。在切除垂体的动物，精子发生的再启动需要 FSH 和 LH，而一旦启动，LH 可以维持精子发生。在服用睾酮药物引起的实验性促性腺激素不足的无精子症患者中，只用 HCG 或 LH 取代 LH 活性，或单独用 FSH 药物取代 FSH 活性都可使精子数量增加，但难以达到正常水平。因此，正常精子数的产生需要正常水平的 FSH 和 LH 共同调控。

在临床工作中，特发性低促性腺激素性性腺功能减退症（IHH）是比较常见的一种激素分泌异常性疾病，FSH 和 LH 低于正常水平，伴第二性征发育异常（小睾丸、无阴毛或者阴毛稀少，喉结小等），如果同时伴随嗅觉减退，则是 Kallmann 综合征的特征。高促性腺激素性性腺功能减退一般出现 T 或者 E_2 的合成和分泌减少，垂体的促性腺激素（LH 和 FSH）反馈性分泌增多，比较典型的一种先天性疾病是 Klinefelter 综合征，又称克氏征，染色体核型分析为 47，XXY（李宏军等，2015）。

第三节　催乳素

1. 概述

人垂体催乳素（PRL）是由垂体前叶产生的蛋白激素。PRL 在雌激素、孕激素等的基础上，对泌乳的开始及维持起着重要的作用。妊娠后血清 PRL 水平逐渐增高，至分娩前达高峰，哺乳期维持较高水平。

2. 检测原理

人垂体催乳素（PRL）的检测原理与 FSH 和 LH 的检测原理类似。

3. 检测方法

（1）RIA：用含 PRL 的患者标本及 ^{125}I 标记的 PRL 与定量的抗体反应，形成抗原抗体复合物，待反应平衡后，加入第二抗体与 PEG，使结合物与游离部分分离，离心后弃上清液，用 γ- 计数器测量沉淀部分的放射性强度。以各标准管为纵轴，标准物浓度为横轴在半对数坐标纸上绘制标准曲线，在标准曲线上查找质控血清及各标本的 PRL 浓度。

所需材料：① ^{125}I–PRL 溶液：含 < 10μCi ^{125}I 标记的 PRL 和 PBS。② PRL 抗体（Ab$_1$）：含兔抗人 PRL 抗血清和 PBS。③ PRL 标准物：7 瓶，浓度分别为 0、5、10、20、40、100、200ng/ml 的 PRL 血清。④质控血清：2 瓶，含正常水平和高浓度 PRL 的人血清。⑤沉淀抗体（Ab$_2$）：含驴抗兔 IgG 血清及 PBS。

实验方法：试管编号后按表 3-5 程序进行操作。

表 3-5　血清催乳素放射免疫测试操作表

试管号	1~2 （B$_0$）	3~4 （NSB）	5~18 （标准物）	19~20 （质控1）	21~22 （质控2）	23~24 （待测标本）
样本	200μl	–	200μl	200μl	200μl	200μl
PRL 抗体	200μl（H$_2$O）	–	200μl	200μl	200μl	200μl

试管号	1~2 （B₀）	3~4 （NSB）	5~18 （标准物）	19~20 （质控1）	21~22 （质控2）	23~24 （待测标本）
充分混匀后置 37℃ 水浴箱温育 30min						
¹²⁵I–PRL	200μl	200μl	200μl	200μl	200μl	200μl
充分混匀后置室温（20℃~25℃）下温育 90min						
沉淀抗体	500μl	–	500μl	500μl	500μl	500μl
混匀后 1500g 离心 20min，弃上清液，用 γ- 计数器测量沉淀物放射性强度						

注：每份标本均为双管。B0 为 0 标准物；NSB 为非特异性结合；标准物为 0~200ng/ml 的 PRL 标准物。

结果计算：①测出每份标本双管的 cpm，并计算出平均数。②按下式分别计算各标准管、质控和待测标本的 $B/B_0\%$：$B/B_0\% = (B-NSB)/(B_0-NSB) \times 100\%$。$B=$ 每个试管所测计数率的平均值，$B_0 = 0$ 标准双管计数率均值，$NSB=$ 非特异性结合计数率的均值。③以各标准管 $B/B_0\%$ 为纵轴，标准物浓度 Log 为横轴在半对数坐标纸上绘制标准曲线。④在标准曲线上查出质控血清及各标本的 LH 浓度。

（2）CLIA：将一定量的荧光素标记的单克隆抗体和酶标单克隆抗体加入标本、标准品和质控品中，置 37℃ 孵育。荧光素标记的单克隆抗体和酶标单克隆抗体分别与 PRL 分子的不同表位结合，形成"三明治"结构。加入过量的结合磁性微粒的抗荧光素抗体，其能快速地与 PRL– 荧光素标记的单克隆抗体复合物发生特异性结合。在外加磁场中直接沉淀，不需离心即可分离。倾去上清液，清洗沉淀复合物，然后加入酶促化学发光底物。底物在酶作用下被催化裂解，形成不稳定的激发态中间体，当激发态中间体回到基态时便发出光子，形成发光反应，即可使用发光仪检测反应的发光强度。在检测范围内，发光强度与样本中的 PRL 浓度成正比，通过内插法就可以从标准曲线上读取待测样本的 PRL 含量。

具体操作方法：不同型号的仪器操作程序不同，若使用自动化的仪器，则由仪器自动操作所取代，请严格按照仪器使用说明书执行。

（3）ECLIA：将待测样本、生物素化的抗 PRL 单克隆抗体与钌（Ru）

标记的抗 PRL 另一位点的单克隆抗体混匀，形成双抗体夹心的抗原抗体复合物，加入链霉亲和素包被的微粒与之结合，在磁场的作用下，微粒通过磁体吸附到电极上，未结合的物质被清洗液洗去，电极加电压后产生化学发光，通过光电倍增管进行测定。

具体操作方法：不同型号的仪器操作程序不同，请严格按照仪器使用说明书执行。

4. 方法学评价与质量控制

方法学评价与质量控制同 FSH、LH 检测方法。

5. 正常参考值及临床意义

成年男性的血清 PRL 正常参考值为：< 15ng/ml。

催乳素与生育功能密切相关，PRL 分泌受下丘脑催乳素抑制因子（PIF）调控，PRL 与 FSH 和 LH 的合成也有关系，一般认为是通过内源性阿片肽介导 GnRH 的分泌，从而影响 FSH 和 LH 的合成，低水平的 PRL 可以增强 LH 的功能，刺激精子的发生，促使精母细胞演变分化为精子，但是高水平的 PRL 可抑制 LH 的分泌，抑制睾酮合成酶的活性及睾酮的合成，进而导致患者出现性欲减退、溢乳、男性乳腺增生和生精障碍。因此 PRL 的测定，对诊断垂体肿瘤和泌乳综合征有特别重要的价值，对男性不育如无精子症、少精子症等的诊断也有重要的意义（李宏军等，2015）。PRL 水平的变化以增高为多数，只有少数病变如垂体前叶功能减退、单纯性 PRL 分泌缺乏症等，表现为 PRL 水平降低。部分少精子症和无精子症患者可出现高水平 PRL。

第四节　血清睾酮

1. 概述

睾酮为血液循环中的主要雄激素，95% 是由睾丸间质细胞分泌的，其余来自肾上腺皮质，其分泌受 LH 调节并负反馈影响垂体 – 下丘脑的调节机制。睾酮促进男性第二性征的形成，维持前列腺和精囊的功能。大部分睾酮与性激素结合球蛋白结合，游离睾酮约占 2%。

2. 检测原理

血清睾酮（T）的检测原理与 FSH、LH 和 PRL 的检测原理类似。

3. 检测方法

（1）RIA：用含 T 的患者标本及 ^{125}I 标记的 T 与定量的抗体反应，形成抗原抗体复合物，待反应平衡后，加入第二抗体与 PEG，使结合物与游离部分分离，离心后弃上清液，用 γ- 计数器测量沉淀部分的放射性强度。以各标准管为纵轴，标准物浓度为横轴在半对数坐标纸上绘制标准曲线，在标准曲线上查找质控血清及各标本的 T 浓度。

所需材料：① ^{125}I- 睾酮溶液：含 < 10μCi ^{125}I 标记的睾酮衍生物、0.1% 叠氮钠和 PBS。②抗睾酮抗体（Ab$_1$）：含兔抗人睾酮抗体、0.1% 叠氮钠和 PBS。③睾酮标准物：8 瓶，浓度分别为 0、10、50、100、250、500、1000、2000ng/dl 的溶液并含 0.1% 叠氮钠。④质控血清：含正常男性或正常女性睾酮浓度的人血清并含 0.1% 叠氮钠。⑤ PEG- 第二抗体（Ab$_2$）：含驴抗兔 IgG 抗体、PEG 和 0.1% 叠氮钠。

实验方法：聚丙烯试管编号后按表 3-6 程序进行操作。

表 3-6 血清睾酮放射免疫测试操作表

试管号	1~2（B$_0$）	3~4（NSB）	5~18（标准物）	19~20（质控 1）	21~22（质控 2）	23~24（待测标本）
样本	100μl	–	100μl	100μl	100μl	100μl
^{125}I-T	200μl	200μl	200μl	200μl	200μl	200μl
抗 T 抗体	200μl（H$_2$O）	–	200μl	200μl	200μl	200μl
充分混匀后置 37℃水浴箱温育 60min						
PEG- 第二抗体	1ml		1ml	1ml	1ml	1ml
混匀后 1500g 离心 20min，弃上清液，用 γ- 计数器测量沉淀物放射性强度						

注：每份标本均为双管。B0 为 0 标准物；NSB 为非特异性结合；标准物为 0~2000ng/dl 的睾酮标准物。

结果计算：①测出每份标本双管的 cpm，并计算出平均数。②按下式分别计算各标准管、质控和待测标本的 $B/B_0\%$：$B/B_0\% = (B-NSB)/(B_0-NSB) \times 100\%$。$B=$ 每对试管所测计数率的平均值，$B_0=0$ 标准双管计数率均值，$NSB=$ 非特异性结合计数率的均值。③以各标准管 $B/B_0\%$ 为纵轴，标准物浓度 Log 为横轴在半对数坐标纸上绘制标准曲线。④在标准曲线上查出质控血清及各标本的睾酮浓度。

（2）CLIA：使用一种置换剂把结合态 T 从性激素结合球蛋白（sex hormone-binding globulin，SHBG）中置换出来，这样就可以测定血液中的总 T 含量。37℃孵育后加入过量的结合磁性微粒的抗荧光素抗体，其能快速地与 T 衍生物 –T 抗体复合物发生特异性结合。在外加磁场中直接沉淀，不需离心即可分离，倾去上清液，清洗沉淀复合物，然后加入酶促发光底物。底物在酶的作用下被催化裂解，形成不稳定的激发态中间体，当激发态中间体回到基态时便发出光子，形成发光反应，即可使用发光仪检测反应的发光强度。在检测范围内，发光强度与样本中的 T 浓度成反比，通过内插法就可以从标准曲线上读取待测样本的 T 含量。

具体操作方法：不同型号的仪器操作程序不同，若使用自动化的仪器，则由仪器自动操作所取代，请严格按照仪器使用说明书执行。

（3）ECLIA：将待测抗原（T）、钌标记的 T 竞争性地与生物素化的抗 T 单克隆抗体结合，待测抗原（T）的量与钌标记的 T 和生物素化的抗 T 单克隆体所形成的免疫复合物的量成反比。加入链霉亲和素包被的微粒，免疫复合物通过生物素与链霉亲和素间的反应结合到微粒上。在磁场作用下，微粒通过磁铁吸附到电极上，未结合的物质被清洗液洗去，电极加电压后产生化学发光，通过光电倍增管进行测定。

具体操作方法：不同型号的仪器操作程序不同，请严格按照仪器使用说明书执行。

4. 方法学评价与质量控制

方法学评价与质量控制同 FSH、LH、PRL 检测方法。

5. 正常参考值及临床意义

成年男性的血清睾酮正常参考值为：9.4~37nmol/L。

　　睾酮在睾丸间质细胞生成后除绝大部分与 SHBG 或其他血浆蛋白结合外，仅有一小部分呈游离状态，维持着男性的性征、性欲以及男性生殖器官（前列腺、精囊腺等腺体）的功能和生长发育（Welsh et al，2009）。Leydig 细胞产生的睾酮一部分被选择性输送到睾丸的生精小管，与雄激素结合蛋白（ABP）结合，形成 ABP-T 复合物，ABP 是一种含有少量唾液酸的糖蛋白。ABP 分泌水平的高低常作为衡量 Sertoli 细胞功能的指标，这种复合物使生精小管内出现高浓度睾酮环境，启动细胞代谢过程，促使生精细胞分化、发育、成熟。生精小管中，高浓度的雄激素环境对维持精子发生非常重要。精子发生只有在生精上皮及 Sertoli 细胞都处于高浓度睾酮环境中才能正常进行。同时睾酮分泌的调控则是通过 Sertoli 细胞或肝脏将睾酮芳香化而形成雌二醇，与 Leydig 细胞膜上受体结合抑制睾酮产生。高浓度的睾酮进入血循环通过负反馈机制抑制下丘脑及垂体生殖激素的产生（双卫兵等，2015）。睾酮增高多见于睾丸间质细胞瘤、垂体功能亢进、先天性肾上腺皮质增生症、真性性早熟、畸胎瘤等，降低多见于性功能减退、不育、原发性睾丸发育不全、性幼稚、发育迟缓、男性更年期、垂体功能减退、肾上腺皮质功能减退症、甲状腺功能减退症、高催乳素血症、隐睾、Klinefelter 综合征、Kallmann 综合征、男性乳腺发育、睾丸炎以及损伤造成的睾丸功能低下等。一般认为无精子症与少精子症患者睾酮均有所降低，也有少数少精子症和无精子症患者睾酮水平正常。双氢睾酮（DHT）增高多见于男性前列腺肥大症，降低多见于少精子症、弱精子症及输精管结扎的男性。血清游离睾酮升高多见于严重痤疮、男性秃顶、多毛等，此时，血清 T 水平正常（李宏军等，2015）。

第五节　抗苗勒管激素

1. 概述

　　抗苗勒管激素（AMH）主要由睾丸的未成熟支持细胞和卵巢的颗粒细胞分泌，研究显示 AMH 广泛参与了生殖细胞的调控和性腺发育，诱导睾丸下降（Szarras–Czapnik et al，2006）。

2. 检测原理

AMH 检测一般使用双抗体夹心 ELISA 法，其基本原理为：将已知的特异性抗体与固相载体连接，形成固相抗体，洗涤除去未结合的抗体及杂质；加待测样本，使之与固相抗体接触反应一段时间，让样本中的抗原与固相载体上抗体结合，形成固相抗原复合物，洗涤除去其他未结合的物质；加酶标记特异性抗体，使在固相上形成包被抗体 – 待测抗原 – 酶标抗体复合物，彻底洗涤未结合的酶标抗体，此时固相载体上带有的酶量与标本中待测物质的量成正相关；加底物显色，夹心式复合物中的酶催化底物成为有色产物，根据颜色反应的程度进行该抗原的定性或定量。

3. 检测方法

用纯化的 AMH 抗体包被微孔板，制成固相抗体，向微孔中依次加入含 AMH 的待测样本，再与辣根过氧化物酶（HRP）标记的 AMH 单抗结合，形成抗体 – 抗原 – 酶标抗体复合物，底物液四甲基联苯胺（TMB）在 HRP 酶的催化下显蓝色，并在酸的作用下转化为最终的黄色。用酶标仪在 450nm 波长下测量 OD 值，计算 AMH 浓度。

具体操作步骤如下：

（1）标记待用的微孔板条；

（2）分别吸取 25μl 标准品、质控品和样本加入相应的微孔中；

（3）每孔加入 100μl 样本缓冲液；

（4）置于摇床（300~400r/min）中，于室温（25℃）下孵育 2h；

（5）用全自动洗板机清洗微孔 6 次，或甩尽孔内液体，每孔加 350μl 去离子水，重复洗涤 6 次，倒置于吸水纸上拍干；

（6）每孔加入 50μl 酶标 AMH 抗体；

（7）加盖置于摇床（500~700r/min）中，于室温（25℃）下孵育 30min；

（8）用全自动洗板机清洗微孔 6 次，或甩尽孔内液体，每孔加 350μl 去离子水，重复洗涤 6 次，倒置于吸水纸上拍干；

（9）每孔加入 100μl TMB 底物；

（10）加盖置于摇床（500~700r/min）中，于室温（25℃）下孵育30min；

（11）每孔加入50μl终止液；

（12）在30min内用酶标仪在450nm波长下测量OD值，根据标准曲线方程，计算AMH浓度。

4. 方法学评价与质量控制

双抗体夹心法使用酶标抗体，酶的催化效率很高，间接地放大了免疫反应的结果，使得测定方法达到很高的敏感度，另外双抗体夹心法属于非竞争结合实验，固相载体和酶标抗体均与被检测物的两个以上抗原表位结合，形成抗体抗原酶标复合物，特异性强。最近，AMH的化学发光检测法已被建立，并用全自动化学发光仪检测，有取代双抗体夹心ELISA法的趋势。

5. 正常参考值及临床意义

血清或精浆AMH正常参考值，请参照试剂盒厂家提供的正常参考范围。

研究发现（Jain et al，2013），外源性促性腺激素可以提高精浆AMH水平，促进精子发生。可能机制是精子生成过程中，睾丸支持细胞产生影响因子作用生精细胞，促进精子生成，而精浆AMH亦是睾丸支持细胞分泌生成，可能通过内分泌作用调节生精过程，亦有可能精浆AMH能反映支持细胞的分泌功能。精子的生成与激素密切相关，而FSH主要通过与支持细胞受体相结合，产生效应因子影响精子生成，同时AMH也是由支持细胞生成，故其分泌和作用有可能受到性激素的调节。AMH的检测可为男性不育提供有价值的线索（Plotton et al，2012）。

第六节　抑制素B

1. 概述

抑制素B（Inhibin B，InhB）是由睾丸Sertoli细胞分泌的二聚体糖蛋白激素，由两个亚单位共价连接而成，参与下丘脑－垂体－性腺轴的反馈调节。InhB 作为转化生长因子 β 超家族的一员，是男性性腺的一个重要局部调节因子，在精子发生过程中发挥作用，其水平与精子发生或损害有良好的相关性，直接反映睾丸功能和生精上皮状态，被认为是评价精子发生最佳的内分泌标志物（Goulis et al，2008）。

2. 检测原理

抑制素 B 的检测原理同 AMH 检测原理。

3. 检测方法

将标准品、质控品及待测血清样本在包被有抗抑制素 Bβ 亚单位抗体的微孔板中孵育。孵育及洗板之后，所有孔都加入生物素标记的抗抑制素 Bα 亚单位的检测抗体。再孵育及洗板之后，所有孔加入链霉亲和素－辣根过氧化物酶结合物。第三次孵育及洗板后，加入 TMB 底物孵育。之后加入终止液，最后用双波长在 450nm 及 620nm 处测吸光度。测得的吸光度与抑制素 B 的浓度成正比。标准品用于描绘吸光度的标准曲线，待测抑制素 B 的浓度可从此曲线中读出。

具体操作步骤如下：

（1）标记待用的微孔板条；

（2）分别吸取 50μl 标准品、质控品和样本加入相应的微孔中；

（3）每孔加入 25μl 样本缓冲液 A；

（4）每孔加入 25μl 样本缓冲液 B；

（5）置于摇床（300~400r/min）中，于室温（25℃）下孵育过夜（14~18h）；

（6）用全自动洗板机清洗微孔 6 次，或甩尽孔内液体，每孔加 350μl 去离子水，重复洗涤 6 次，倒置于吸水纸上拍干；

（7）每孔加入 50μl 生物素标记的抑制素 B 抗体复合物；

（8）加盖置于摇床（500~700r/min）中，于室温（25℃）下孵育 1.5h；

（9）用全自动洗板机清洗微孔 6 次，或甩尽孔内液体，每孔加 350μl 去离子水，重复洗涤 6 次，倒置于吸水纸上拍干；

（10）每孔加入 50μl 链霉亲和素－辣根过氧化物酶结合物；

（11）加盖置于摇床（500~700r/min）中，于室温（25℃）下孵育20min；

（12）用全自动洗板机清洗 6 次，或甩尽孔内液体，每孔加 350μl 去离子水，重复洗涤 6 次。最后一次洗涤后，用清洗液浸泡微孔 15min；

（13）用全自动洗板机清洗 6 次，或甩尽孔内液体，每孔加 350μl 去离子水，重复洗涤 6 次。倒置于吸水纸上拍干；

（14）每孔加入 100μl TMB 底物液；

（15）置于摇床（500~700r/min）中，于室温（25℃）下避光孵育15~30min；

（16）每孔加入 100μl 终止液；

（17）在 30min 内用酶标读数仪读数。

4. 方法学评价与质量控制

方法学评价与质量控制同 AMH 检测方法。

5. 正常参考值及临床意义

血清抑制素 B 正常参考值，请参照试剂盒厂家提供的正常参考范围。

血清抑制素直接由睾丸分泌，其中 FSH 选择性刺激 Sertoli 细胞分泌 InhB，而 LH 能选择性刺激睾丸间质细胞分泌游离 α 亚基。在男性内分泌调控系统中，抑制素能选择性抑制垂体合成和分泌 FSH，阻断下丘脑刺激引起的垂体 FSH 释放，InhB 可以通过旁分泌的方式调节 Sertoli 细胞的功能，因此 InhB 能直接反映睾丸的精子发生，其与总精子数及睾丸体积呈显著正相关，可作为临床评价男性生育能力的重要指标（Andersson et al，2004）。InhB 的检测在男性不育病因的诊断，监测放化疗对男性生精功能的损伤以及儿童隐睾症、精索静脉曲张治疗疗效评估方面有其应用价值（Jensen et al，1997；Christiansen et al，2002）。在辅助生殖技术中，InhB 的检测对睾丸精子抽吸的结果有预测作用（沈健等，2007）。InhB 可反映睾丸对下丘脑 – 垂体 – 性腺轴活动的反应，可为男性不育提供有价值的线索。少精子症及非梗阻性无精子症（NOA）患者血清 InhB 水平明显降低（周慧，2009）。

（冯科　陈向锋　张翠莲）

第四章 男性不育相关的遗传学实验室诊断

本章要点

　　染色体异常、相关基因的丢失或突变、基因多态性及非整倍体等是引起与男科相关的遗传性疾病的重要原因，患者多表现为无精子症、少精子症、性分化异常等。

　　染色体核型分析是最常用的男性生殖遗传学检查技术之一。当精子发生异常、性发育不良、配偶出现反复不良妊娠、体外受精－胚胎移植（IVF-ET）、卵细胞质内单精子注射（ICSI）前准备及某些特殊情况下，均需进行外周血染色体核型分析，其能够快速诊断常见的染色体疾病，如47，XXY（克氏征）、47，XYY、46，XX、染色体结构异常及染色体多态性等，这对临床诊疗及优生优育具有重要意义。

　　Y染色体微缺失是造成男性无精子症和严重少精子症的重要原因之一。非梗阻性无精子症患者取精术前、严重少精子症患者药物治疗前、严重少精子症患者（如精索静脉曲张）手术前、实施ICSI生育子代前以及有Y染色体微缺失家族遗传背景的患者，均应进行Y染色体微缺失分子筛查。目前推荐采用经典的6个STS位点引物设计检测Yq AZF微缺失，即检测AZFa区域的sY84和sY86；AZFb区域的sY127和sY134以及AZFc区域的sY254和sY255。主要检测技术为多重定性PCR法，亦可用荧光原位杂交、基因芯片及单核苷酸变异分析等技术检测。

　　许多导致男性不育的疾病，如先天性双侧输精管缺如（CBAVD）、特发性低促性腺激素性性腺功能减退症（IHH）、畸形精子症、非梗阻性无精子症（NOA）等，已被证明是由许多不同的基因突变所致。基因突变的检测方法主要为 DNA 测序。

基因多态性通常分为 3 大类：DNA 片段长度多态性、DNA 重复序列多态性、单核苷酸多态性。基因多态性的检测方法较多，PCR- 荧光探针法因其操作简便，临床应用最为广泛。通过对相关基因的多态性检测研究不育与相关基因的关系，有助于了解不育的机制，并为寻找新的治疗方法提供可能。

非整倍体是导致人类胚胎丢失和染色体疾病的主要原因之一，精子非整倍体的检测一般用荧光原位杂交（FISH）技术。FISH 技术不仅在精子间期核染色体非整倍体率检测中应用广泛，在检测男性不育症患者精子染色体的异常、分析染色体平衡易位携带者的分离规律以及显微授精和植入前胚胎遗传学诊断等领域亦有广阔的应用前景。

男性不育患者约有 30% 的原因未知，其中绝大多数与遗传学有关（Beyaz et al，2017）。染色体异常、相关基因的丢失或突变、基因多态性及非整倍体等是引起与男科相关的遗传性疾病的重要原因，患者多表现为无精子症、少精子症、性分化异常等（Stouffs et al，2014）。与男科相关的遗传性疾病的实验室诊断技术主要包括染色体核型分析、Y 染色体微缺失的检测、基因突变、多态性及非整倍体的检测等（Krausz，2017）。

第一节　染色体核型分析

1. 概述

染色体核型分析是最常用的男性生殖遗传学检查技术之一，能够快速诊断常见的染色体疾病，对于临床诊疗及优生优育具有重要意义。

2. 检测原理

外周血中淋巴细胞几乎都是处在 G0 期或 G1 期，一般情况是不分裂的，当在受到植物血凝素（phytohemagglutinin，PHA）刺激后，淋巴细胞开始转化为淋巴母细胞，并开始进行有丝分裂。经过短期培养后，用秋水仙素阻断染色体分裂，就可获得大量中期分裂相的细胞，制片后可以清楚地对染色体进行观察。

3. 检测方法

（1）试剂与设备：主要试剂包括：RPMI1640 细胞培养液，氯化钾，胰蛋白酶，吉姆萨染色液，甲醇，冰醋酸。主要设备包括：恒温水浴箱，培养箱，低速离心机，显微镜，染色体核型分析系统。

（2）操作步骤：

①无菌抽取静脉血 5ml，立即注入无菌肝素管内，轻轻混匀。

②将 0.3ml 抗凝血注入含 PHA 的 RPMI1640 培养瓶内（含 5ml 培养液），轻轻摇匀。置于 37℃恒温培养箱，培养 72h。

③终止培养前 3h 加入秋水仙胺，使终浓度为 0.4μg/ml。轻轻摇匀培养瓶，继续培养 2~3h。终止培养时将全部培养液吸入离心管内，2000r/min 离心 10min。

④弃上清，加入已经预温 37℃的 0.075mol/L KCl 8ml，低渗 30min。

⑤加入甲醇 – 冰醋酸（3:1）1ml 混匀，预固定 8min，2000r/min 离心 10min。小心吸弃上清液。

⑥重复固定 2 次，每次加固定液 5ml 并小心混匀，每次固定 30min。2000r/min 离心 10min，弃上清余 0.5ml 左右，用吸管将细胞混匀成悬液。

⑦冰冷的干净载玻片 45° 放置，滴三滴细胞悬液于载玻片上，使细胞分散，静置干燥，并置 65℃烘箱过夜。

⑧次日胰酶消化：用移液管移取 0.025% 胰蛋白酶 1ml 于含有 50ml 生理盐水的染色缸中，置于 37℃水浴箱中，用 3% Tris 液调节 pH 至 7.0 左右。

⑨将载玻片置于胰蛋白酶液中，略加摇动处理 2~3min 左右，取出玻片以自来水冲洗，Giemsa 染 5~10min。

⑩在油镜下计数 20 个分裂相，选择分散较好、清晰的染色体，进行核型分析。

4. 方法学评价与质量控制

染色体核型分析是染色体疾病诊断的重要手段之一，简单而又实用，已成为进行辅助生殖前的必要遗传学评估项目之一。但染色体标本制备步骤多，易受多种变量的影响，要求阅片人员具有一定的经验，这在一定程度上限制了这项技术在中小医院中的推广。

对于开展这项检查的实验室均应该建立从样本流入到报告流出过程的全面质量控制。结合自身实验室的条件，定量控制染色体制备过程的诸多环节，可以有效保持染色体制备质量的稳定性及结果的准确性，避免差错的发生（李铮等，2015）。

5. 正常参考值及临床意义

正常男性的染色体核型为：46，XY。

当精子发生异常、性发育不良、配偶出现反复不良妊娠、体外受精 – 胚胎移植（in vitro fertilization and embryo transfer，IVF-ET）、卵细胞质内单精子注射（intracytoplasmic sperm injection，ICSI）前准备及某些特殊情况下，进行外周血染色体核型分析，可有效避免染色体疾病遗传给子代，利于优生优育（Luna et al，2012；《男性生殖遗传学检查专家共识》编写组等，2015；Pereza et al，2016）。

与男性不育相关的染色体异常主要有染色体数目异常和结构变异，其中数目异常包括性染色体和常染色体，而结构变异又可分为结构畸变和染色体多态性。染色体异常对于男性生育力的影响需要专业分析和相应遗传咨询。导致男性不育的常见染色体变异有：

（1）47，XXY，也称 Klinefelter 综合征（克氏征）。其是引起无精子症最常见的遗传学因素，在无精子症中约占 14%。本病具有三个典型的临床表现：小而硬的睾丸，无精子症，男性乳腺发育。其他一些特征，如体长、智力低下、静脉曲张、肥胖、糖尿病、白血病、性腺外的生殖细胞肿瘤和乳腺癌（正常人的 20 倍）发病率增高，但大部分患者不一定出现典型的临床表型。本病有染色体数目异常，47，XXY 核型占 80%，其余

20% 为 48，XXXY、48，XXYY、49，XXXYY、46，XY/47，XXY 及含有结构异常的 X 染色体核型在多个 X 的患者中，随 X 染色体数目的增加，表型不断增强，主要表现为机体发育严重畸形和智力低下，嵌合体通常则有比较轻的表型。大约 40%~70% 的患者临床表现为无精子症的非嵌合 Klinefelter 综合征，患者通过睾丸显微取精术能获得精子，少数患者可表现为隐匿精子症或重度少精子症，有些嵌合比例低的个体甚至可以有几乎正常的精子发生，并有自然生育子代的报道，许多 Klinefelter 综合征患者可通过辅助生殖技术获得子代。已有的研究表明，Klinefelter 综合征患者精子的异常核型从 0~21.7% 不等，个体之间存在差异，如果通过 ICSI 方式生育的患者进行胚胎植入前遗传学诊断，可预防染色体异常的胚胎植入，但鉴于植入前遗传学诊断不是每个生殖中心都可以开展的项目，可以选择羊水细胞产前诊断。

（2）47，XYY。典型特征：体长，可能有智力低下，白血病风险增高，可能有攻击性和反社会行为。性激素检查结果为 FSH 升高，T 和 LH 正常。精液分析结果一般为少弱精子症或无精子症。无精子症男性睾丸活检显示精子成熟障碍或唯支持细胞综合征。47，XYY 男性成熟精子染色体构成与克氏征患者相似：少数精子（＜10%）性染色体为二倍体（24，YY；24，XX 或 24，XY）。这也证实了精子发生过程中多余的 Y 染色体在减数分裂"关卡"中被剔除的假设。

（3）46，XX。此类患者多数具有正常的男性内、外生殖器，至少 10% 的患者有尿道下裂或外生殖器两性畸形，部分患者出现男子女性化乳房。性激素检测结果为 FSH 和 LH 升高，T 正常或降低。睾丸活检显示精子生成消失，取而代之的是睾丸玻璃样变性、纤维化、Leydig 细胞团块。研究发现 80% 的病例由于 SRY 基因从 Y 染色体上转移到 X 染色体，因此睾丸得以分化。然而，Y 染色体上的 AZF 区域无类似转移，因此出现无精子症。由于 X 染色体短臂和 Y 染色体存在高度同源性（98.7%），这被认为是该病的发生机制。但其余 20% 的病例 SRY 基因阴性，最新研究发现，当 SRY 缺失时位于常染色体 22q13 的 SOX9 基因过度表达可触发睾丸发生。SOX9 基因是 SRY 同源基因，是继 SRY 表达后第一个在支持细胞前体细胞表达的基因，且 SOX9 的高表达总是与睾丸分化相关。

（4）染色体结构异常。主要有易位、倒位、缺失、重复、插入、环状染色体等。导致染色体结构异常的遗传学基础是染色体的断裂和断裂后染色体断端的异常重接。随着分子细胞遗传学技术的发展，用常规的染色方法不能或难以被发现的染色体结构异常，也能得以发现并诊断。当染色体结构异常患者产生不平衡精子时，多数胚胎通常很难存活，将导致流产或死胎。

（5）染色体多态性。主要表现为异染色质的变异，特别是含有高度重复 DNA 的结构异染色质。结构异染色质集中分布于着丝粒、端粒、随体、次缢痕和 Y 染色体长臂（肖卓妮等，2012）。从分子水平上看结构异染色质所含 DNA 主要是"非编码"的高度重复序列，不含有结构基因，没有转录活性。因此人们通常认为异染色质是多余的，无特殊功用，也无表型效应。研究表明染色体多态性对精子数目不具有明显的作用，对体外受精 – 胚胎移植（IVF–ET）患者的临床妊娠率、早期流产率、活产率无明显影响（汪小波等，2012）。因此倾向于染色体多态性是一种正常的变异。如果能对具有染色体多态的人群进行家系调查，检查其家人的染色体情况，了解其父母生育情况，将会有助于分析染色体多态性的遗传作用。

（汪小波）

第二节　Y 染色体微缺失检测

近年来，国内外的大量研究资料都显示 Y 染色体微缺失是造成男性无精子症和严重少精子症的重要原因之一，大多数的遗传学和生殖医学实验室都常规开展对男性不育患者的 Y 染色体微缺失的筛查。由于 AZF 基因包含 3 个区域，因此存在不同的 Y 染色体微缺失类型，导致不同程度的生精障碍。AZFa 区缺失患者几乎均表现为完全的唯支持细胞综合征（Sertoli cell only syndrome，SCOS）以及无精子症；AZFb 区缺失患者临床表现为 SCOS、无精子症或少精子症；AZFc 区缺失最常见，临床表现和组织学表型多样，可从正常精子到无精子症（谭艳，2014；Asadi et al，2017）。对 Y 染色体微缺失进行检测，一方面可以为临床上一些不明病因的男性不育患者找出病因，另一方面可以为男性不育患者的临床诊疗提供依据和指导（Liu et al，2017）。但是，各实验室报道的缺失发生率差异较大，从 1%~55%（Mittal et al，2004）。造成这种差异的原因主要与种族差异、被检测患者的选择标准和数量不同、标准化检测方法、操作及质控等的不同有关。经过多年的研究及临床实践积累，2013 年 9 月 19~21 日，欧洲男科学协会 / 欧洲分子遗传实验质控网（EAA/EMQN）在犹他州佛罗伦萨开展的"男性不育遗传学"圆桌会议上，与会专家们就最新的 Y 染色体微缺失相关议题达成共识（Krausz et al，2014），在 1999 和 2004 版指南的基础上（Simoni et al，2004），再次对 Y 染色体微缺失实践操作指南做了更新，为 Y 染色体微缺失的检测提供了指导性意见。

1. Y 染色体微缺失检测的临床适应证

当前，虽然许多分子遗传学和生殖医学实验室已经广泛开展了 Y 染色体微缺失的分子水平检测，但是各个实验室在选择检测对象的范围上有一定的差异。目前适合 Y 染色体微缺失检测的对象主要有：

（1）特发性无精子症和少精子症男性不育患者。Ferlin 等（2005）对 180 例 SCOS 和不同程度精子发生障碍患者进行 Yq 微缺失分析，发现 Y 染色体微缺失在 SCOS 与严重生精障碍患者中有较高发生率，分别为 34.5%（19/55）和 24.7%（21/85）。Maurer 等（2001）报道 Y 染色体微缺失的发生率为 0.4%~55.0%，而 Foresta 等（2001）报道 Y 染色体微缺失发生率为 1.0%~35.0%。Krausz 等（1999）报道特发性无精子症患者 AZF 缺失率约为 10%~15%，少精子症患者 AZF 缺失率约为 5%~10%。Lee 等（2003）报道无精子症患者的 AZF 缺失率为 9%，少精子症的缺失率为 22%。杨元等（2003）对 134 例特发性无精子症和 118 例少精子症患者进行 AZF 检测，发现特发性无精子症和少精子症的 AZF 缺失率为 18.7%。

目前，大部分的研究结果表明严重少精子症和无精子症患者中，Y 染色体微缺失的发生率低于 15%（Poongothai et al，2009）。这种不同缺失率的差异可能是源于种族差异或技术方法不同。事实上，不同种族不育男性 Y 染色体微缺失的类型和频率存在差异（Krausz et al，2003）。Ehsan Yousefi-Razin 等（2016）的研究结果表明，Y 染色体微缺失在无精子症或严重少精子症伊朗不育男性中发生的频率为 12.1%（152/950）。Mirfakhraie 等（2010）观察了 100 例伊朗无精子症不育男性，12% 的患者表现为 Y 染色体微缺失，其中 AZFb 区缺失最常见（66.67%），其次分别为 AZFc 区（41.67%）、AZFd（33.33%）和 AZFa（8.33%）。Puzuka 等（2011）对 105 例拉脱维亚不育男性的研究显示，共有 3 例发生 AZFc 区缺失，2 例发生 AZF（a+b+c）区完全缺失。Sachdeva 等（2011）研究表明，200 例男性不育患者中 Y 染色体微缺失发生率为 10.5%。对约 187 例土耳其不育男性患者的研究表明（Akin et al，2011），其中 7 例发生 Y 染色体微缺失，缺失率为 3.93%，且 AZFc 区微缺失最为常见。意大利男性不育患者中 Y 染色体微缺失发生率约为 5%，其中 AZFa 区发生率为 0.6%，AZFb 区发生率为 0.4%，AZFc 区发生率为 3.2%，AZFb+c 区发生率为 0.6%，AZFa+b+c 区发生率为 0.1%（Ferlin et al，2007）；而对德国无精子症和严重少精子症患者的研究表明，Y 染色体微缺失发生率仅为 1.8%，其中 AZFc 区发生率为 1.5 %（Simoni et al，2008）。以上研究数据表明全球不同国家和地区不育男性 Y 染色体微缺失发生率不同，而且 Y 染色体缺失区域亦呈现不一致的特点。

Foresta 等（2001）总结了 1992~2000 年发表的关于 Y 染色体微缺失的文献，结果表明在男性不育患者中 Y 染色体微缺失平均发生率为 8.2%（401/4868），在正常生育男性中为 0.4%（12/2663）。正常生育男性出现 Y 染色体微缺失可能与研究所选择的检测位点的多态性有关。对 4868 例男性不育患者进行详细分类，结果表明在无精子症和严重少精子症（精子浓度 $< 5 \times 10^6$/ml）患者中发生率为 10.5%（156/1491）；在精子浓度 $> 5 \times 10^6$/ml 的精液异常的男性不育患者中发生率为 0.7%（3/416）；在拟行 ICS1 治疗的患者中发生率为 3.8%（32/850）。如果进一步以睾丸结构发生改变为基础，在睾丸生精功能严重低下的严重少精子症患者中 Y 染色体微缺失发生率为 24.7%（21/85）；在睾丸组织病理学检查为 SCOS 患者的发生率为 34.5%（19/55）。这些数据进一步支持这样的观点，即 Y 染色体微缺失可以造成精子数量的严重丢失甚至完全无精子，因此应该对无精子症和严重少精子症（精子浓度＜ 5×10^6/ml）患者进行 Y 染色体微缺失的检测。

（2）隐睾患者。有的学者认为隐睾患者的确切病因不明，认为该类患者也应纳入 Y 染色体微缺失的筛查对象。Foresta 等（1999）调查研究显示，AZF 微缺失常出现在合并严重睾丸病变的单侧隐睾及特发性无精子症或严重少精子症患者，微缺失的检出率分别为 27.5% 和 25.4%，认为 AZF 微缺失可以造成严重的睾丸损伤，患者既可以表现为特发性不育，也可以表现为睾丸异常。Dada 等（2002）认为，Y 染色体微缺失可以引起严重少精子也可以导致隐睾，这可能是因为 AZF 缺失能改变睾丸对其下降调节机制的反应性并最终导致隐睾。但是，也有部分报道提出相反的意见。Ferlin 等（2004）发现，在特发性男性不育患者和隐睾患者中 AZF 缺失率相近，且单侧隐睾患者 AZF 缺失率比双侧隐睾患者高。Kunej 等（2003）研究也发现，无精子或少精子的隐睾患者中 AZF 微缺失的比例（2.8%）远低于一般男性不育人群（8.8%），且 AZF 微缺失组中的隐睾患者所占的比例（5.8%）也明显低于非缺失组中隐睾患者所占的比例（15.6%），因此认为 AZF 微缺失与隐睾之间并无因果联系。Gurbuz 等（2008）研究了64 例年龄为 1~17（7.82 ± 3.21）岁的患儿，也发现 Y 染色体微缺失与隐睾的发生无明显相关性。

（3）精索静脉曲张患者。精索静脉曲张（varicocele，VC）是精索蔓状静脉丛的病理性扩张，可导致男性生精障碍。VC 是导致男性继发性不育的常见病因，而当某些患者接受精索静脉高位结扎后精液质量未得到改善。因此，有研究提出此时 VC 可能只是一个伴随 Y 染色体微缺失的临床表型，它本身虽然可影响到精子的生成，但不是直接造成生精功能障碍的原因，其真正导致不育的原因是 Y 染色体微缺失（Martinez et al，2000）。Dai 等（2015）发现，Y 染色体微缺失在伴有精索静脉曲张的非梗阻性无精子症患者中发病率为 18%（27/150），严重少精子症患者中为 7.33%（11/150），中度少精子症患者中为 2.67%（4/150），轻度少精子症和对照组中未能发现 Y 染色体微缺失，该研究认为精子发生障碍主要是因为 Y 染色体微缺失，而非精索静脉曲张导致。Dada 等（2007）对 72 例精索静脉曲张的男性不育患者研究发现，7.2% 的患者有 AZF 微缺失，但是精索静脉曲张手术治疗未能改善精子质量。对有微缺失的精索静脉曲张患者进行外科手术治疗并不能改变其生精状况。因此认为对具有精索静脉曲张的不育患者也应该进行 AZF 微缺失的筛查，这样既可以帮助诊断又可以避免那些不能改变生精状况的不必要的治疗。但是，对于 AZF 微缺失与精索静脉曲张的关系仍有争议，有部分研究提出了反对的声音（Hadjkacem-Loukil et al，2011；高佃军等，2016）。

（4）反复流产的男性因素。有研究证实（Soleimanian et al，2013），Y 染色体微缺失与复发性自然流产之间有一定的相关性。Karaer 等（2008）对 43 例不明原因的习惯性流产夫妇中的男性 AZFc 附近 4 个位点进行了检测，结果显示缺失率为 16.3%，其中 10% 有 3 个及以上位点缺失。单个位点的微缺失有数量叠加效应，大多数的复发性自然流产夫妇中有多个位点的缺失。其发生的机制可能是影响胚胎发育过程中滋养叶细胞的功能，从而导致营养供应障碍，但对胚胎的形成无影响。但也有其他研究提出了不同的观点（Wettasinghe et al，2010；Pereza et al，2013）。Y 染色体微缺失与复发性自然流产之间的关系还需要大量的研究进一步证实。

（5）采用辅助生殖技术的患者。ICSI 是在 IVF-ET 技术基础上发展起来的辅助生殖技术，通过单精子直接注入卵母细胞质内而实现受精，使男性不育患者有生育子代的可能。但国内外研究均表明（Kuhnert et al，2004；朱晓斌等，2007；Gambera et al，2010；王会等，2011；Dai et al，2012；朱晓斌等，2012；Liu et al，2017）通过 ICSI 出生的男性子代是 Y 染色体微缺失的高危人群。不仅表现在 ICSI 男性子代会完全遗传亲代 Y 染色体微缺失，而且子代还会有缺失范围进一步扩大以及发生新的突变的可能。据统计通过 ICSI 将遗传缺陷传给下一代的染色体缺失率为9.4%~33%（Kent-First et al，1996）。所以对不育患者开展遗传分析和咨询，对准父母遗传咨询，让其了解他们生育的遗传风险后作出理性决定是非常必要的。有遗传风险存在的情况下，在辅助生殖中应进行种植前遗传学诊断，尽量选择女婴，以切断遗传途径，减少后代遗传缺陷的发生几率。同时，进一步随访观察 AZF 微缺失导致的生精障碍是否会随着 ICSI 传代而扩大，继而影响未来人类整体生育能力，也显得尤为重要。

那么，究竟哪些患者需要进行 Y 染色体微缺失的检测？参照 EAA/

EMQN 发布的 2013 版 Y 染色体微缺失分子诊断共识（Krausz et al，2014），并结合中国目前的研究报道，推荐我国男性不育症患者 Y 染色体微缺失分子筛查适应证为：

（1）非梗阻性无精子症患者取精术前。

（2）严重少精子症患者（精子浓度小于 5×10^6/ml）药物治疗前。

（3）严重少精子症患者（如精索静脉曲张）手术前；或实施 ICSI 生育子代前。

（4）有 Y 染色体微缺失家族遗传背景的患者。

2. Y 染色体微缺失检测位点的选择

目前比较公认的与精子发生密切相关的基因包括 AZFa 区的 *USP9Y* [ubiquitin-specific peptidase 9，USP9Y；以前称为 DFFRY（Dresophila fat facets related Y，DFFRY）] 和 *DDX3Y*（以前称为 DBY）基因、AZFb 区的 *RBMY*（RNA binding motif on the Y，RBMY）基因家族以及 AZFc 区的 *DAZ*（deleted in azoospermia，DAZ）基因家族。这些候选基因大部分都不是单拷贝的，且广泛分布于 Y 染色体的多个区域，在 X 染色体或常染色体上有同源拷贝，它们各自的功能还有待于进一步研究，因此，无法只从基因的角度来确定患者的缺失情况。Vollrath 等（1992）于 1992 年构建了 Y 染色体的序列标签位点（sequence tagged site，STS）缺失图谱，由于收集到了足够多的病例，基本包括了上述 Y 染色体功能基因所在的区域，为确定患者的 Y 染色体的缺失范围带来了极大的方便。但是，究竟选择多少个 STS 位点进行 Y 染色体微缺失检测最合适，目前还没有肯定的结论。

各个实验室在研究中选择 STS 位点的数量存在明显的差异，从 5 到 118 个不等，平均为 20~30 个。Simoni 等（1998）总结了 1995~1997 年有关 Y 染色体微缺失的文献，经统计学分析得出结论，Y 染色体微缺失在无精子症和严重少精子症患者中的发生率与检测的 STS 位点数目的多少无关。但是，Y 染色体微缺失在 AZF 各区的相对分布存在明显的差异，选择不同区域的 STS 位点，会影响检出率。对文献的综合分析显示，在男性不育患者所有检出的有缺失的患者中，缺失位点在 AZFc 区（包括

DAZ 基因）的占 59.6%；其次是 AZFb 区（包括 *RBMY* 基因），占 15.8%；而 AZFa 区最低，只有 4.9%；大范围缺失即同时合并有两个或三个 AZF 区缺失的占 13.6%，AZF 以外区域的缺失占 6%（Foresta et al，2001）。因此，选择检测的 STS 位点，最重要的是选择那些已知的在不育男性患者特异缺失的非多态性的位点，同时位于功能候选基因 DNA 序列之内的比较好。

各个实验室选择的 STS 位点不一致，使结果难于进行比较分析。2004 年 EAA/EMQN 在《Y 染色体微缺失实验操作指南》中指出，原则上只要对每个 AZF 区域设置一个非多态的 STS 位点分析就足以判断 AZFa、AZFb、AZFc 区是否存在缺失（Simoni et al，2004）。任何一个已知缺失的明确界定区域都包含多个 STS 位点，在每个区域内设置至少 2 个 STS 位点有助于增加诊断的准确性。2004 版和 2013 版 EAA/EMQN 共识均推荐采用经典的 6 个 STS 位点引物设计检测 Yq AZF 微缺失，即检测 AZFa 区域的 sY84 和 sY86；AZFb 区域的 sY127 和 sY134 以及 AZFc 区域的 sY254 和 sY255（Simoni et al，2004；Krausz et al，2014）。

这些 STS 位点引物已被多个实验室和外部质量控制实验证实：结果可信、重复性好。采用这些引物能够检测到所有临床相关缺如和文献中报道的 95% 的缺失类型，这套引物设计可完全满足常规检测需要。同时，它是一个简单的标准，便于实验室质量控制和缩小实验室之间的检测差异，因此 EAA/EMQN 共识推荐所有实验室采用这套引物设计。6 位点法严格按照 EAA/EMQN 共识规定设置 ZFY/X 和 SRY 为内参照。EAA/EMQN 共识指出，一些检测方法和试剂检测 STS 位点过多，可能会检测到很多假的缺失位点，尤其是当 DNA 质量不好、PCR 条件不佳的情况下。而大部分试剂盒并没有提供额外的单重 PCR 试剂来确认可疑的结果。因此，共识明确指出增加 STS 位点并不能提高检测的敏感度，反而可能使结果的解读复杂化。2013 年 EAA/EMQN 进行了修订，在《Y 染色体微缺失的最佳实践操作指南》（2013 版）中指出，增加另外 8 个 STS 位点可以用于进一步分析 AZFa 区域和 AZFc 区域是否发生区段的完全缺失（Krausz et al，2014）。EAA/EMQN 推荐的基本引物意义及分析流程如下：

（1）AZFa：AZFa 缺失检测主要使用两个 STS 位点：sY84 和 sY86。

这两个位点位于 *USPY9* 和 *DDX3Y* 基因的上游匿名基因上。按照缺失发生机制和目前的经验，一旦检测到 sY84 和 sY86 都发生缺失，发生整个区域缺失的可能性非常高。但是又有研究发现了 AZFa 区的部分缺失，部分缺失时表型没有完全缺失严重（Krausz et al，2006）。

为了确定目前拓展的缺失类型（全部缺失 / 部分缺失），就必须采用额外的 STS 引物：sY82、sY83 或者 sY1064 可用于判断是否是近端断裂，而 sY1065、sY1182 或 sY88 可用于判断是否是远端断裂。不推荐增加 sY87 位点，因为该位点在 AZFa 区的两个基因之间。

（2）AZFb（P5/P1 近端）：sY127 和 sY134 位于 AZFb 区域的中间和末端。根据现有的认识，在绝大多数病例中，两个位点都缺失意味着整个 AZFb 区域丢失。目前对于睾丸取精术（TESE）前进行的预见性检测需要选择下述位点做进一步确认：sY105、sY121 或 sY1224 可判断是否是近端断裂；sY143、sY1192 或 sY153 可判断是否是远端断裂。不再推荐 sY114 和 sY152 这两个位点，因为他们覆盖不止一个基因。

（3）AZFc（b2/b4）：sY254 和 sY255 这两个位点位于 AZFc 的 *DAZ* 基因上。在 MSY 序列中，*DAZ* 基因有 4 个拷贝序列，以两个基因头碰头方式组成的两个复合体分别位于回文序列 P1 和 P2 中（Saxena et al，2000）。两个位点的缺失意味着整个 AZFc 区域的缺失，因为所有的 *DAZ* 拷贝完全缺失。从目前的资料来看，这两个位点中单个缺失是不可能的。如果实验中发现单个位点缺失，一般认为是方法错误。

一些研究表明（Kuroda-Kawaguchi et al，2001；Luetjens et al，2002）：尽管 AZFc 的缺失模式并不总是一样，但相对而言是较为稳定的。由 Kuroda-Kawaguchi 等（2001）设计的引物（sY160）可以帮助判断缺失模式是否符合 b2/b4 模式。末端缺失（sY160 缺失）常与镶嵌性核型（46，XY/45，X）相关，所以必须进行核型分析。

（4）AZFb+c（P5/P1 远端，P4/P1 远端）：sY127、sY134、sY254、sY255 这四个位点的缺失表明整个 AZFb 和 AZFc 区域的缺失。Repping 等（2002）使用了更为特异的位点来进一步判断是否是 P5/P1 远端缺失或 P4/P1 远端缺失模式，sY116 存在表明 P4/P1 远端缺失，sY116 不存在表明 P5/P1 远端缺失。

3. Y染色体微缺失检测技术及质量控制

分子生物学技术的发展越来越快，针对Y染色体微缺失的检测技术同样有了很大发展，现有的检测技术有多重定性PCR法、荧光原位杂交、基因芯片及单核苷酸变异（single nucleotide variant，SNV）分析等。这些不同的检测技术的应用，均能成功地进行Y染色体微缺失的检测。现将部分检测方法简述如下：

（1）多重定性PCR：多重定性PCR法结合琼脂糖电泳检测是目前Y染色体微缺失检测应用最为广泛的方法，EAA/EMQN推荐的就是该方法。多重PCR是指在一个单一反应中同时扩增多个序列的过程。许多情况下适合各对引物扩增的条件也能保持对多对引物扩增反应的特异性，从而得到多条目的DNA片段。因此，多重定性PCR具有简单、经济、快速、灵敏度高和高通量的特点。但高效率的多重PCR需要整体的考虑并需要多步尝试以优化反应条件。一般来说，多重PCR只适合于供扩增相隔至少几千个碱基的靶DNA序列，并且各扩增片段大小需要相隔一定数量的碱基对，因为扩增片段大小过于接近会给结果分析增加困难。与标准PCR相比，多重PCR在引物设计、酶浓度、缓冲液的成分、循环参数等各方面都有其自身的特点，需要研究者花费一定的时间和精力进行摸索，以确定多重PCR反应体系的最适条件。

常用的电泳技术有琼脂糖凝胶电泳和毛细管电泳。琼脂糖凝胶电泳检测操作简单快速，且一般实验室都会配备琼脂糖凝胶电泳仪，故该方法可行性大，但存在需要接触溴化乙啶（EB）等有毒物质且分辨率不够高等缺陷。毛细管电泳不需要接触EB等致癌物，灵敏度和分辨率都有很大的提高，但是该方法在PCR过程中的引物需要标记荧光，使实验成本有所增加。

影响PCR技术临床应用的巨大障碍，还包括由于扩增反应失败所致的假阴性和由于扩增产物污染造成的假阳性检测结果，因此严格的实验设计对于确保实验结果的准确性非常重要。Simoni等（1999）在总结大量AZF微缺失分子流行病学调查资料的基础上，提出了欧洲标准化的临床AZF微缺失筛查方案，有力推动了AZF区域微缺失检测的临床应用。

1999 年，欧洲男科学会用 6 份 DNA 样品对 29 个进行 Y 染色体微缺失检测的实验室的调查表明，有相当一部分实验室的检测方法不够规范，大部分没有使用内对照或阳性及阴性对照，对 AZFb 和 AZFc 区缺失错误诊断的发生率约为 5%。因此，提出对 Y 染色体微缺失检测的研究在设计上应包括：①合适的 PCR 内对照，如 *ZFX/ZFY* 基因、*SRY* 基因或 Y 染色体短臂上其他的 STS 位点，也可以用球蛋白（Globin）或磷酸甘油醛脱氢酶（GAPDH）管家基因作为内对照；②已生育有后代的正常男性作为阳性对照，以了解检测的灵敏度和特异性；③正常女性作为阴性对照，以了解检测的特异性和是否存在交叉污染的问题；④水作为空白对照，以了解反应体系所用的试剂是否存在污染的问题。上述阳性对照、阴性对照、空白对照及内对照在每一次 PCR 扩增体系中都应存在以确保检测结果的准确性。

（2）实时荧光 PCR 法：实时荧光定量 PCR 技术近年来应用广泛。它在 PCR 反应体系中加入荧光的探针或染料，通过收集积累的荧光信号实时监测整个 PCR 过程，最后通过标准曲线实现对未知模板进行定量分析。该技术对荧光的变化非常灵敏，因此与传统 PCR 方法相比灵敏度高，可检测出模板中微小量的特定核酸序列。实时荧光 PCR 能够提高效率、避免污染、区分由于引物位置突变或产物降解导致的扩增效率降低，适合作为大规模筛查的手段。但是目前多重实时荧光 PCR 技术发展还不够成熟，每管一般只能检测 1 个位点，检测 Y 染色体微缺失需要对多个位点进行检测，大大限制了实时荧光 PCR 在 Y 染色体微缺失检测中的应用。

（3）荧光原位杂交：即 FISH（fluorescence in situ hybridization）技术，是一种非放射性的分子细胞遗传学技术。与传统的放射性标记方法相比，它具有灵敏度高、快速、杂交特异性高和可以多重染色等特点，因此在分子细胞遗传学领域受到普遍关注。但是与多重定性 PCR、实时荧光 PCR 及基因芯片法相比，检测步骤繁琐，检测周期长，并且不能达到 100% 的杂交，灵敏度和特异性都有待提高。

（4）基因芯片技术：即生物芯片或称为 DNA 微阵列（DNA microarray）。它的测序原理基于杂交测序的方法，可实现同时将大量探针固定在支持物上，因此可以同时对样品中大量的序列进行检测并分析。比传统的核酸印迹技术有明显优势。有研究使用基因芯片技术检测 Y 染色体微缺失，同时选择多个热点基因进行研究。因为基因芯片技术综合了PCR 和核酸杂交技术，与多重定性 PCR 法相比，灵敏度和特异性都有所提高，并且具有高通量、微量化、自动化、集成化、快速等优点。但基因芯片技术操作要求较高，费用较大，需要特定的仪器设备。

（5）SNV 分析：即利用 DNA 序列中存在的单碱基变异来进行序列分析。通过检测 Y 染色体上特定基因的 SNV 位点来确定这个基因复制的数量，目前主要用于 AZFc 部分缺失的检测。

（6）液相芯片分析：液相芯片（MASA）又称多功能悬浮点阵技术，是新一代分子诊断技术。优点是高通量，且准确性高。区别于基因芯片用探针在芯片位置给基因特异性编码，MASA 是用颜色来编码，敏感度、特异性均较高。

4. 中国 Y 染色体微缺失筛查质控计划

随着 Yq AZF 检测在临床的开展，它已逐渐成为男性无精子症和严重少精子症的常规检测项目。因此，中国医师协会男科医师分会男性生殖专业委员会组织和实施了中国 Y 染色体微缺失筛查质控计划（Y chromosome microdeletion external quality assessment，YEQA），为 Y 染色体微缺失 AZF 检测提供室间质量评价，从而促进实验室检测水平提高。YEQA 计划的另一个重要任务是建立中国 Y 染色体微缺失检测的大型数据库。相信，随着 YEQA 计划的实施，可以改善参与实验室的实验操作水平，提高检验报告质量，降低其误诊率。

（谭艳　张锋）

第三节　基因突变检测

1. 概述

许多导致男性不育的疾病，如先天性双侧输精管缺如（CBAVD）、特发性低促性腺激素性性腺功能减退症（IHH）、畸形精子症、非梗阻性无精子症（NOA）等，已被证明是由许多不同的基因突变所致。本节主要介绍男性不育的单基因病致病基因突变检测。基因突变的检测方法主要为DNA测序。

2. 检测原理

DNA测序包括一代测序（Sanger法）与二代测序（next generation sequencing，NGS，又名高通量测序）。

一代测序：又名双脱氧链终止法，是根据核苷酸在某一固定的点开始，随机在某一个特定的碱基处终止，并且在每个碱基后面进行荧光标记，产生以A、T、C、G结束的四组不同长度的一系列核苷酸。它们具有共同的起始点，但终止在不同的核苷酸上，可通过高分辨率变性凝胶电泳分离大小不同的片段，获得可见的DNA碱基序列。

二代测序：不同测序平台原理略有不同，以现阶段应用最广泛的Illumina公司Solexa基因组分析平台进行介绍，测序原理为可逆终止化学反应。DNA片段加上接头之后，可随机附着于玻璃表面，并在固相表面经过桥式扩增，形成数千份相同的单分子簇，作为测序模板。测序采取边合成边测序的方法，和模板配对的ddNTP原料被添加上去，不配对的ddNTP原料被洗去，成像系统能够捕捉荧光标记的核苷酸。随着DNA 3'端阻断剂的去除，下一轮的延伸就可进行。

3. 检测方法

一代测序检测程序：①针对不同的基因设计合成特异的扩增引物；②PCR扩增目的片段；③回收纯化扩增产物；④以回收产物为模板进行测序前扩增；⑤上机扩增产物进行毛细管凝胶电泳；⑥数据分析。

二代测序程序主要包括外显子文库构建、高通量测序及生物信息学分析。

外显子文库构建过程主要包括四步：

（1）将DNA剪切为合适大小（150~200bp），然后使用Agilent SureSelectXT文库制备试剂盒进行处理，包括纯化、修复末端、DNA片段3'端腺苷酸化等，构建接头分子标记的DNA文库并扩增；

（2）加入SureSelect生物素化的RNA文库探针进行液相杂交，这些探针只能结合到目标区域，即外显子区域；

（3）在反应液中加入链霉亲和素磁珠，这些磁珠与生物素标记的探针结合，从而富集与探针杂交的目标序列；

（4）通过磁性吸附将与亲和素磁珠结合的 DNA 片段从溶液中脱离，随后从磁珠上洗脱富集的 DNA 片段。经 PCR 反应扩增后，构建完成外显子测序文库。接下来对构建的文库用 HiSeq2500/3000 平台进行高通量测序。

生物信息学分析流程：数据下机后，首先将测序后得到的图像文件转化为 FASTQ 格式文件（Raw data）。原始数据中可能含有少量测序接头及低质量序列，在进一步分析前需要对数据进行过滤和质控，从而去除接头序列、包含过多 "N" 碱基及低质量碱基的序列（"N" 碱基为仪器不能辨读的碱基）。过滤后得到高质量 reads 文件（clean data），将 clean data 与参考基因组序列进行比对，比对后获得 BAM 格式的结果文件，此文件将用于后续分析。具体分析步骤如下：首先对 BAM 文件进行处理，除去由 PCR 扩增过程造成的冗余序列及其他比对错误的 reads。其次，对处理后的 BAM 文件进行变异位点检测，并对可信变异位点进行统计与注释。最后，对检测结果进行汇总，绘制变异图谱。

4. 方法学评价与质量控制

测序模板 DNA 质量控制：采用荧光定量的方法对 DNA 样品进行定量；NanoDrop 检测 OD260/OD280；凝胶电泳检测 DNA 的状态，是否包含蛋白质、RNA 污染及是否存在 DNA 降解。

测序后质量控制：平均 99% 的碱基准确度达 Q20，保证 85% 的碱基准确度达 Q30，平均 clean data 占 raw data 的 90% 以上。对于外显子组项目，约 90% 的外显子区域覆盖度达到 10× 以上，保证最高的测序均一性。

5. 临床意义

临床中可根据不同的临床表型进行不同的基因检测。例如梗阻性无精子症中双侧输精管缺如，可进行 *CFTR*、*ADGRG2* 基因检测，若等位基因均有突变则可明确病因；再如特发性低促性腺激素性性腺功能减退症，可对 *KAL1*、*FGFR1*、*CHD7*、*GNRH1*、*KISS1* 等三十多个已知致病基因进行筛查；如是畸形精子症，则可根据不同的畸形情况进行已知、明确的基因测序检测。

明确男性不育的致病基因可以阐明男性不育的潜在病因，更好理解不育的起因，从而更好地为患者量身定制治疗策略。此外，基因突变检测可为 PGD 提供诊断依据，阻断致病基因突变的向下传递，从而达到优生优育的目的。

（夏欣一）

第四节　基因多态性分析

1. 概述

多态性是指在一个生物群体中，同时和经常存在两种或多种不连续的变异型或基因型（genotype）或等位基因（allele），亦称遗传多态性（genetic polymorphism）或基因多态性。从本质上来讲，多态性的产生在于基因水平上的变异，一般发生在基因序列中不编码蛋白的区域和没有重要调节功能的区域。对于个体而言，基因多态性碱基顺序终生不变，并按孟德尔规律世代相传。生物群体基因多态性现象十分普遍，其中，人类基因的结构、表达和功能研究比较深入。人类基因多态性既来源于基因组中重复序列拷贝数的不同，也来源于单拷贝序列的变异，以及双等位基因的转换或替换。基因多态性通常分为 3 大类：DNA 片段长度多态性、DNA 重复序列多态性、单核苷酸多态性。单核苷酸多态性（single nucleotide polymorphism，SNP）作为第三代遗传标记，是指基因组单个核苷酸水平上的变异引起 DNA 序列的多态性，包括单碱基转化与颠换、单碱基插入及缺失等。人群中，SNP 是指变异频率 > 1% 的单核苷酸的变异。这是人类可遗传变异中最常见的一种方式，已知多态性 90% 以上是单核苷酸多态性。通常 SNP 是 2 个等位多态性，也有 3 或 4 个，但这种情况比较罕见，可以忽略不计。基因 DNA 中，每个碱基均可发生变异，但 SNP 位点分布并不均匀，非编码区比编码区更为多见。在基因组 DNA 中，任何碱基均可以发生变异，变异可以发生在编码序列上，也可在非编码序列上且多发生在非编码区。人类不同个体间 99.9% 的 DNA 序列是一致的，而正是这 0.1% 的差异造成不同个体罹患疾病的风险不同。各种族、各地区人群特定 SNP 位点并非一定存在，而其所占比率也不相同。SNP 具有标记密度高、易分型、数量多等特点，更适合用于复杂性疾病遗传研究和大样本量群体基因识别的研究，并已成为患病危险度的一项重要评价指标。

不孕不育已成为一个世界性问题，男女因素约各占一半。近年来研究表明，男性不育发病率呈上升趋势，不同国家和地区其发病率亦不相同，某些发展中国家甚至达 30%，男性不育已成为一个亟需解决的难题。精子发生是一个复杂且精细调控过程，包括三个阶段：精原细胞的有丝分裂、精母细胞的减数分裂和成熟精子最终形成。①有丝分裂：在胚胎期，干细胞利用表面受体和干细胞因子进行生存和增殖；新生儿期，微量精原干细胞和未成熟支持细胞组成精子发生上皮；青春期，A 型精原细胞的生精细胞启动有丝分裂，经三次分裂后成 B 型精原细胞，最后变成初级精母细胞。②减数分裂：经两次减数分裂过程后，一个初级精母细胞变成两个次级精母细胞，最后变成四个精子细胞。③成熟精子形成：主要是精子细胞改变形态，高尔基复合体变成了顶体，精子细胞核染色质凝聚，大量胞质被丢弃。生精小管内精子还要通过睾丸网和输出小管到附睾中，并经附睾头部、体部、尾部，进一步发育成熟才有受精能力。精子在附睾中去除多余胞质；生精细胞核蛋白替换；精子胞膜电荷、膜蛋白组分结构和通透性都发生了变化。最后改变精子鞭毛结构、信号转导、能量代谢等，让精子获能。

精子从分化到成熟过程中，许多基因参与了调控，单个基因对表型影响较小，然而其易产生累积效应，且外部环境亦有一定的修饰作用。因而发现调控精子发生关键基因对医学诊断和预防男性不育有着重要的临床价值。其中，在精子发生过程中起着关键性作用的主要是生精细胞内基因水平的调控。目前，除 Klinefelter 综合征、Y 染色体微缺失、隐睾、生殖系统感染等可解释少数精子发生障碍的病因，其他多数精子发生障碍患者病因尚不清楚，这也成为目前男性不育研究的热点。参与精子发生的基因超过 4000 个，在男性生殖过程的各个阶段至少有 150 种不同的基因参与，这些基因本身变异或其表达产物功能的改变均可能影响男性正常精子生成过程，导致精子发生障碍。随着研究的不断深入，国内外学者应用基因组学平台的相关技术，筛查出很多与精子发生有密切联系的基因，有一部分已经被证明在精子发生过程中起着十分重要的作用。如转录因子基因、核蛋白转型相关基因、细胞周期相关基因、细胞凋亡相关基因、原癌基因等。这些候选基因或基因家族的改变或缺失可能造成不同类型的精子发生障碍，继而导致不育或生殖力的显著下降。染色质聚集浓缩，组蛋白乙酰化，以及核小体形成，涉及鱼精蛋白（protamine，PRM）、组蛋白（histone）和过渡蛋白（transition nuclear protein，TP）三者之间的严密调控机制，这些过程都与精子发生密切相关（Miller et al，2010）。有研究报道，一些基因的转录水平的改变，可能通过相关分子调控机制进一步影响相关基因蛋白质水平的改变，进而导致了不同程度的精子发生障碍，这些基因表达水平的改变与男性不育存在不同寻常的相关性。

Zalata 等（2015）发现 *CLU* 基因在男性不育患者中的表达增加，其表达量与精子活力、顶体酶活性、精子数量呈负相关。Zheng 等（2011）报道 *BDNF* 基因转录和蛋白表达的减少，可能造成少、弱精子症。研究这些基因表达量的改变与男性不育的关系，可以为男性不育的发病机制、诊断和治疗提供新的见解。已有许多动物模型研究和人群研究发现，一些基因与精子发生障碍密切相关，这些基因包括鱼精蛋白基因（*PRM1*，*PRM2*）、神经内分泌相关基因（*FSHβ*，*LHβ*，*LHR*，*FSHR* 等）、减数分裂相关基因（*TNP1*，*TNP2*，*SPO11* 等）和其他可能在精子发生中起作用的相关基因。近几年，许多大样本量男性不育全基因组关联分析（genome wide association study，GWAS）发现了一些易感基因或区域，虽然这些研究对男性不育易感基因定位起到了一定作用，然而这些易感基因是否对精子发生发挥重要作用，以及这些基因调控精子发生的具体分子机制尚有待进一步研究。通过对相关基因的基因多态性检测研究不育与相关基因的关系，有助于了解不育的机制，并为寻找新的治疗方法提供可能。

2. 检测方法

SNP 的检测方法已有很多，主要包括 DNA 样本测序、单链构象多态性（single-strand conformational polymorphism，SSCP）、限制性酶切片段长度多态性（restriction fragment length polymorphism，RFLP）、等位基因特异性核苷酸杂交等方法，但这些方法费时费力，且必须用到凝胶电泳技术，结果误差率较高。新近技术主要有 Snapshot 法、Taqman 探针法、HRM 法、MassARRAY 法及 Illumina BeadXpress 法等。前两种方法准确性高，但价格偏贵，且不适用于大样本多位点检测；后三种方法则实验设计灵活，操作简便，可同时对多位点大样本检测，性价比较高。每种方法一次测定位点数目、所需的费用以及时间都不同，依据所测 SNP 数量，可选择合适的基因分型方法。

基因多态性的主要检测方法简述如下：

（1）限制性片段长度多态性（RFLP）：由于 DNA 的多态性，致使 DNA 分子的限制性内切酶酶切位点及数目发生改变，用限制性内切酶切割基因组时，所产生的片段数目和每个片段的长度就不同，即所谓的限制性片段长度多态性。导致限制性片段长度发生改变的酶切位点，又称为多态性位点。最早是用 Southern Blot/RFLP 方法检测，后来采用聚合酶链反应（PCR）与限制性内切酶酶切相结合的方法。现在多采用 PCR-RFLP 法研究基因的限制性片段长度多态性。

（2）单链构象多态性（SSCP）：是一种基于单链 DNA 构象差别的点突变检测方法。相同长度的单链 DNA 如果顺序不同，甚至单个碱基不同，就会形成不同的构象，在电泳时泳动的速度不同。将 PCR 产物经变性后，进行单链 DNA 凝胶电泳时，靶 DNA 中若发生单个碱基替换等改变时，就会出现泳动变位（mobility shift），多用于鉴定是否存在突变及诊断未知突变。

（3）PCR-ASO 探针法（PCR-allele specific oligonucleotide，PCR-ASO）：即等位基因特异性寡核苷酸探针法。在 PCR 扩增 DNA 片段后，直接与相应的寡核苷酸探针杂交，即可明确诊断是否有突变及突变是纯合子还是杂合子。其原理是：用 PCR 扩增后，产物进行斑点杂交或狭缝杂交，针对每种突变分别合成一对寡核苷酸片段作为探针，其中一个具有正常序列，另一个则具有突变碱基。突变碱基及对应的正常碱基均位于寡核苷酸片段的中央，严格控制杂交及洗脱条件，使只有与探针序列完全互补的等位基因片段才显示杂交信号，而与探针中央碱基不同的等位基因片段不显示杂交信号，如果正常和突变探针都可杂交，说明突变基因是杂合子，如只有突变探针可以杂交，说明突变基因为纯合子，若不能与含有突变序列的寡核苷探针杂交，但能与相应的正常的寡核苷探针杂交，则表示受检者不存在这种突变基因。若与已知的突变基因的寡核苷探针均不能杂交，提示可能为一种新的突变类型。

（4）PCR-SSO 法：SSO 技术即顺序特异寡核苷酸法（sequence specific oligonucleotide，SSO）。原理是基因片段 PCR 扩增后利用序列特异性寡核苷酸探针，通过杂交的方法进行扩增片段的分析鉴定。探针与 PCR 产物在一定条件下杂交具有高度的特异性，严格遵循碱基互补的原则。探针可用放射性同位素标记，通过放射自显影的方法检测，也可以用非放射性标记如地高辛、生物素、过氧化物酶等进行相应的标记物检测。

（5）PCR-SSP 法：SSP 法即序列特异性引物分析。根据各等位基因的核苷酸序列，设计出一套针对每一等位基因特异性的（allele-specific）、或组特异性（group-specific）的引物，此即为序列特异性引物（SSP）。SSP 只能与某一等位基因特异性片段的碱基序列互补性结合，通过 PCR 特异性地扩增该基因片段，从而达到分析基因多态性的目的。

（6）PCR- 荧光探针法：用荧光标记 PCR 引物的 5'端，荧光染料 FAM 和 JOE 呈绿色荧光，TAMRA 呈红色荧光，COUM 呈蓝色荧光，不同荧光标记的多种引物同时参加反应，PCR 扩增待检测的 DNA，合成的产物分别带有引物 5'端的染料，很容易发现目的基因存在与否。

（7）PCR-DNA 测序：是诊断未知突变基因最直接的方法，由于 PCR 技术的应用，使得 DNA 测序技术从过去的分子克隆后测序进入 PCR 直接测序。PCR 产物在自动测序仪上电泳后测序。常用方法有：Sanger 双脱氧末端终止法、Maxam-Gilbert 化学裂解法、DNA 测序的自动化。目前 DNA 顺序全自动激光测定法是最先进的方法。

（8）PCR 指纹图法（PCR-fingerprints）：适用于快速的同种异型 DR/Dw 配型。在 DR/DW 纯合子及杂合子个体中，每种 DR 单倍型及每种单倍型组合所产生的单链环状结构的大小、数目和位置各异，由于同质双链和异质双链之间的分子构象不同。因此，在非变性聚丙烯酰胺凝胶电泳时，它们的迁移率各不相同，从而获得单倍型特异的电泳带局即 PCR 指纹。

也有人用人工合成的短寡核苷酸片段作为探针，同经过酶切的人体 DNA 作 Southern blot，可以得出长度不等的杂交带，杂交带的数目和分子量的大小具有个体特异性，除非同卵双生，几乎没有两个人是完全相同的，就像人的指纹一样，人们把这种杂交带图形称为基因指纹（gene finger-printing）。

（9）基因芯片法：又称为 DNA 微探针阵列（Microarray）。它是集成了大量的密集排列的已知序列的探针，通过与被标记的若干靶核酸序列互补匹配，与芯片特定位点上的探针杂交，利用基因芯片杂交图象，确定杂交探针的位置，便可根据碱基互补匹配的原理确定靶基因的序列。这一技术已用于基因多态性的检测。对多态性和突变检测型基因芯片采用多色荧光探针杂交技术可以大大提高芯片的准确性、定量及检测范围。应用高密度基因芯片检测单碱基多态性，为分析 SNPs 提供了便捷的方法。

（10）扩增片段长度多态性（amplication fragment length polymorphism，AFLP）法：AFLP 技术是一项新的分子标记技术，是基于 PCR 技术扩增基因组 DNA 限制性片段，基因组 DNA 先用限制性内切酶切割，然后将双链接头连接到 DNA 片段的末端，接头序列和相邻的限制性位点序列，作为引物结合位点。限制性片段用两种酶切割产生，一种是罕见切割酶，一种是常用切割酶。它结合了 RFLP 和 PCR 技术特点，具有 RFLP 技术的可靠性和 PCR 技术的高效性。由于 AFLP 扩增可使某一品种出现特定的 DNA 谱带，而在另一品种中可能无此谱带产生，因此，这种通过引物诱导及 DNA 扩增后得到的 DNA 多态性可作为一种分子标记。AFLP 可在一次单个反应中检测到大量的片段。可以说 AFLP 技术是一种新的而且有很强功能的 DNA 指纹技术。

（11）变性梯度凝胶电泳（denaturing gradient gel electrophoresis，DGGE）法：DGGE 法分析 PCR 产物，如果突变发生在最先解链的 DNA 区域，检出率可达 100%，检测片段可达 1kb，最适范围为 100~500bp。基本原理是基于当双链 DNA 在变性梯度凝胶中进行到与 DNA 变性温度一致的凝胶位置时，DNA 发生部分解链，电泳迁移率下降，当解链的 DNA 链中有一个碱基改变时，会在不同的时间发生解链，因影响电泳速度变化的程度不同而被分离。由于本法是利用温度和梯度凝胶迁移率来检测，需要一套专用的电泳装置，合成的 PCR 引物最好在 5'末端加一段 40~50bp 的 GC 夹，以利于检测发生于高熔点区的突变。在 DGGE 的基础上，又发展了用温度梯度代替化学变性剂的温度梯度凝胶电泳法（temperature gradient gel electrophoresis，TGGE）。DGGE 和 TGGE 均有商品化的电泳装置，该法一经建立，操作也较简便，适合于大样本的检测筛选。

（12）随机扩增的多态性 DNA（random amplified polymorphic DNA，RAPD）法：运用随机引物扩增寻找多态性 DNA 片段作为分子标记，这种方法即为 RAPD 法。尽管 RAPD 技术诞生的时间很短，但由于其独特的检测 DNA 多态性的方式以及快速、简便的特点，使此技术已渗透于基因组研究的各个方面。RAPD 技术建立于 PCR 技术基础上，它是利用一系列（通常数百个）不同的随机排列碱基顺序的寡聚核苷酸单链（通常为 10 聚体）为引物，对所研究基因组 DNA 进行 PCR 扩增，聚丙烯酰胺或琼脂糖电泳分离，经 EB 染色或放射性自显影来检测扩增产物 DNA 片段的多态性，这些扩增产物 DNA 片段的多态性反映了基因组相应区域的 DNA 多态性。RAPD 所用的一系列引物序列各不相同，但对于任一特异的引物，它同基因组 DNA 序列有其特异的结合位点，这些特异的结合位点在基因组某些区域内的分布如符合 PCR 扩增反应的条件，即引物在模板的两条链上有互补位置，且引物 3'端相距在一定的长度范围之内，就可扩增出 DNA 片段。因此，如果基因组在这些区域发生 DNA 片段插入、缺失或碱基突变就可能导致这些特定结合位点分布发生相应的变化，而使 PCR 产物增加、缺少或发生分子量的改变。通过对 PCR 产物检测即可检出基因组 DNA 的多态性。分析时可用的引物数量很大，虽然对每一个引物而言其检测基因组 DNA 多态性的区域是有限的，但是利用一系列引物则可以使检测区域几乎覆盖整个基因组。因此 RAPD 可以对整个基因组 DNA 进行多态性检测。另外，RAPD 片段克隆后可作为 RFLP 的分子标记用于作图分析。

在这些方法中，PCR-荧光探针法因其操作简便，在临床中应用广泛，下面具体介绍该检测方法。应用 Primer Premier 5.0 及 Primer Express 3.0 软件针对检测基因位点序列设计引物和 SNP 探针，同时针对人类三磷酸甘油醛脱氢酶（glyceraldehyde-3-phosphate dehydrogenase，GAPDH）基因设计引物和探针作为内参系统，对 PCR 反应结果进行质量控制。野生型、突变型和内标探针分别用 FAM、VIC 和 ROX 染料进行标记。以相应的 2 例经测序验证分别为杂合突变型、纯合突变型和野生型的人类全血 gDNA 样本为模板，其中全血 gDNA 用试剂盒抽提，参照试剂盒说明书提取，且产物如不及时使用，应保存于 –20℃，以防 DNA 降解，供下次实验再用。应用荧光 PCR 法筛选合适的引物和探针，建立和优化基因多态性检测荧光 PCR 法。PCR 反应体系含 5 × PCR 反应缓冲液 5μl、dNTP mix 0.15mmol/L、引物 0.2μmol/L、探针 0.05~0.5μmol/L（探针浓度及比例需要进行摸索）、Taq 酶 0.02U、模板 2μl，加 ddH$_2$O 补足至 25μl。PCR 反应程序：95℃，5min，1 个循环；95℃，15s，60℃，1min，40 个循环（在此阶段收集荧光信号）。每个样本分别用不同反应液进行检测，根据样本的检测结果优化建立的检测体系。

3. 方法学评价与质量控制

运用 PCR– 荧光探针法的性能评价：将各 2 例已经测序验证分别为检测基因位点杂合突变型、纯合突变型和野生型样本，提取样本的基因组 DNA，并分别稀释至 15ng/μl 和 0.5ng/μl，作为评价检测方法的质控品。其中 15ng/μl 杂合突变型和纯合突变型基因组 DNA 作为模板，用于评价相对应的反应体系的准确性；0.5ng/μl 的杂合突变型基因组 DNA 作为模板，用于评价相对应的反应体系的灵敏度；而 15ng/μl 检测基因位点野生型模板用于评价反应体系的特异性。

运用 PCR– 荧光探针法的准确性评价：各用 2 例 15ng/μl 相应的检测基因位点纯合突变型和杂合突变型样本，每个样本作为模板分别加入该基因反应液进行检测。结果应显示为，该基因的反应液检测纯合突变样本时，FAM 通道（野生型）检测结果为阴性（Ct 值＞ 36 或无 Ct 值），VIC 通道（突变型）检测结果均为阳性（Ct 值≤ 36）；检测杂合突变型样本时，FAM 通道和 VIC 通道检测结果为阳性（Ct 值≤ 36）；所有样本的 ROX 通道（内参基因）有明显扩增曲线（Ct 值≤ 32）。表明建立的方法具有很好的准确性，反之则表明建立的方法不具备良好的准确性。

运用 PCR– 荧光探针法的灵敏度评价：各用 2 例 0.5ng/μl 的检测基因

位点杂合突变型样本对反应体系的灵敏度进行检测。结果应显示为，反应液检测杂合突变型样本的 FAM 通道（野生型）和 VIC 通道（突变型）结果均为阳性（Ct 值 ≤ 36），ROX 通道（内参基因）有明显扩增曲线（Ct 值 ≤ 32）。表明建立的方法可以检测低至浓度约 1ng 的人类全血基因组 DNA，反之则无法检测到浓度低至约 1ng 的人类全血基因组 DNA。

运用 PCR– 荧光探针法的特异性评价：用 2 例 15ng/μl 的检测基因位点的野生型样本对反应体系的特异性进行评价。结果应显示为，反应体系 FAM 通道检测结果为阳性（Ct 值 ≤ 36），而 VIC 通道为阴性（Ct 值 > 36 或无 Ct 值），表明建立的方法具有很好的特异性，能够满足要求。反之则表明建立的体系不具有很好的特异性，不能够满足要求。

4. 临床意义

人类基因多态性对于阐明人体对疾病的易感性、毒物的耐受性、药物代谢差异及遗传性疾病的分子机制有重大意义；与致病基因连锁的多态性位点可作为遗传病的诊断标记，并为分离克隆致病基因提供依据；病因未知的疾病与候选基因多态性的相关性分析，可用于辅助筛选致病易感基因。

精子发生是一个复杂的过程，至少有 150 种不同的基因参与，这一过程中涉及到生殖细胞的有丝分裂和减数分裂到最后的单倍体成熟精子的形成。高度和微妙的转录后基因的协调表达是生殖细胞正常发展的关键。基因结构和表达模式的改变都会影响精子发生和形成，导致精子发生障碍进而导致男性不育。例如，鱼精蛋白在精子核染色质凝集过程中起着重要作用，哺乳动物中有两种鱼精蛋白 PRM1 和 PRM2。研究发现鱼精蛋白异常表达会导致精子发生障碍。PRM1 的 rs2301365 位点的基因多态性是男性不育发病风险的一个危险因素。而 PRM1 的 rs737008 位点和 PRM2 的 rs1646022 位点的基因多态性在亚洲男性是罹患不育的保护因素。探讨相关基因多态性与精子 DNA 完整性和原发性男性不育之间的关系，并分析基因 – 基因、基因 – 环境交互作用对原发性男性不育的影响，可以阐明原发性男性不育的遗传学病因。

（朱文兵）

第五节 精子非整倍体检测

1. 概述

非整倍体是导致人类胚胎丢失和染色体疾病的主要原因之一，为人类染色体异常最常见的形式（Chatziparasidou et al，2015）。人类绝大多数非整倍体是由染色体数目异常的生殖细胞引起的，起源于减数分裂过程中的染色体分离异常、减数分裂受阻和染色体不分离产生多倍体精子。

2. 检测原理

精子非整倍体的检测一般用荧光原位杂交（fluorescence in-situ hybridization，FISH）技术。其应用已知碱基序列并带有荧光标记物的核酸探针（如 DNA、RNA 和寡聚核苷酸）与组织细胞待测的核酸（DNA、RNA）按碱基配对的原则进行特异性结合，形成杂交体，然后再用荧光检测系统检测荧光在核酸原有的位置上将其显示出来。

3. 检测方法

（1）取 0.1~0.5ml 新鲜液化精液，加入 8ml 精子洗涤液（6mmol/L EDTA/PBS），280g 离心 5min，去精浆；经 8ml 2mmol/L DTT/PBS（pH7.4）室温处理 45min，离心去上清液后用甲醇：冰醋酸（3:1）固定 30min，重复固定 1 次后滴片（以高倍镜下精子不重叠为宜）。

（2）杂交：玻片经 100mg/ml RNase 37℃处理 1h，梯度乙醇脱水风干，玻片于 75℃ RNA 的变性液（体积分数 70% 甲酰胺 /2×SSC 中变性 5min，梯度乙醇中脱水迅速风干，与 18 号天蓝色频谱（spectrum aqua）、X 绿色频谱（spectrum green）和 Y 红色频谱（spectrum red）染色体着丝粒探针 37℃杂交 16h。

（3）洗脱后经 4',6- 二脒基 -2- 苯基吲哚（DAPI）复染，荧光显微镜观察。

4. 方法学评价与质量控制

荧光原位杂交是近年来生物学领域发展的一项新技术。其优点是：操作简便，探针标记后稳定，一般可使用两年；方法敏感性高，能迅速得到结果；在同一标本上可以同时检测几个不同的探针；不仅可以检测中期染色体，还可以检测间期染色质。用 FISH 方法测定精子染色体非整倍体率，是一种简便、快捷、易于接受的检测人精子染色体异常的方法。

5. 临床意义

目前的精子染色体检查多数是用 FISH 探针去检测 X、Y、13、18 和 21 号染色体。这些染色体异常占所有出生后染色体异常的 95%。用三色 FISH 技术检测精子间期核染色体非整倍体率在人类生殖中具有广泛的应用价值，尤其在检测男性不育症患者精子染色体的异常、分析染色体平衡易位携带者的分离规律以及显微授精和植入前胚胎遗传学诊断（PGD）等领域有广阔的应用前景。

（夏欣一）

第六节　其他遗传学检测技术

（一）短串联重复序列分析

1. 概述

短串联重复序列（short tandem repeats，STR）又称为微卫星 DNA，重复单位为 2~6bp。STR 是存在于人类基因组 DNA 中的一类具有长度多态性的 DNA 序列，不同数目的核心序列呈串联重复排列，而呈现出长度多态性，通常多态性片段长度在 100~300bp。

2. 检测原理

DNA 复制过程中滑动或复制和修复时滑动链与互补链碱基错配，导致一个或几个重复单位的缺失或插入。人体基因组卫星 DNA 重复单位的数目是可变的，因此，形成了极其复杂的等位基因片段长度多态性。STR绝大多数存在于非编码区，不参与转录和编码蛋白，不受选择压力的影响，其2条带的扩增产量相同，不存在有限扩增和漏带现象。

3. 检测方法

针对基因组特定的多态性区域设计引物进行PCR扩增，通过凝胶电泳或毛细管电泳对扩增产物进行鉴别，该方法可以确定某个位点具体有多少个重复的微卫星序列，并可绘制STR图谱。通常情况下，约5%~20%的人群共用一个STR位点，而STR分析的优势就体现在可以同时鉴别多个STR位点。通过最终生成的STR图谱可以非常精确地鉴别每个个体。

4. 方法学评价与质量控制

STR技术在构建分子标记遗传图谱及连锁分析时的优点：在基因组内分布广泛、多态性程度高、可自动化检测。缺点：STR提供的基因信息比SNP少。在遗传病诊断中可研究单基因病和多基因病，可追踪肿瘤发生过程中的传递行为，找到与畸变发生相关的最狭窄的区域，为某些肿瘤发生相关基因的定位与搜索奠定基础；在法医鉴定中STR位点PCR扩增的成功率和灵敏度都很高，PCR-STR分型系统简便、灵敏、迅速、准确、成功率高。

5. 临床意义

微卫星分析通常被用于构建分子标记遗传图谱、连锁分析、遗传病诊断以及法医鉴定等诸多领域。

（二）基因芯片

1. 概述

基因芯片又称DNA芯片或DNA微阵列，是指将许多特定的寡核苷酸片段或基因片段作为探针，有规律地排列固定于支持物上，然后与待测的标记样品的基因按碱基配对原理进行杂交，再通过激光共聚焦荧光检测系统等对芯片进行扫描，并配以计算机系统对每一探针上的荧光信号做出比较和检测，从而迅速得出所要的信息，以达到疾病诊断、药物筛选、

DNA 序列测定和基因功能研究等目的。一张基因芯片可以固着成千上万个探针，具有高通量、大规模、高度平行性、快速高效、高灵敏性和自动化的特点。它能实现对基因分子信息的大规模分析和检测，能更多地揭示不同基因之间的内在相互联系。

2. 检测原理

基于核酸分子碱基之间（A–T/C–G）互补配对的原理，利用分子生物学、基因组学、信息技术、微电子、精密机械和光电子等技术将基因或 DNA 分子排列在特定固体物表面构成微点阵。然后，将标记的样品分子与微点阵上的 DNA 杂交，以实现多到数万个分子之间的杂交反应，高通量大规模地分析检测样品中多个基因的表达状况或者特定基因的存在。

3. 检测方法

目前有三种常用方法：

（1）固定在聚合物基片（尼龙膜、硝酸纤维膜等）表面上的核酸探针或 cDNA 片段：通过同位素标记的靶基因与其杂交，通过放射自显影技术进行检测；

（2）用点样法固定在玻璃板上的 DNA 探针阵列：通过与荧光标记的靶基因杂交进行检测；

（3）在玻璃等硬质表面上直接合成的寡核苷酸探针阵列：与荧光标记的靶基因杂交进行检测。

4. 方法学评价与质量控制

上述方法（1）的优点是，所需检测设备与目前分子生物学所用的放射显影技术相一致，相对比较成熟。但芯片上探针密度不高，样品和试剂的需求量大，定量检测存在较多问题。方法（2）的点阵密度可有较大的提高，各个探针在表面上的结合量也比较一致，但在标准化和批量化生产方面仍有不易克服的困难。方法（3）把微电子光刻技术与 DNA 化学合成技术相结合，可以使基因芯片的探针密度大大提高，减少试剂的用量，实现标准化和批量化大规模生产，有着十分重要的发展潜力。

5. 临床意义

基因芯片技术在男性生殖医学研究和临床应用中具有广阔的前景。目前，主要见于精子发生基因研究、精子功能研究、生殖毒理研究以及男性不育的诊断和治疗的研究。基因芯片技术的不断完善和应用，能为男性不育病因诊断提供先进的研究手段。但基因芯片技术的研究目前仍存在一些难点，比如基因序列信息缺乏、探针的合成与固定比较复杂、实验室操作标准化问题、费用过高和专利限制等，尚需要进一步研究。

（三）比较基因组杂交

1. 概述

比较基因组杂交技术（comparative genomic hybridization，CGH）能在一次实验中检测出所有染色体的不平衡变化，且有较高的分辨率，从而得到了迅速发展。近年来，利用比较基因组杂交技术原理发展起来的微阵列比较基因组杂交技术以其高分辨率、高灵敏度、高通量、自动化和快速等优点能准确地检测微缺失、微复制和扩增等基因组不平衡，精确地确定断裂点，并把结果直接定位于基因组上，能检测基因组水平和表达水平的改变，使得这一技术的应用前景更为广阔。

2. 检测原理

CGH 是建立在共杂交的基础上，将两种不同颜色荧光标记的待测患者 DNA 和正常对照 DNA 等量混合。若患者染色体某一片段存在缺失，则正常对照 DNA 优先与中期染色体杂交；若患者染色体某一片段存在扩增，则患者 DNA 优先与中期染色体杂交；若患者染色体是平衡的，即不存在缺失和扩增，患者 DNA 和正常对照 DNA 等量与中期染色体杂交。杂交形成的图像再经计算机软件处理，计算中期染色体每一点上的绿红荧光强度比，得出所有染色体的绿红荧光信号的比值，最终确定患者染色体的核型。CGH 技术检测缺失的灵敏度高于扩增的灵敏度，对缺失的分辨率在 2Mb 左右，而对扩增的分辨率在 10~12Mb 左右。

3. 检测方法

CGH 的主要操作步骤包括：①正常中期染色体的制备；②从待测组织中分离高分子量的基因组 DNA；③用不同颜色荧光标记正常和待测 DNA；④标记的 DNA 与正常中期染色体原位杂交；⑤荧光显微镜检查和数字化图像分析；⑥对中期染色体产生的绿红荧光密度比率相对应的拷贝数异常进行分析。

4. 方法学评价与质量控制

CGH 技术的优点：

（1）实验所需 DNA 样本量较少，做单一的一次杂交即可检查待测组织整个基因组的染色体拷贝数量的变化。

（2）此法不仅适用于外周血、培养细胞和新鲜组织样本的研究，还可用于对存档组织的研究，也可用于因 DNA 量过少而经 PCR 扩增的样本的研究。CGH 技术的局限性：CGH 技术所能检测到的最小的 DNA 扩增或丢失为 3~5Mb，故对于低水平的 DNA 扩增和小片段的丢失会漏检。此外在相差染色体的拷贝数量无变化时，CGH 技术不能检测出平等染色体的易位（就是姐妹染色单体同源序列的互换）。

5. 临床意义

CGH 技术对遗传性疾病所伴随的染色体异常进行了全面系统的分析，获得了与 G 显带和 FISH 相一致的结果，且 CGH 技术具有更高的分辨率，能够大规模、高通量地一次性检测所有染色体位点的异常，并能够自动分析结果，更加客观省时。CGH 技术还可用于新的基因拷贝数改变检测及有助于剖析复杂的人类基因组多态性现象，从而揭示出与疾病相关的多态性基因。

（四）多重连接依赖式探针扩增（MLPA）

1. 概述

多重连接依赖式探针扩增技术是一种高通量、针对待检 DNA 序列进行定性和半定量分析的新技术，该技术高效、特异，它利用简单的杂交、连接及 PCR 反应，于单一反应管内可同时检测 40 多个不同的核苷酸序列的拷贝数变化。

2. 检测原理

MLPA 的基本原理包括探针和靶序列 DNA 进行杂交，之后通过连接、PCR 扩增，产物通过毛细管电泳分离及数据收集，分析软件对收集的数据进行分析最后得出结论。每个 MLPA 探针包括两个荧光标记的寡核苷酸片段，一个由化学合成，一个由 M13 噬菌体衍生法制备；每个探针都包括一段引物序列和一段特异性序列。在 MLPA 反应中，两个寡核苷酸片段都与靶序列进行杂交，之后使用连接酶连接两部分探针。连接反应高度特异，只有当两个探针与靶序列完全杂交，即靶序列与探针特异性序列完全互补，连接酶才能将两段探针连接成一条完整的核酸单链；反之，如果靶序列与探针序列不完全互补，即使只有一个碱基的差别，就会导致杂交不完全，使连接反应无法进行。连接反应完成后，用一对通用引物扩增连接好的探针，每个探针的扩增产物的长度都是唯一的，范围在 130~480bp。最后，通过毛细管电泳分离扩增产物，Genemarker 软件分析得出结论。只有当连接反应完成，才能进行随后的 PCR 扩增并收集到相应探针的扩增峰，如果检测的靶序列发生点突变或缺失、扩增突变，那么相应探针的扩增峰便会缺失、降低或增加，因此，根据扩增峰的改变就可判断靶序列是否有拷贝数的异常或点突变存在。

3. 检测方法

MLPA 的主要操作程序为：① DNA 变性：98℃加热 5min。②杂交：加入 SALSA 探针混合物和缓冲液于 95℃孵育 1min，然后于 60℃杂交 16h。③连接：加连接酶和缓冲液于 54℃孵育 15min。再于 98℃加热 5min 使连接酶失活。④加引物、dNTP、聚合酶，然后开始 PCR 扩增。⑤毛细管电泳：输出片段长度和峰面积，软件分析结果。

4. 方法学评价与质量控制

MLPA 结合了 DNA 探针杂交和 PCR 技术，具有以下优点：①高效：一次反应可以检测 45 个靶序列拷贝数的改变。②特异：可以检测点突变。③快速：一次实验可以在 24h 内完成。④简便：不同的试剂盒操作基本相同，容易掌握。MLPA 虽然具有很多优点，但也有其局限性：①需要精确测量 DNA 的浓度，且样本容易被污染。②不能用于单个细胞的检测。③MLPA 用于检测基因的缺失或重复，不适合检测未知的点突变类型。④不能检测染色体的平衡易位。

5. 临床意义

MLPA 目前已经应用于多个领域、多种疾病的研究。MLPA 结合了 DNA 探针杂交和 PCR 技术，用于检测染色体亚端粒的基因重排、染色体的非整倍性改变、单核苷酸的多态性（SNP）和点突变及常见遗传性疾病等。MLPA 在染色体拷贝数微小变异检测中具有独特的优势。总之，作为一种新的技术，随着医学与生物学的发展，MLPA 会日益完善，其应用领域也会日益广泛。

（五）表观遗传学

1. 概述

表观遗传修饰异常将会对精子数量和质量产生影响，导致男性生殖障碍。近年来关于 DNA 甲基化、组蛋白修饰、非编码 RNA 等表观调控异常与男性不育的关系研究取得了不小的进展。DNA 甲基化是指在 DNA 甲基化转移酶的作用下，将 S- 腺苷甲硫氨酸提供的甲基基团共价结合至 CpG 二核苷酸的胞嘧啶 C 的 5' 碳位上。*PAX8*、*NTF3*、*SFN*、*HRAS*、*PIWIL2* 和 *TDRD1* 等基因的启动子区 DNA 的高度甲基化与精子活力及形态异常相关。遗传印迹中的 DNA 甲基化异常与精子发生缺陷研究中，比较了 LIT1、SNRPN、PLAG1、PEG3、H19 和 MEST 等 6 个印记位点的甲基化水平，发现 MEST 甲基化程度在少精子症患者较高，而鱼精蛋白异常与 LIT1、SNRPN 的高度甲基化水平相关。非编码 RNA 调控与男性不育的关系中，主要囊括了 miRNA、siRNA、piRNA、lncRNA 等，它们在转录及转录后水平调控基因的表达，变异或表达异常可能导致男性不育（李宏军等，2015）。

2. 检测原理

DNA 甲基化检测的原理是，在 DNA 甲基转移酶的作用下将甲基添加到 DNA 分子中的碱基上。正常情况下，人类基因组序列的 CpG 二核苷酸相对稀少，并且总是处于甲基化状态，与之相反，人类基因组中大小为 100~1000bp 左右且富含 CpG 二核苷酸的 CpG 岛则总是处于未甲基化状态，并且与 56% 的人类基因组编码基因相关。

3. 检测方法

高通量：Illumina 甲基化芯片检测发生甲基化的准确位点；中通量：高分辨率熔解曲线法（HRM）检测 DNA 甲基化水平；针对感兴趣的基因：亚硫酸盐测序法发现新的甲基化位点。

4. 方法学评价与质量控制

欧易技术平台采用的 Illumina DNA 甲基化芯片操作简单，无需进行繁琐的免疫共沉淀，直接检测到发生甲基化的准确位点；通量高，可一次性检测 12 份样品，每个样品最多可检测 450000 个位点。HRM 是一种最新的遗传学分析手段，具有很高的特异性、稳定性和重复性，已经成为对未知新突变扫描、筛查疾病相关突变 /SNP、等位基因频率分析、物种鉴定、DNA 指纹分析、DNA 甲基化分析等的重要检测手段。欧易技术平台应用 HRM 的检测方法，对样本的 DNA 甲基化程度进行快速检测；针对某一特定基因上可能的甲基化位点，欧易技术平台通过亚硫酸盐处理在电泳之后对条带进行克隆测序，从而得到想要的部分片段的测序结果，通过软件分析可以知道该片段甲基化发生的确切位点，测序克隆也可以计算其发生甲基化的频率。

5. 临床意义

组蛋白的修饰异常与男性不育的研究中，主要涉及组蛋白甲基化、乙酰化、磷酸化、泛素化及 SUMO 化。而这些修饰决定着组蛋白的结构及与 DNA 结合的紧密程度，与精子的正常发生密不可分。目前，这几种修饰在精子形成中的作用及异常修饰对男性生殖的影响还有待进一步研究。

（夏欣一）

第五章　男性生殖道感染的实验室诊断

本章要点

　　男性生殖道感染是影响男性生殖健康的一个重要因素，常见的病原菌有淋病奈瑟菌、解脲脲原体、生殖支原体、沙眼衣原体等。男性生殖道感染对精液质量、精卵结合和妊娠结局等有一定负面影响。

　　淋病奈瑟菌的检测方法有显微镜检查、培养法和分子生物学检测。显微镜下的直接涂片检查适用于男性急性尿道感染病例的诊断；培养法为淋病的确诊试验，适用于男性和女性的各种临床标本的淋病奈瑟菌检查；分子生物学检测法快速、敏感、特异，尤以 RNA 检测法为好。

　　解脲脲原体感染的检测方法有培养法、分子生物学方法和免疫学方法，临床常用的是培养法和分子生物学检测法。生殖支原体检测临床推荐使用分子生物学方法。支原体感染与男性不育、慢性前列腺炎、宫颈炎、习惯性流产、死胎、新生儿低体重等有关。

　　衣原体感染检测方法有培养法、免疫学方法和分子生物学方法，首选 RNA 检测法。衣原体感染主要见于沙眼、非淋菌性尿道炎（衣原体性尿道炎）、衣原体性宫颈炎、衣原体性眼结膜炎、性病淋巴肉芽肿等。衣原体感染与不育症关系密切。

　　男性生殖道感染是影响男性生殖健康的一个重要因素，生殖道感染对精液质量、精子发生、精卵结合及妊娠结局等方面有一定影响。

第一节　淋病的检测

1. 概述

淋病是由淋病奈瑟菌感染所致，最常见的临床表现是泌尿生殖系统的化脓性炎症，临床上也有些症状不明显的泌尿生殖系感染，眼、咽、皮肤、直肠和盆腔等部位亦可感染，此外还可引起血行播散性感染（World Health Organization，2013）。淋病奈瑟菌属革兰阴性球菌的奈瑟菌属，人类是奈瑟菌属细菌的自然宿主，只有淋病奈瑟菌和脑膜炎奈瑟菌。

2. 检测方法

（1）显微镜检查：男性临床标本多采集尿道分泌物，涂片经革兰染色，可见大量多形核白细胞，多个多形核白细胞内可见数量多少不等的革兰阴性双球菌。淋病奈瑟菌呈革兰阴性双球菌，形状呈肾形或豆形，位于多形核白细胞内更有临床诊断意义。

（2）培养法：淋病奈瑟菌培养要求较高，需要巧克力琼脂培养基。专性需氧，初次分离培养时需要 $5\%CO_2$。最适生长温度 $35℃\sim36℃$，培养 48h 后，形成圆形凸起的透明小菌落。淋病奈瑟菌常常会产生自溶酶，故培养物要及时转种，否则会自溶死亡。

初步鉴定：淋病奈瑟菌和脑膜炎奈瑟菌氧化酶均阳性，均能分解葡萄糖。淋病奈瑟菌与脑膜炎奈瑟菌鉴别：淋病奈瑟菌不能分解利用麦芽糖。

如果治疗失败，临床医生需要同时进行细菌培养和药敏试验。

（3）分子生物学检测：随着分子生物学的发展，淋病的分子生物学检测方法逐渐被大家认识并广泛使用。分子生物学诊断利用标本中的核酸作为检测对象，可对淋病进行诊断和预后判断。

① DNA 检测：DNA 探针技术在 20 世纪被用来检测淋病奈瑟菌，该方法阳性率高，不需要活的菌体，但是存在操作复杂，放射性同位素污染等问题，所以逐渐被核酸扩增技术（nucleic acid amplification technique，

NAAT）取代，主要是聚合酶链式反应（polymerase chain reaction，PCR）技术。PCR 技术针对病原菌特有的 DNA 片段进行扩增并检测。

②RNA 检测：目前国外主要使用的 RNA 检测方法为转录介导的扩增技术（transcription mediated amplification，TMA），主要方法是在同一温度下，通过 M-MLV（moloney murine leukemia virus）反转录酶产生靶标 RNA 的 1 个双链 DNA 拷贝。然后利用 T7RNA 多聚酶从该 DNA 拷贝上产生多个 RNA 拷贝；反应完成后，用杂交保护试验对 RNA 产物进行检测。近几年，研究者们在 TMA 技术的基础上改良，成功研发出实时荧光核酸恒温扩增检测技术（simultaneous amplification and testing，SAT）。与 TMA 相比，SAT 在产生 RNA 拷贝时让带有荧光标记的探针和这些拷贝特异结合，产生荧光，而荧光信号可由荧光检测仪器实时捕获，直观反映扩增循环情况，同时每个 RNA 拷贝再从反转录开始进入下一个扩增循环。相较于 TMA 的终点检测法，SAT 的实时检测可以更快地检测出样本中的病原体存在情况，为临床快速诊断提供依据，利于及时治疗。

3. 方法学评价与质量控制

对男性尿道分泌物样本，显微镜检查的涂片染色方法特异性和敏感性均很高，故直接涂片检查适用于男性急性尿道感染病例的诊断。但此法对直肠、咽管和宫颈管等部位感染的检出率低，故不推荐用于咽、直肠部位感染及女性淋病奈瑟菌子宫颈炎的诊断。培养法为淋病的确诊试验，适用于男性和女性的各种临床标本的淋病奈瑟菌检查。淋病奈瑟菌 DNA 的 PCR 检测法有很高的特异性和灵敏性，具有快速、敏感、特异、容易执行以及临床样本准备要求低等特点。但 DNA 检测存在实验易受污染，以及 DNA 降解较慢导致死亡病原体出现假阳性的问题，RNA 检测可弥补这些不足。由于只有活病原体中才有完整的 RNA 片段，而 DNA 降解需要更长时间，所以与 DNA 相比，RNA 检测更利于准确诊断、疗效及愈后评估。RNA 检测的拷贝数大于 DNA 检测，使得其灵敏度更高（王家雄等，2017）。

与培养法比较，核酸检测可以用于多种样本类型，包括男性尿道拭子、宫颈拭子、阴道拭子和尿液等，尿液检测取样更为无创和方便。

4. 正常参考值及临床意义

正常男性尿道应无分泌物，尿道拭子的淋病奈瑟菌检测应为阴性。

男性尿道有明显的脓性分泌物，显微镜淋病奈瑟菌的检查基本可以找到革兰阴性双球菌。淋病确诊后应积极治疗，且应夫妇同治。对所有的淋病患者应该同时进行其他性传播疾病的检测。

第二节　支原体感染的检测

1. 概述

支原体属（Mycoplasma）和脲原体属（Ureplasma）隶属于支原体科，在自然界中广泛分布。支原体属常见的主要有肺炎支原体（*M. pneumoniae*）、人型支原体（*M. hominis*）、生殖支原体（*M. genitalium*）、穿通支原体（*M. penetraus*）、发酵支原体（*M. fermentans*）。脲原体属常见的有解脲脲原体（*U. urealyticum*，UU）和差异脲原体（*M. diversum*）。男性生殖道可见 UU、人型支原体、生殖支原体等感染（Ursi et al，2016）。目前报道的支原体感染率差异较大，一方面可能存在地域差异，另一方面可能与检测方法等有关。在亚洲国家，支原体感染在伊朗的流行率较高，德黑兰的流行率为 7.2%，印度为 6.0%，越南仅为 0.8%；在欧洲，流行率在 1.1%~7.1% 之间；大洋洲城市中，在澳大利亚墨尔本和新西兰奥克兰的流行率均约为 10%；在非洲国家肯尼亚首都内罗毕，流行率为 16%；而在美国各个城市，流行率参差不齐，从旧金山的 5.4% 到辛辛那提的 22.4%，差距较大（王家雄等，2017）。对江苏省的 HIV/AIDS 人群和正常人群的对比调查发现，HIV/AIDS 人群中的支原体流行率高达 51.0%，而正常人群仅为 2.5%（Wang et al，2012）。孟东娅等（2007）对 4846 例疑似患者进行分析发现，支原体阳性率为 47.4%~52.2%；其中 UU、人型支原体、混合型（两种皆有）检出率分别为 42.1%~44.0%、1.7%~2.5%、2.6%~6.7%。

2. 检测方法

目前支原体感染的检测方法有培养法、分子生物学方法和免疫学方法，临床常用的是培养法和分子生物学检测法。

（1）培养法：培养法一直是病原体检测的"金标准"。对于不同的支原体，临床的检测方法也略有不同。生殖支原体对培养基要求极高且生长缓慢，培养较难，尤其是临床标本中生殖支原体的培养更不容易成功。Tully 等（1981）在 1981 年建立了对支原体检测具有重要意义的 SP-4 培养基，适合于生殖支原体的生长，其后又出现了利用组织细胞对生殖支原体进行培养的方法。UU 的营养要求比一般细菌高，除基础营养物质外还需加入 10%~20% 人或动物血清以提供其所需的胆固醇，最适 pH6.0~6.5。临床培养 UU 时有液体培养法和固体培养法，液体培养法在培养基中加入酚红，利用 UU 具有尿素酶，可分解尿素产生氨，使培养液中酚红变红，且此时培养液澄清不出现浑浊，则表明采集样本中 UU 阳性；固体培养基的主要成分与液体培养液相同，培养后可形成"油煎蛋"样特征性菌落，准确性高，是 UU 的鉴别培养基，也是以往检测 UU 的金标准。

（2）血清免疫学检测：血清免疫学检测是分子生物学方法出现之前，人们用来检测支原体的重要方法，主要检测抗支原体抗体。起初支原体的血清学检测由于不同支原体之间有相似的结构特征和广泛的抗原交叉反应，使得其特异性不足。Jurstrand 等（2007）利用脂结合膜蛋白 - 酶免疫测定法（lipid-associated membrane protein-enzyme immunoassay，LAMP-EIA）检测了血清生殖支原体抗体，与其他支原体无交叉反应，提高了支原体免疫检测的特异性。

（3）分子生物学检测

① DNA 检测：对于支原体的检测，PCR 主要针对 16S 核糖体 rRNA 基因序列进行扩增和分析，通过比较 DNA 探针技术和 PCR 技术对支原体检测水平的差异发现，PCR 较 DNA 探针更灵敏，但其需要严格的质量控制，而且也需要发展更多的简易试剂盒来简化操作。随着分子生物学技术的进一步发展，实时定量 PCR 逐渐被用于检测支原体。Ferandon 等（2011）

针对人型支原体 *PG*21 基因组序列上的 *yidC* 基因设计引物，这是一种编码膜蛋白转位的基因，在其他病原体中没有发现其扩增产物，实时定量技术使得检测的灵敏度进一步提高。Mirnejad 等（2011）利用 PCR- 限制性片段长度多态性（polymerase chain reaction – restriction fragment length polymorphism，PCR-RFLP）方法检测了生殖支原体和 UU 后指出，通过限制性酶切和特异性引物的作用，能使得 PCR-RFLP 成为临床检测支原体的一个快速、简单、准确的方法。Bao 等（2010）利用荧光偏正法对 4 种支原体进行了检测，认为不对称 PCR 与荧光偏振法联用为临床检测支原体提供了一个简便节约的检测手段。多重 PCR 的使用使得人们可以同时检测多种病原体，最近的研究利用多重 PCR 检测生殖支原体和 UU 的 16S 核糖体 rRNA 基因，以达到同时检测这两种感染的目的，这种方法实用、特异且适合低收入国家人群。

② RNA 检测：技术原理类似淋病奈瑟菌的 RNA 检测。

3. 方法学评价与质量控制

UU 的液体培养法的阳性率高出固体培养法近 9%，这是由于许多细菌和真菌都能利用尿素而导致假阳性。固体培养法对实验环境和操作人员要求高，而且培养周期长，成本高，且药物敏感试验需要培养后再转种进行，给使用带来极大不便，所以难以在临床常规使用。

免疫学检测的特异性较差，如果检测 IgM 型抗支原体抗体，意义较大，阳性提示近期可能有支原体感染；而 IgG 型抗支原体抗体的检测意义有限，即使阳性，也无法确定是既往感染还是新近感染。

分子生物学的检测相对特异和快速，尤其是 RNA 检测，因其只检测存活病原体的完整 RNA，能排除患者治疗后病灶已经死亡的病原体残留的 DNA 对检测结果的影响，故更有利于临床疗效观察及预后评估，建议作为检测支原体的首选方法。

4. 正常参考值及临床意义

正常男性支原体检测应为阴性。

UU 和人型支原体可在大多数成人的下生殖道中分离到，在一些男性或女性的生殖道疾病中起着病因的作用，是男性非衣原体、非淋球菌性尿道炎（NGU）的病因（La Vignera et al，2014）。生殖支原体在急性 NGU 尿液标本中的检出率明显高于没有尿道炎的人群。UU 性尿道炎的潜伏期 1~3 周，最典型的临床表现为尿道内痒，伴有尿急和排尿不畅或排尿不净感，尿痛轻微，但当尿液较为浓缩的时候症状较明显。偶尔见有黏液丝随尿而出，少数患者有稀薄的脓性分泌物，女性患者会阴部有异臭味。UU 感染与男性不育、慢性前列腺炎、宫颈炎、习惯性流产、死胎、新生儿低体重等有关（Collodel et al，2015）。

第三节　衣原体感染的检测

1. 概述

感染人的衣原体主要为沙眼衣原体（*Chlamydia trachomatis*，CT）。CT 是最常见的性传播疾病病原体，CT 直径介于病毒与立克次体之间，为原核细胞型微生物，能通过滤菌器，有独特生活周期。根据 WHO 估计，每年约有 9200 万新发病例。女性是衣原体的主要感染者，同时也成为其伴侣的传染源。Macleod 等调查了英国的生殖道衣原体流行率，男性为 2.8%，女性为 3.6%，同时作者还发现致使参与者感染率提高的最大因素是在过去的 1 年中，这些参与者存在一个或多个新的性伴侣；欧洲的其他国家如斯洛文尼亚，男女的流行率分别为 3.0% 和 1.6%；Vajdic 等报道澳大利亚 1997~2004 年生殖道衣原体总流行率为 4.6%，土著男性和女性分别为 7.5% 和 8.7%，而非土著男女居民则仅分别为 1.5% 和 1.4%；Sturm-Ramirez 等报道，西非国家塞内加尔，衣原体总体流行率高达 28.5%，而且发现感染率与性伴侣数目成正比；拉美国家哥斯达黎加的年轻女性有 14.2% 存在生殖道的衣原体感染；在中国，Zhang 等在对深圳市人群的流行病学调查中发现，生殖道衣原体的总流行率为 17.7%，而在过去 3 个月的性行为中没有持续使用避孕套和有其他性传播疾病的人，其感染率大大增高；Chen 等报道云南的女性性工作者中，衣原体感染率为 58.6%，是性传播病原体中最高的（王家雄等，2017）。

2. 检测方法

目前衣原体感染检测方法有培养法、分子生物学方法和免疫学方法，临床常用的是免疫学法和分子生物学检测法。

（1）培养法：培养法是衣原体检测的金标准，一般用 McCoy 细胞系进行培养，但细胞培养要求较高，周期也较长。

（2）免疫学检测：临床常用的免疫学检测方法有双抗体夹心 ELISA 法、直接荧光抗体试验（DFA）以及胶体金免疫法，检测的主要是衣原体特异性脂多糖抗原。

（3）分子生物学检测：DNA 探针以及 PCR 技术被用于检测衣原体，主要的引物针对 16S 核糖体 rRNA 基因、7.5kb 质粒、主要外膜蛋白（major outer membrane protein，MOMP）基因，而在比较过 3 个引物后发现质粒引物特异性和灵敏度最高。德国已经将实时定量 PCR 技术应用到衣原体感染的筛选项目中，Mater Bohm 等（1991）在他们的报告中指出实验的阳性预测值达 100%，而阴性预测值为 98.1%，体现了该技术的可靠性。而最新的 TMA 与 SAT 技术同样适用于衣原体的检测（中华医学会男科学分会等，2016）。

还有的研究着眼于精浆或血清生物标志物的测定，如一些感染引起的趋化因子的检测，或者是早期 miRNA 表达谱的检测等（Yeruva et al，2014）。但这些尚处在研究阶段，其实用性和特异性还有待更多的研究证实。

3. 方法学评价与质量控制

由于沙眼衣原体分离培养操作复杂、技术及设备要求高、所需时间长和敏感性受标本采集等限制，难以作为临床常规检查和流行病学筛查，通常用于科研，或作为其他方法的参考标准应用。

免疫学检测由于衣原体采集和抗原提取难度较大，使得检测结果阳性率低，易出现假阴性。但其适用于多种类型的标本，特异性和敏感性较培养法高。近年来发展的胶体金免疫法较传统的免疫方法应用广泛，其优点是简易、方便、快速，可就单一标本立即检测，缺点是判定结果带有一定的主观性。

在目前衣原体的所有检测方法中，分子检测技术灵敏度和特异性最好，是首选的检测方法。由于 RNA 只存在于活的细菌中，所以 RNA 检测更利于准确诊断、疗效及愈后评估，是目前最好的检测方法。

4. 正常参考值及临床意义

正常男性衣原体检测应为阴性。

衣原体检测阳性主要见于沙眼、NGU（衣原体性尿道炎）、衣原体性宫颈炎、衣原体性眼结膜炎、性病淋巴肉芽肿等。也可见于输卵管炎、子宫内膜炎、盆腔炎、附睾炎、直肠炎、新生儿肺炎、中耳炎等。衣原体感染与不育症关系密切（Collodel et al，2015）。

第四节　其他病原微生物的检测

男性生殖道其他病原微生物感染的检测一般采用细菌培养的方法，样本通常为精液、尿液或尿道拭子。

1. 检测方法

除淋病奈瑟菌外的其他细菌的培养，可采用血琼脂平板、巧克力平板和中国蓝平板，35℃下培养后分离鉴定，必要时做药敏试验。

2. 方法学评价与质量控制

（1）样本的采集、运送关乎检验结果准确、及时，样本应置密闭、防渗漏容器中运送，实验室不应接收不合格和标识错误的样本。

（2）培养基外观应该平滑、水分适宜、无污染、适当的颜色和厚度，有明确标识及保质期。自制及购买的无质量保证的培养基应每批次检测相应的性能。购买的有质量保证的培养基应检查产品的破损、污染以及外观、冷冻或受热现象，保存生产者所遵循的质量保证标准以及每批号产品质量控制合格证明等文件。

（3）革兰染色、特殊染色和荧光染色等染色剂，应定期进行质控，质控周期满足行业要求。检测频率低的项目，可与标本同步操作进行质控。

3. 临床意义

精液、尿液或尿道拭子的细菌培养常见菌见表 5-1，金黄色葡萄球菌、乙型溶血性链球菌、杜克雷嗜血杆菌等可引起急性感染；表皮葡萄球菌、粪链球菌、生殖道棒状杆菌、变形杆菌、结核分枝杆菌、酵母样菌等可引起慢性感染或无症状带菌状态。

表 5-1　男性生殖道分泌物培养常见菌

革兰染色阳性菌	革兰染色阴性菌
葡萄球菌属菌种	杜克雷嗜血杆菌
肠球菌属菌种	肠杆菌科菌种
链球菌属菌种	拟杆菌属菌种
消化链球菌	铜绿假单胞菌
结核分枝杆菌	变形杆菌属菌种
酵母样菌	阴道加德纳菌

（史轶超）

第六章

前列腺液检测的
规范化评估

本章要点

检测前列腺按摩液（EPS）有助于了解前列腺功能及炎症发生情况。当白细胞＞ 10 个 /HP、卵磷脂小体数量减少时，对前列腺炎诊断有意义。EPS 中见到胞质内含有吞噬成分的巨噬细胞，也是前列腺炎的特有表现。但白细胞的多少与症状的严重程度不相关。

目前国内外均推荐"四杯法"或"两杯法"进行病原体定位试验，以区分男性尿道、膀胱和前列腺感染。当前列腺有细菌、真菌及滴虫等病原体感染时，可在 EPS 中检测到这些病原体。为了明确区分 EPS 中病原体和白细胞等成分，可对 EPS 采用革兰染色和白细胞染色等方法进行鉴别。

第一节　前列腺液的获取

检测前列腺按摩液（expressed prostatic secretion，EPS）有助于了解前列腺功能及炎症发生情况。通常取胸膝卧位进行前列腺按摩：嘱患者排尿后，取胸膝卧位，按摩时手法要轻柔，从前列腺两侧向正中按摩，再沿正中向尿道外挤压，如此重复数次，再挤压会阴部尿道，即可见有白色黏稠性的液体自尿道口流出。用小试管或载玻片承接标本，并及时送检。如需进行微生物检测，应进行无菌操作，按摩前先消毒外阴，并使用无菌容器接取标本后及时送检。如患者可能患有生殖系统结核、疑似肿瘤、急性感染等前列腺疾病时，不宜作前列腺按摩。由于前列腺有许多小房，一次按摩所得前列腺液有一定的偶然性，因此常要重复检查。通常前列腺液是指通过按摩前列腺而收集到的液体，是静态液，不能完全等同于在射精时排到精液中的前列腺刺激分泌液，如精浆酸性磷酸酶在静态液中较低（李宏军等，2015）。

一次检测不宜多次重复按摩前列腺，如按摩后收集不到 EPS 时，可嘱患者留取前列腺按摩后首段尿液进行分析。

第二节　前列腺液的规范化评估与临床

前列腺液是由前列腺上皮细胞分泌的一种稀薄的无色乳状液，呈弱酸性（pH6.5 左右），内含卵磷脂小体、多种蛋白质成分以及锌离子等。正常人的 EPS 中白细胞 < 10 个 /HP，卵磷脂小体均匀分布于整个视野，红细胞和上皮细胞不存在或偶见。当白细胞 > 10 个 /HP、卵磷脂小体数量减少时，对前列腺炎诊断有意义。白细胞的多少与症状的严重程度不相关。前列腺液中见到胞质内含有吞噬的卵磷脂小体或细胞碎片等成分的巨噬细胞，也是前列腺炎的特有表现。当前列腺有细菌、真菌及滴虫等病原体感染时，可在 EPS 中检测到这些病原体（丛玉隆，2013）。此外，为了明确区分 EPS 中白细胞等成分，可对 EPS 采用革兰染色和白细胞染色等方法进行鉴别。

1. 检测方法

目前国内外均推荐"四杯法"或"两杯法"进行病原体定位试验。

（1）四杯法：1968 年，Meares 和 Stamey 提出采用依次收集患者的分段尿液和 EPS 分别进行分离培养的方法（简称"四杯法"），以区分男性尿道、膀胱和前列腺感染（表 6–1）（李宏军等，2015）。

表 6-1　"四杯法"（Meares-Stamey 试验）诊断前列腺炎结果分析

类型	标本	VB1	VB2	EPS	VB3
Ⅱ型	WBC	–	+/–	+	+
	细菌培养	–	+/–	+	+
ⅢA型	WBC	–	–	+	+
	细菌培养	–	–	–	–
ⅢB型	WBC	–	–	–	–
	细菌培养	–	–	–	–

VB1：首段尿；VB2：中段尿；EPS：前列腺按摩液；VB3：前列腺按摩后尿液

（2）两杯法："四杯法"操作复杂、耗时、费用高，在实际临床工作中常常推荐"两杯法"。"两杯法"是通过获取前列腺按摩前、后的尿液，进行显微镜检查和细菌培养（表 6-2）。

表 6-2　"两杯法"诊断前列腺炎结果分析

类型	标本	按摩前尿液	按摩后尿液
Ⅱ型	WBC	+/–	+
	细菌培养	+/–	+
ⅢA型	WBC	–	+
	细菌培养	–	–
ⅢB型	WBC	–	–
	细菌培养	–	–

2. 临床意义

正常人前列腺液呈乳白色稀薄液，有蛋白光泽，炎症时分泌物可变得浓厚，色泽变黄或淡红色，浑浊或含絮状物，并可有黏丝。正常前列腺液量约 0.1~1.0ml，pH6.4~6.7，相对密度 1.027 ± 0.002。显微镜下卵磷脂小体 ≥ 3+/HP，分布均匀，呈发光圆球状，折光性强，与脂滴相似，体积大小不等，可略小于红细胞，也可小于红细胞的 1/4。脓细胞< 10 个 /HP，无或偶见红细胞，可以有少量的上皮细胞、精子或淀粉样颗粒。

前列腺是一个外分泌腺，其功能是分泌前列腺液，构成分段射精第一部分精液的主要成分，参与精液的凝固与液化过程，并提供精子生存的某些营养物质。前列腺的生物合成作用和一些分泌产物与受精过程密切相关，其中包含一些抗男性泌尿系感染的物质。直肠指检获得的前列腺液在前列腺炎的诊断和分类中具有非常重要的作用。

前列腺炎患者前列腺液内的主要炎症细胞是中性粒细胞和巨噬细胞，尤其是富含脂质的巨噬细胞。这些巨噬细胞在正常人的前列腺液内极少见到，在非细菌性前列腺炎患者中可升高 8~10 倍，在细菌性前列腺炎患者中升高史为显著。急性细菌性前列腺炎时，前列腺液肉眼观察可因含有红细胞而呈淡红色或咖啡色，镜检可见大量的红细胞、白细胞、脓细胞及含脂巨噬细胞。慢性细菌性前列腺炎时，前列腺液肉眼观察可呈现微黄色或乳黄色，也可呈灰白色，涂片镜检可见大量的白细胞、含脂巨噬细胞和红细胞，通常白细胞数量多于 10 个 /HP，镜下卵磷脂小体明显减少。慢性非细菌性前列腺炎时，前列腺液涂片镜检可见大量成团或聚集的白细胞、颗粒细胞，或含脂巨噬细胞增多。真菌性前列腺炎时，前列腺液涂片检查可见大量白细胞或红细胞，并可查见真菌病原体。滴虫性前列腺炎的前列腺液涂片可见大量白细胞或红细胞，并可查见阴道毛滴虫。棘球蚴（包虫）、丝虫或阿米巴原虫感染时，也可发现相应的病原体。前列腺液中白细胞假性升高多见于一些尿道疾病，如尿道炎、狭窄、湿疣和憩室等，在非感染性前列腺结石患者的前列腺液内白细胞计数也明显升高。另外，可以使前列腺液中白细胞计数较实际水平增高的情形还见于性交和射精后数小时内、酗酒后、进食大量刺激性食物后、天气寒冷局部受凉、长时间骑自行车、久坐和按摩前列腺手法粗重等。前列腺液内白细胞的分布特点对判断炎症是否存在也具有重要意义，血细胞的成堆或成簇分布往往提示前列腺的炎症，甚至在白细胞计数低于诊断标准时也不能排除炎症存在的可能（丛玉隆，2013）。

正常人前列腺液内红细胞极少，往往在炎症时才出现，按摩过重也可人为地引起出血，此时镜检可见多数红细胞。前列腺液中的颗粒细胞常在前列腺炎症时或老年人中多见。按摩时若压迫到精囊腺，前列腺液内可出现精子。

正常男性前列腺液的 pH 一般在 6.4~6.7，随年龄的增长前列腺液 pH 有增高的趋势。在慢性细菌性前列腺炎时，前列腺液中的炎症细胞渗出得越多，提示前列腺的炎症反应越重，上皮细胞水肿、坏死越明显。一方面，炎症使前列腺的上皮细胞分泌功能受损，枸橼酸分泌减少，使前列腺液 pH 呈碱性，另一方面，炎症使前列腺的上皮通透性增加，更多的组织液渗透到前列腺腔内，进一步稀释其中的枸橼酸，使前列腺液的 pH 更接近于组织液或血浆 pH，其碱性程度比正常增高约 10 倍，当 pH > 7.8 时有辅助诊断意义。前列腺炎病情减轻或治愈时，增高的 pH 可以逐渐恢复至正常。因此有学者认为，前列腺液 pH 的常规测定，可以作为衡量治疗效果的一个指标，以指导临床选择有效的抗生素。

前列腺液中的卵磷脂小体主要作为精子的营养物质，其分泌的减少可以反映前列腺分泌功能的异常。有学者报道，卵磷脂小体少于 1/2 时就会对患者的性功能产生明显的影响。前列腺炎症时卵磷脂小体减少，且有成堆分布倾向，这是由于炎症时的巨噬细胞吞噬大量脂类所致。在炎症治愈后，卵磷脂小体往往可以恢复至正常，因此卵磷脂小体的变化也可以作为疗效的判定指标之一。

（史轶超）

第七章 人类精子库捐精者生育力评估与冻存

本章要点

  捐精者在满足基本条件后，精子库工作人员还要对捐精者进行家系调查、体格检查及心理咨询，并详细记录捐精者的生物学特征。通过初筛的捐精者，还要达到实验室检查标准后，方可成为合格供精者。实验室检查主要包括精液分析、血型检查、性传播疾病检查及染色体和常见单基因病的筛查等。

  捐精者的常规实验室检查项目包括血细胞分析、血液生化检查及精液检查，传染性疾病检测项目包括乙肝、丙肝、梅毒、淋病、艾滋病、衣原体、支原体、巨细胞病毒、风疹病毒、单纯疱疹病毒和弓形体等，精液还应进行常规细菌培养，以排除病原菌感染。

  合适的精子冷冻保护剂需具备两个条件，一是没有或极低的细胞毒性，二是具有高度水溶性。通常分为两类，一类是渗透性保护剂，另一类是非渗透性保护剂。冷冻保护剂可以有多种配比与选择，人类精子库比较常用的为甘油－蛋黄－枸橼酸钠复合剂（GYEC）和改良的保护剂（TGG），以及各实验室在此基础上改良的各种配比保护剂。捐精者精子可以采用程序降温仪或液氮熏蒸法进行冷冻。冷冻精液复苏一般采用快速复温法。

第一节　捐精者生育力评估规范化流程

人类精子库（human sperm bank）是利用细胞冷冻及超低温保存技术，采集、冷冻、保存人类精子，用于治疗不育症、提供优生优育与生殖保险服务，并进行冷冻相关研究的机构。其设立的主要目的是冷冻保存健康捐精者的精液，用于辅助生殖技术治疗。

捐精者生育力评估的规范化流程如下：

一、捐精者的筛查

（一）捐精者的初筛

捐精者（semen donor）的初筛（preliminary screening）是指由男科医师、临床遗传学家、心理咨询师等精子库工作人员对捐精者的身体健康状况、心理状态及遗传病家族史进行评估，用非实验室手段选择捐精者。

1. 基本条件

（1）捐精者全面了解其所捐精液的用途、可能的风险及为降低风险所采取的措施，认可捐献精液是一种人道主义行为并自愿参与，签署捐精知情同意书。

（2）捐精者原籍必须为中国公民，提供姓名、年龄、身份证号等个人身份信息和指纹等相关生物学信息，与中央数据库比对，以保证所有捐精者只在一处精子库捐精。

（3）捐精者的年龄要求为22~45周岁。在我国，男性法定的最低结婚年龄是22周岁，此年龄男性的生理及心理发育较为成熟，对自己的行为选择能作出理性的判断。

（4）身体健康：捐精者身体必须健康，男科医师通过对捐精者的既往病史、个人生活史和性传播疾病史进行询问，排除性传播疾病的高风险人群，捐精者必须如实回答医师提出的问题。

①既往病史：捐精者不能有全身性疾病和严重器质性疾患，如心脏病、糖尿病、肺结核、肝脏病、泌尿生殖系统疾病、血液系统疾病、高血压、精神病和麻风病等。

②个人生活史：捐精者应无长期接触放射线和有毒有害物质等经历，没有吸毒、酗酒、嗜烟等不良嗜好和同性恋史、冶游史。

③性传播疾病史：询问捐精者性传播疾病史和过去 6 个月性伴侣情况，是否有多个性伴侣，排除性传播疾病（包括艾滋病）的高危人群。捐精者应没有性传播疾病史，如淋病、梅毒、尖锐湿疣、传染性软疣、生殖器疱疹、艾滋病、乙型及丙型肝炎，并排除性伴侣的性传播疾病、阴道滴虫病等疾患。

④捐精不能以盈利为目的，精子库可对捐精者提供必要的误工、交通和营养补助。

2. 家系调查（family survey of hereditary disease）

根据国家卫生和计划生育委员会的相关规定，合格捐精者及其家族成员应排除染色体病、单基因遗传病和多基因遗传，具体如下：

（1）染色体病（chromosomal disease）：染色体病是因染色体数目或结构的异常所致的遗传病，包括各种常染色体和性染色体数目、结构异常而发生的遗传性疾病。

（2）单基因遗传病（monogenic disease）：排除白化病、血红蛋白异常、血友病、遗传性高胆固醇血症、神经纤维瘤病、结节性硬化症、β-地中海贫血、囊性纤维样变、家族性黑蒙性痴呆、葡萄糖 -6- 磷酸脱氢酶（G-6-PDH）缺乏症、先天性聋哑、Prader-Willi 综合征、遗传性视神经萎缩等疾病。

（3）多基因遗传病（polygenic disease）：排除唇裂、腭裂、畸形足、先天性髋关节脱位、先天性心脏病、尿道下裂、脊柱裂、哮喘、癫痫症、幼年糖尿病、精神病、类风湿关节炎、严重的高血压病、严重的屈光不正等疾病。

遗传病具有多样性和散发性，家系调查时不应仅限于这些疾病，以最大限度避免或减少受者后代罹患遗传病的风险。

遗传咨询是排除捐精者遗传异常的重要环节，应由具有医学遗传学中级以上职称的技术人员完成。捐精者应对照咨询员逐一说明的遗传病临床表现、遗传方式，保证真实回答本人及其家族成员的遗传病史。

3. 体格检查（physical examination）

（1）一般体格检查：捐精者必须身体健康，无畸形体征，心、肺、肝、脾等检查均无异常，同时应注意四肢有无严重皮肤病、多次静脉注射的痕迹及面肌痉挛等。体格检查时应进行色盲、色弱、斜视及视力的检查。

（2）生殖系统检查：捐精者生殖系统发育良好，无畸形，无生殖系统溃疡、生殖系统疱疹、尿道分泌物和生殖系统疣等疾患。一次精液常规分析检查报告达到或超过《人类精子库技术规范》的要求。捐精者在捐精过程中应至少接受一次生殖系统随访检查，如出现生殖系统疾患，所捐献精液全部销毁。

4. 心理咨询（psychological consultation）

精子库应提供心理咨询服务，解决捐精者可能出现的心理问题。由具有资质的心理健康咨询人员对捐精者进行面谈，了解其家族史、受教育程度、社会关系、性生活史、人格障碍史及供精的动机，有针对性地进行心理咨询。

排除标准：精神病、精神病家族史、同性恋倾向者、认知功能及心智功能障碍者。工作人员对被排除的捐精者，应给予耐心的解释并提供必要的心理疏导。

5. 捐精者生物学特征（biologic character）

精子库应建立完善的捐精者体貌特征表，提供捐精者民族、身高、体重、体格、肤色、脸型、虹膜颜色、头发颜色和曲直、个人爱好等基本特征供受者夫妇进行选择。

（二）实验室检查

通过初筛的捐精者，达到实验室检查标准后，方可成为合格供精者。检查主要包括精液分析、性传播疾病及染色体检查等。

（1）精液分析：精液分析是男性生育能力的重要实验室评价指标。捐精者要求禁欲 2~7d，精液必须在精子库内采集，检查内容为精液常规分析内容及冷冻复苏实验。

待精液液化后，精液分析最好在射精后 30min 内完成，尽量不要超过 60min，以避免脱水或 pH 值的变化影响精液质量。精液质量参数：精液液化时间 ≤ 60min，体积 ≥ 2ml，精子浓度 ≥ 60×10^6/ml，存活率 ≥ 60%，前向运动（PR）精子 ≥ 60%，正常形态精子百分率 ≥ 30%。

（2）ABO 血型及 Rh 血型检查。

（3）冷冻复苏率（cryo-survival rate）检查：符合冷冻标准的标本在冷冻储存 24h 后应进行复苏实验。标准如下：PR ≥ 40%，前向运动精子总数 ≥ 12×10^6，前向运动精子冷冻复苏率 ≥ 60%。

（4）性传播疾病（sexually transmitted disease，STD）的检查：捐精者乙肝五项及丙肝的相关检查结果应正常；梅毒、淋病、艾滋病、衣原体、支原体、巨细胞病毒、风疹病毒、单纯疱疹病毒和弓形体等检查阴性；精液细菌培养应无菌生长或无致病菌生长。建议每次捐精都进行精液细菌培养，捐精期间至少进行一次衣原体、支原体检查。捐精完成 6 个月后，除艾滋病必须复查外，乙肝及丙肝也必须进行复查。

（5）染色体检查及常见单基因病的筛查：捐精者必须进行常规 G 带染色体核型分析。不同地区、民族捐精者应考虑区域或民族高发的遗传病携带，如中国两广、两湖、海南及江西应进行 α、β- 地中海贫血、G-6-PDH 缺乏症等疾病的基因检测。

二、精液采集（semen collection）

1. 精液标本采集的时间

精液采集要求禁欲时间为 2~7d，绝大部分捐精者禁欲 3~5d 精液质量最好。捐精者捐精前应避免剧烈体力运动、少熬夜、不洗桑拿浴、少喝浓茶、咖啡及碳酸饮料，保持愉悦的心情。取精室环境温度最好控制在 20℃ ~30℃ 之间，环境隐秘舒适。

2. 精液采集的方法

捐精者指纹比对完毕后，精子库管理系统自动打印捐精者信息，工作人员黏贴在一次性无菌取精杯上，并告知其取精注意事项。捐精者领取取精杯、一次性垫巾及消毒湿巾后，在精子库取精室内进行手淫法采集。

3. 精液转交

精液取出后，捐精者应尽快将精液标本放进传递窗。实验室人员收到标本后，应核对标本并称重，在精子库管理系统上点击接收按钮，放入37℃温箱或循环水浴箱中液化，系统会自动记录精液液化时间及体积。

三、精液处理与储存管理

1. 精液分析与分装

将液化好的（约10~30min）精液充分混匀，加样器取样镜检。符合标准的精液应立即分装、冷冻保存，并建议每次留取部分已和保护剂充分混匀的精液标本进行细菌培养。同时在精子库数据库管理系统中输入精子浓度、活力、pH值、白细胞的数量和冷冻日期、分装支数、保护剂批号及冷冻方式等。对于初次精液质量达标的捐精者，应留部分精液标本进行精子形态学检查。

2. 精液的冷冻储存与复苏

捐精者精液冷冻储存常采用两种方法：①液相罐保存：液氮是一种无色、无味、低黏度的冷冻源，具有降温低、不易自燃、自爆、来源丰富等优点。精液在 –195.8℃环境中，新陈代谢基本停止，理论上可永久保存。缺点是易蒸发，存在一定的安全隐患。②气相罐保存：人类精液保存在液氮蒸汽中，可获理想的冷冻复苏率，并有效降低标本交叉污染的风险。

冷冻精液复苏（thawing of freezing semen）：目前国内一般采用快速复温法，即从储存罐中取出冷冻精液，拧松冷冻帽，待液氮蒸汽释放后，立即置37℃水浴箱中，10min后混匀镜检。

（蒋祥龙）

第二节 常规项目的检测

捐精者应常规进行下列检查：

（1）血细胞分析：了解血液红细胞、白细胞和血小板的数量和质量有无异常，以排除贫血、白血病、凝血功能障碍等。此检查一般在医院检验科进行，也可在男科实验室进行。

（2）血液生化检查：常规检查肝功能、肾功能、血糖、尿酸、血脂等项目，以排除肝脏疾病、肾脏疾病、糖尿病、痛风、高血脂等。此检查一般在医院检验科进行，也可在男科实验室进行。

（3）精液检查：主要包括精子浓度和活力检测、精液体积测定、精液pH值检测、精液黏稠度检测、精子凝集检测、精子存活率测定、精子形态学分析等。具体细节参照第二章。

1）精子浓度检测：人类精子库一般采用Makler计数板进行精子浓度检测。用右手拇指、食指及中指捏住取精杯上部，将已液化的精液轻轻顺时针旋转15~20次，以精液中不起气泡为宜。取10μl充分混匀的精液加在已在37℃预热的Makler计数板计数池中，盖上盖玻片，200×相差显微镜下观察，精子浓度分析一般要求在5min内完成，且需分别取样分析2次。在200×相差显微镜下，观察精子是否为双层，分布是否均匀，如为双层或分布不均，应重新取样再检。选定精子分布均匀的10个小方格，将前向运动精子在选定区域的进出视为动态平衡，首先迅速计数10个小方格内前向运动（PR）精子数；其次计数非前向运动（non-progressive，NP）精子数；最后计数不活动（immotility，IM）的精子数，样本精子浓度 = （PR+NP+IM）× 10^6/ml。若精子浓度低于 $15 × 10^6$/ml，则应计数100个小方格内的所有精子，样本精子浓度 = （PR+NP+IM）/10 × 10^6/ml。参照表2-2，若两次浓度计数差值在可接受范围之内，记录均值作为精液样本的浓度，若差值过大，超过可接受范围，重新制作2份精液标本进行浓度分析（世界卫生组织，2011）。

2）HOST：HOST 在使用时，作为常规诊断方法，精子可孵育 30min，如果用作治疗目的，精子处理后则只可孵育 5min。用于诊断的膨胀液制备：将 0.735g 二水柠檬酸钠和 1.351g D- 果糖溶于 100ml 的纯水中，1ml 每支分装后，保存于 –20℃的环境中；用于治疗的膨胀液制备：按 1 份溶液加 1 份灭菌纯水，即 1:2 的比例稀释溶液。

具体操作步骤：①溶液解冻，使用前充分混匀；②将密闭在微型离心管中的 1ml 的膨胀液或 1+1（1:2）稀释溶液 37℃加热 5min；③充分混匀精液样本；④吸取 100μl 的精液样本加入膨胀液中，用移液器缓慢抽吸混匀；⑤37℃下准确孵育 5min 或 30min，取 10μl 液体置于洁净的载玻片上，加盖 22mm×22mm 的盖玻片；⑥按上述步骤①～⑤，再次制备第二张涂片；⑦相差显微镜下，200× 或 400× 视野检测涂片；⑧借助实验室计数器，计数未膨胀（死亡）和膨胀（存活）的精子数，每张涂片至少计数 200 个精子，计算两张涂片中活精子百分率的平均数和差异，对照表 2–1 以确定差异是否可以接受；⑨若差异可以接受，报告活精子平均百分率。若差异过大，重复以上步骤并再次评估。⑩采用四舍五入法报告活精子的平均百分率。

（蒋祥龙）

第三节　传染性疾病的检测

一、概述

按照 2001 年、2003 年、2006 年原国家卫生部颁布的《人类精子库管理办法》《人类精子库基本标准、技术规范和伦理原则》和《人类辅助生殖技术与人类精子库评审、审核和审批管理程序》的要求，精子库必须对供精者进行性传播疾病的检查，包括乙肝、丙肝、梅毒、淋病、艾滋病、衣原体、支原体、巨细胞病毒、风疹病毒、单纯疱疹病毒和弓形体等检查，精液应进行常规细菌培养，以排除病原菌感染。

至今尚无法确定任何传染性病原体不会通过供精精液进行传播，按照国家卫生和计划生育委员会的相关要求，通过血液和分泌物检测，可以排除 HIV 和其他传染性疾病，降低通过供精传播疾病的风险。

在进行相关检测前，有必要询问供精者性传播疾病史和过去 6 个月的性伴侣情况，是否有过多个性伴侣，以排除性传播疾病的高危人群。

人类精子库的传染病检测可分为血清学检测部分和精液检测部分，血清学检测内容包含乙肝、丙肝、梅毒、艾滋病、巨细胞病毒、风疹病毒、单纯疱疹病毒和弓形体等。对于供精者，除排除淋球菌感染外，需排除 NGU 感染期，包括沙眼衣原体、生殖支原体、解脲脲原体、微小脲原体、人型支原体、副流感嗜血杆菌等病原体。每次留取精液，必须在临床微生物实验室完成微生物的分离、培养和鉴定工作（王和，2011）。

所有血清免疫学以及分泌物培养等需要在人类精子库所在医院的检验科完成，或者独立于精子库的辅助实验室完成，须具备免疫学实验室、HIV 初筛实验室、临床微生物实验室。所有检测需使用国家食品药品监督管理局批准的设备和试剂。

二、乙型肝炎病毒（HBV）的检测

1. 检测方法

目前检测 HBV 的免疫检测指标主要包括乙肝表面抗原（HBsAg）、乙肝表面抗体（hepatitis B surface antibody，HBsAb）、乙肝 e 抗原（hepatitis B e antigen，HBeAg）、乙肝 e 抗体（hepatitis B e antibody，HBeAb）、乙肝核心抗体（hepatitis B core antibody，HBcAb）、乙肝核心抗体 IgM（anti-HBc IgM）以及乙肝病毒前 S1 抗原、前 S1 抗体和前 S2 抗原。检测方法主要有 ELISA 法、CLIA 法等，目前临床上已有相应的检测试剂盒，参照试剂盒说明书操作即可。

2. 方法学评价与质量控制

不同批号、不同厂家的试剂不能混用；应防止交叉污染；试剂盒应按照含有传染性材料的生物危险品对待。由于试剂和技术操作上的原因，检测结果不能排除假阳性和假阴性的可能，同一份标本在不同实验室或采用不同的试剂盒可能会得出不一致的结果，因此，结果有争议时，应进一步采用中和实验确认或进行 HBV-DNA 测定。

3. 临床意义

HBV 免疫检测指标临床意义见表 7-1，只有所有血清标志物阴性和单独 HBsAb 阳性两种情况可以成为合格供精者。

表 7-1　HBV 血清学标志物的临床意义

血清标志物						临床意义
HBsAg	HBsAb	HBeAg	HBeAb	Anti-HBc IgG	Anti-HBc IgM	
+	−	−	−	−	−	急性乙肝潜伏后期，携带者
+	−	+	−	−	−	急性乙肝早期或潜伏期
+	−	+	−	−	+	急性乙肝早期
+	−	+/−	−	−	+	急性乙肝后期
+	−	−	−	+	−	急性 HBV 感染趋向恢复；慢性乙型肝炎携带者
+	−	−	+	+	−	急慢性乙肝、无或低度 HBV 复制性
−	+	−	+	+	−	急性乙型肝炎恢复期、既往感染
−	+	−	+	+	−	乙型肝炎恢复期、既往感染
−	−	−	+	+	−	既往感染 HBV 或 HBV 急性感染恢复期
−	−	−	−	+	−	恢复后期，表明 HBV 既往感染
−	+	−	−	−	−	成功接种疫苗，具有免疫力

参照《全国临床检验操作规程》（中华人民共和国卫生部医政司，2015）

三、丙型肝炎病毒（HCV）的检测

1. 检测方法

HCV 感染会产生特异性血清学标志 HCV 抗体，HCV IgG 抗体的检测是基于间接法或双抗原夹心法原理。方法主要有 ELISA 法、CLIA、免疫渗滤层析试验和确认试验。目前临床上已有相应的检测试剂盒，参照试剂盒说明书操作即可。

2. 方法学评价与质量控制

间接法加入样本量一般为 10~20μl，加样的准确性和重复性对检测的灵敏度和精确度影响较大。双抗原夹心法加样量一般为 50μl，重复性要好于间接法。

3. 临床意义

未感染过 HCV 者，抗 HCV 抗体应为阴性，可以成为供精者。

四、梅毒的血清学检测

1. 检测方法

梅毒属于性传播疾病，病原体为苍白密螺旋体（*Treponema pallidum*，TP）苍白亚种，常称为梅毒螺旋体。梅毒的血清学检测试验根据抗原不同分为两类，一类为非特异性类脂质抗原实验，试验使用的抗原是从牛心肌中提取的心磷脂、胆固醇和纯化的卵磷脂，即类脂质抗原，用于梅毒的筛查，方法主要有性病研究实验室实验（VDRL）、快速血浆反应素实验（RPR）、不加热血清反应素实验（USR）、甲苯胺红不加热血清实验（TRUST）；另一类为梅毒螺旋体抗原实验，用于证实梅毒感染，排除非特异性类脂质抗原实验的假阳性。使用抗原为梅毒螺旋体的特异成分，国际上通用的实验是梅毒螺旋体血凝实验（TPHA）和荧光梅毒螺旋体抗体吸收实验（FTA–ABS），这些实验多用于梅毒感染的确证。ELISA 和 CLIA 法目前作为梅毒螺旋体筛查实验在临床广泛应用。

2. 方法学评价与质量控制

（1）应尽量使用新鲜标本。溶血标本会影响结果判定。标本在 2℃~8℃ 可保存 3d，长期保存需置 –20℃，忌反复冻融。

（2）结果为阳性或可疑时，应进行随访并结合临床综合考虑。结果可疑时还需用其他方法（如 FTA–ABS）复查。

（3）TP 抗体 ELISA 和（或）CLIA 检测为阳性反应只能说明正在感染或既往感染，不能作为梅毒疾病活动与否的判定，也不能作为治疗监测手段。非特异抗体检测（TRUST 和 RPR）可用于有临床症状的梅毒患者的辅助诊断筛查检测和治疗效果的监测，而梅毒特异性抗体检测的特异性和灵敏度较高，可以用于梅毒早期感染的辅助诊断。

3. 临床意义

未感染梅毒螺旋体者应为阴性。阴性者可以供精。

五、抗人类免疫缺陷病毒（HIV）抗体检测

1. 检测方法

人类免疫缺陷病毒（human immunodeficiency virus，HIV）是获得性免疫缺陷综合征（acquired immunity deficiency syndrome，AIDS）即艾滋病的病因。主要通过血液、性接触和母–婴垂直等途径传播。HIV 感染后，感染者血液循环中最早出现的是 HIV 核酸，然后是 P24 抗原，接着出现针对 HIV 相应蛋白如 P24、gp120 和 gp41 等特异性抗体，存在 IgM 向 IgG 的转换，IgG 抗体产生后会长时间高浓度存在。所以 HIV 血清学检测指标通常包括抗 HIV 抗体、P24 抗原等。

HIV 的实验室有初筛实验室和确认实验室两种，一般医疗单位的检验科不得从事艾滋病相关检查。人类精子库所在医疗机构必须具备 HIV 初筛实验室，可以采用 ELISA、CLIA、免疫渗透层析试验等。确认试验有免疫印迹（Western blot，WB）或重组免疫印迹等。

2. 方法学评价与质量控制

（1）抗 HIV（1+2）ELISA 检测，属于筛查实验，需要在筛查实验室完成。

（2）初筛呈阳性反应应按照《全国艾滋病检测技术规范》进行相应的复检及确认。只有确认是阳性的才能报告阳性。

（3）HIV 感染后，抗 HIV 抗体要在 3~8 周才能检测出来，所有 HIV 筛查存在窗口期，按照人类精子库管理办法，在志愿者供精前和供精结束 6 个月后，均必须检测抗 HIV 抗体，以确保所有保存精液无 HIV 病毒感染。

3. 临床意义

未感染 HIV 者，抗 HIV 抗体应为阴性。可以进行供精。

六、ToRCH 感染的血清学检测

1. 检测方法

ToRCH 是引起围产期感染的一组病原体英文名称的字头组合，包括巨细胞病毒、风疹病毒、单纯疱疹病毒和弓形体。"To"即"Toxoplasma（弓形体）"，"R"即"Rubivirus（风疹病毒）"，"C"即"Cytomegalovirus（巨细胞病毒）"，"H"即"Herpes simplex virus（单纯疱疹病毒）"。这组病原体感染孕妇后常导致胎儿宫内感染，导致流产、早产、死胎、畸胎。

临床上常采用 ELISA 法检测抗弓形体 IgG 和 IgM、抗风疹病毒 IgG 和 IgM、抗人巨细胞病毒（HCMV）IgM 和 IgG、抗人单纯疱疹病毒（HSV）IgM 抗体。抗风疹病毒抗体也可采用间接免疫荧光法，巨细胞病毒（CMV）pp65 抗原可采用免疫荧光法测定。单纯疱疹病毒也可采用免疫荧光和放射免疫等方法检测。由于早期感染表现为低亲和力 IgG 抗体，所以，在综合考虑患者临床背景、结合其他检测结果，可以进行亲合力检测。

2. 方法学评价与质量控制

ToRCH 的 IgG 类抗体的检测意义不大，阳性结果无法确定是既往感染还是新近感染，故临床上主要检测 IgM 类抗体。IgM 采用捕获法和间接法检测，但以捕获法较为普遍。特异 IgM 抗体的检测原理、试剂组成、操作、结果判断和注意事项等方面均与其他 IgM 抗体检测一致。

3. 临床意义

未感染过弓形体、风疹病毒、巨细胞病毒、单纯疱疹病毒者，抗体应为阴性或低于检测下限。特异 IgM 抗体是病原体感染后出现最早的抗体，特异 IgM 抗体检测阳性，尤其是高滴度的特异 IgM 抗体，提示可能有相应病原体的急性感染。随着感染的进展，特异 IgM 抗体滴度逐渐降低，直至消失。特异 IgG 抗体出现并滴度逐渐增加，如果在前后不同时间的 2 次对特异的 IgG 抗体检测中，发现第 2 次检测较第 1 次检测的滴度出现 4 倍以上的增加，则提示为近期感染。

七、精液细菌培养

1. 检测方法

普通细菌可采用血琼脂平板、巧克力平板和中国蓝平板，35℃孵育。淋病奈瑟菌培养应增加有抗生素的巧克力平板或 Thayer Martin 平板，5%~10% CO_2 环境孵育 24h 后观察菌落，阴性结果需培养 72h。培养的阳性菌落需进一步分离鉴定，必要时做药敏试验。

2. 方法学评价与质量控制
同第五章第四节。

3. 临床意义
同第五章第四节。

八、衣原体和支原体检测

见第五章第二节和第三节。

（宋春英　郭兴萍）

第四节　捐精冻融与复苏

一、概述

人类精子库的主要任务之一是对已知或者假定有生育能力的健康供精者的精液进行冷冻保存，提供给生殖中心用于辅助生殖技术治疗（陈振文，2016）。所有供精志愿者均要通过筛查和实验室检查，达到健康检查标准后，方可对其精液进行冷冻保存。

精子具有容易收集、容易完成活力检测和数量检测等特点，精子冷冻得益于 Polge 对甘油冷冻保护作用的发现和液氮冷冻精子的成功两个里程碑式的发现，目前，利用甘油作为冷冻保护剂已经成为精子冷冻最成熟、最常用的冷冻技术。

二、原理

1.冷冻原理

生物体的细胞生活在液态环境，进行着不间断的代谢作用，冷冻的理想状态是降低甚至停止细胞的代谢作用，但不影响细胞结构和功能。在一定的低温条件下，以足够的时间作用于精液，引起精子的降温、凝固、非损伤性结冰，使精子内部分子运动的速率减慢、停止，从而使精子代谢作用降低直至达到一种休眠状态，最终达到冷冻存储精液的目的。

细胞冷冻存储的基本原理，即在细胞冷冻过程中，随着温度不断下降，细胞外液的水分首先形成细小的颗粒状冰晶，致使细胞外液中的溶剂减少，溶质浓度增加，渗透压增高，从而使水分从细胞内液通过细胞膜流向细胞外液中，于是细胞自身脱水皱缩。在适当的降温速率下，一方面细胞外液形成的冰晶对细胞起到绝热的作用，另一方面细胞脱水也使得细胞内液不产生或只产生少量冰晶，用冷冻过程中产生的渗透压梯队使细胞皱缩，而不损伤细胞。

然而，在慢速冷冻时，细胞外液不断地形成冰晶，造成细胞的过度脱水和高渗，以致于细胞在尚未达到停止化学反应的低温存储温度时，细胞均有可能由于细胞内外的高电解质浓度差而导致细胞及蛋白质结构和功能的损伤，甚至导致细胞严重脱水皱缩而死亡，这种现象为"慢速冷冻损伤"；反之，在快速冷冻时，细胞冷却太快，来不及脱水，细胞内形成的冰晶对细胞内结构造成机械损伤，从而导致细胞死亡，这种现象称为"快速冷冻损伤"（John Morris et al，2012）。

但是，由于精子只有很少的细胞质，含水量较其他细胞少，所以在冷冻过程中，可以发生足够的脱水，不易形成过多的冰晶，理论上精子是一种较容易冷冻的细胞，但实际上，找到合适的降温速率是困难的。

2. 保护剂的种类

合适的精子冷冻保护剂需具备两个条件，一是没有或极低的细胞毒性，二是具有高度水溶性。达到减少冰晶形成和减缓冷冻过程中渗透压的升高，保护细胞膜和胞内细胞器安全通过降温过程的目的。

冷冻保护剂分为两类，一类是渗透性保护剂，另一类是非渗透性保护剂，两者的区别是是否可以自由渗入和渗出细胞膜。渗透性保护剂，也叫胞内保护剂，在冷冻前进入细胞内部，提高胞内渗透压，降低胞内外的渗透压差，降温过程中形成冰晶时，可减轻细胞皱缩的程度和速率，常见的有丙二醇、丙三醇、甲醇、乙二醇、二甲亚砜、葡萄糖等。丙三醇即甘油，是冷冻人类精子中最常用到的保护剂，实验证明，甘油在慢速冷冻过程中能很好地发挥作用。在精液冷冻中，甘油的最适终浓度为7%~10%，推荐7.5%。非渗透性保护剂，也叫做胞外保护剂，比如蔗糖、海藻糖、果糖、卵黄等，它们不能进入细胞，通过调节细胞外液的渗透压发挥作用，同时起到稳定细胞膜、降低过氧化状态等作用（曹云霞，2015）。

3. 保护剂的选择与配制

冷冻保护剂可以有多种配比与选择，人类精子库比较常用的为甘油 – 蛋黄 – 枸橼酸钠复合剂（GYEC）和改良的保护剂（TGG），以及各实验室在此基础上改良的各种配比保护剂。

WHO 第五版手册推荐的 GYEC 1 : 2 配制方法（WHO，2010）：

（1）在 65ml 的无菌蒸馏水中加入 1.5g 葡萄糖和 1.3g 二水三羧酸柠檬酸钠。

（2）加入 15ml 的甘油。

（3）加入 1.3g 的甘氨酸，等完全溶解后用 0.45μm 的细孔过滤器过滤。

（4）加入 20ml 的新鲜蛋黄（从特制的无菌蛋中提取）：洗净鸡蛋把蛋壳剥去，用注射器穿刺鸡蛋膜取到蛋黄，一般一个鸡蛋可取 10ml 的蛋黄。

（5）在 56℃水浴箱中孵育 40min，并且要时不时搅拌一下。

（6）检测溶液的 pH 值，如果 pH 值超出 6.8~7.2 之间范围，这样的溶液是不理想的，应该丢弃重新制备，因为可能加错试剂或试剂量。

（7）在此阶段，细菌培养进行无菌检测。

（8）在此阶段，也可以进行精子毒性试验检测。

（9）把溶液分装到 2ml 的试管中，并且保存于 –20℃。

（10）在 3 个月内用完。

GYEC 1 : 1 推荐配制方法：

（1）甘油 15ml，葡萄糖 1.3g，枸橼酸钠 1.1g，甘氨酸 1.1g，加去离子水 65ml，完全混匀。

（2）过 22μm 细菌滤器。

（3）加新鲜蛋黄 20ml 后，磁力搅拌器混匀。

（4）混悬液放置于 56℃水浴中 40min，混悬液液面要低于水浴液面，并不断晃动，保证充分灭活。

（5）检测溶液 pH 在 6.8~7.2 范围内，进行下一步，超出该范围丢弃重新配置。

（6）用 1mol/L 的氢氧化钠溶液调节 pH 至 7.2。

（7）对新配制的冷冻保护液进行分装，根据需要分装于 5ml、10ml 试管中，–20℃低温保存。

（8）分装结束后，留取 1ml 用于细菌培养。

（9）留取 5ml 做精子存活实验和精子冷冻复苏实验。

（10）建议在 3 个月内用完。

GYEC 1 : 2 推荐配制方法：

（1）甘油 20ml，葡萄糖 1.6g，枸橼酸钠 1.3g，甘氨酸 1.3g，加去离子水 60ml，完全混匀。

（2）过 22μm 细菌滤器。

（3）加新鲜蛋黄 20ml 后，磁力搅拌器混匀。

（4）混悬液放置于 56℃水浴中 40min，混悬液液面要低于水浴液面，并不断晃动，保证充分灭活。

（5）检测溶液 pH 在 6.8~7.2 范围内，进行下一步，超出该范围丢弃重新配置。

（6）用 1mol/L 的氢氧化钠溶液调节 pH 至 7.2。

（7）对新配制的冷冻保护液进行分装，根据需要分装于 5ml、10ml 试管中，−20℃低温保存。

（8）分装结束后，留取 1ml 用于细菌培养。

（9）留取 5ml 做精子存活实验和精子冷冻复苏实验。

（10）建议在 3 个月内用完。

WHO 第五版推荐的 TGG 配方（WHO，2010）：

（1）40ml 无菌 Tyrode 液，加入 5ml 无菌人血清白蛋白储液（100mg/ml）、0.9% 葡萄糖和 5ml 甘油，0.45μm 微孔滤膜过滤。

（2）分装成 2ml 每份，在 −70℃下保存。

三、精液采集及冷冻方法

1. 采集精液前准备

采集精液前应明确供精者的身份，推荐采用指纹核对的方法，并核对供精者的编号，连同禁欲时间一起标注于取精杯上，禁欲时间可以根据个体差异进行指导，大部分供精者禁欲 3~5d 比较合适，但个别例外。

精液采集前应排尿、用肥皂清洗双手，用消毒棉球或纱布消毒手、阴茎和会阴部，用生理盐水纱布擦拭干净。

2. 取精

供精者取精环境要安静、舒适，并进行无菌处理，室温建议控制在

20℃~25℃的体感舒适温度。指导供精者采用手淫法、无菌操作采集精液入一次性无菌容器，不建议对采集困难供精者进行电动按摩等辅助取精，原则上要收集完整精液。

供精者采集的精液排入一次性无菌取精杯后，放置于传递窗内，并及时告知检验人员转移至37℃温箱，等待液化。

3. 精液液化

精液在与冷冻保护液混合前，必须完全液化，为了充分液化，可以采用水浴摇床、恒温空气摇床等设备进行轻柔摇晃作为辅助。

4. 精液分析

精液液化后，对精液进行精子活力、精子浓度和精液量等参数评估，精液质量要求高于世界卫生组织《人类精液及精子 - 宫颈黏液相互作用实验室检验手册》（世界卫生组织，2001）。精液变量参考值的标准：精液液化时间少于60min，精液量大于2ml，精子浓度大于60×10^6/ml，存活率大于60%，其中前向运动精子大于60%，正常形态精子百分率大于30%，达到标准后，进行下一步（中华医学会，2008）。

5. 精液混装

样本的混装要求在百级超净台中完成，将液化的精液按照1:1与对应的冷冻保护剂（37℃预温）混合；将保护剂逐滴加入到精液中，并不断轻晃精液杯，直到完全混匀，室温静置5min。根据混合后精液量准备冷冻管，并标记精子编号和采集日期，也可以采用打印标签、条码和二维码等多种标记形式，将标本轻轻混匀后分装于冷冻管中，每管1ml，冷冻管封口或拧紧螺旋盖。分装过程需有第二人在场并进行核对。

6. 冷冻方法

可以采用程序降温仪进行冷冻，也可以采用液氮熏蒸法进行冷冻。

三阶段程序降温法：从20℃到0℃，每分钟降温1℃；0℃到-30℃，每分钟降低5℃~7℃；-30℃到-80℃，2min内完成。

两阶段程序降温法：WHO推荐的程序降温方法。从20℃到-6℃，每分钟降温1.5℃；然后每分钟降温6℃，直到-100℃。从-100℃ 30min

内转移到液氮中。

液氮熏蒸法：从 20℃ 到 4℃，冰箱冷藏室平衡 20min，4℃ 后，液氮面上方 5~10cm 熏蒸 10min，10min 后转移到液氮中保存。

7. 复苏方法

一般在冷冻 24h 后进行复苏实验，从液氮中取出标本后，室温平衡 1min，可以将螺旋盖轻轻旋松，防止炸管。放置于 37℃ 水浴中 10min 后，检测复苏后精子质量。冷冻复苏后前向运动精子不低于 40%，每份精液中前向运动精子的总数不得低于 12×10^6。

四、方法学评价与质量控制

精子冷冻保护剂的选择，各家人类精子库根据自己的工作经验各有选择，已经有商品化冷冻保护剂面市，多数没有医疗注册证书，且价格昂贵。双糖类保护剂已经成为各精子库改良保护液的重要选择，可以根据各精子库的实验进行改良。对于冷冻保护剂中添加青霉素、链霉素或庆大霉素之类的抗生素的使用，在人类精子库的外供精子标本中根据实验室情况决定是否使用，若使用，应在外供标本时给予提示，以提醒受者可能面临的过敏反应。

冷冻保护液配制过程中要严格无菌操作和质量控制，必须进行精子存活实验、冷冻复苏实验和细菌培养实验，都通过后方可使用。

对于混装比例，因为有了 2:1、甚至 3:1 冷冻保护剂的实验成功，为人类精子库提供高质量冷冻精液标本多了一层保障。可以根据各实验室的情况采用不同的混装比例，对于精子浓度高于 80×10^6/ml 者采用 1:1 的配比进行冷冻；低于 80×10^6/ml 的标本采用 1:2 的配比进行冷冻，可以获得较高的复苏率。

不同的降温方法都是在慢速冷冻和快速冷冻损伤间找最低损伤的平衡点，实现更高的复苏率。每个实验室的冷冻保护剂和降温方法都是在不断的实验过程中摸索出来的，存在共性，也存在自己的优势，所以很难评价标准的冷冻方法是哪一种，文中阐述的方法仅供人类精子库同行参考。

（宋春英　郭兴萍）

第八章　男性生育力保存的评估

本章要点

生育力保存适宜人群包括癌症患者、儿童、高危职业人群、需要进行 ART 治疗的人群、有生育要求的人群以及无精子症患者等，其中，癌症患者是生育力保存的主要目标人群。肿瘤医生在制定诊疗方案时，生育力保存应是首先要考虑的问题，其有责任建议患者实施生育力的保护。

生育力保存涉及严重少、弱精子症及无精子症患者需要手术获取的精子，以及癌症患者治疗前精子的收集和储存。生育力保存的男性患者可选择的方法包括 0.25ml 麦管冷冻法、超微量麦管（LSL 管）冷冻法、单精子冷冻以及精原干细胞保存法，其中精原干细胞保存法仅限于动物实验，尚无人类精原干细胞富集和保存的标准方案。

一、概述

生育力保存所涵盖的范围很广，它不仅指欲推迟生育年龄的健康人，也包括从事有生殖系统意外风险的高危从业者，更包括因某些疾病影响生育的患者，尤其是癌症患者。就目前来说，癌症患者是生育力保存的主要目标人群（Lass et al，1998；Aslam et al，2000；Chung et al，2004；Lee et al，2006）。

对于女性，生育力保存的主要方式是胚胎冷冻和卵子冷冻。后者更适用于无配偶的青年女性。相对女性来说，男性在保留生育力方面有更大的优势。男性在出生时就有生精干细胞，但直到青春期才会发育成有受精能力的成熟精子。所以，对于男性来说，青春期后的精液冷冻保存是一个最好的选择。对于一些肿瘤患者来说，这一方法也可能是他们生儿育女的唯一方式。

根据中国肿瘤协会《2012 中国肿瘤登记年报》资料统计（赫捷等，2012）：中国总体肿瘤发病率和死亡率较高。"中国每年新发癌症病例约350 万，因癌症死亡约 250 万，全国每 6 分钟就有 1 人被确诊为癌症，每天有 8550 人成为癌症患者，每 7 到 8 人中就有 1 人死于癌症。"患癌人群中，因患癌而死亡的概率，男性（71%）比女性（54%）高。肿瘤发病率随人群年龄逐渐上升，从年龄段来看，恶性肿瘤发病率全国 35~39 岁年龄段为 87.07/10 万，40~44 岁年龄段几乎翻番，达到 154.53/10 万；男性 50岁以上占全部发病的 80% 以上；80~85 岁最高。随着年轻癌症生存患者的增加，生育力保存将成为影响生活质量的重要问题。然而，许多癌症治疗方法对生育力有着长期的影响。目前大部分肿瘤患者考虑的主要问题仍然还是肿瘤疾病本身的治疗，并没有充分认识到抗癌治疗对生殖功能的影响。因此，肿瘤医生在制定诊疗方案时，有责任建议患者实施生育力的保护应是首先要考虑的问题。

二、生育力保存适宜人群

（1）癌症患者的生育力保存：癌症常见的四种治疗方法为：手术治疗、化学疗法、放射疗法、免疫调节法。化疗（特别是烷化剂）和放疗，甚至剂量较低时都可能破坏生精上皮从而损害精子发生。几乎所有化疗药物都会不同程度地损害男性生精能力，但其损害程度与化疗药物的种类、剂量和该药物使用的时间有关。常用的对生育有影响的化疗药物有：环磷酰胺、长春新碱、盐酸阿糖胞苷、阿霉素、顺铂、氮烯咪胺、盐酸丙卡巴肼、依托泊苷等。如环磷酰胺，该药可破坏睾丸的生精细胞，使睾丸生精功能下降，如果在青春期或青春前期用药可致睾丸萎缩。苯丁酸氮芥（瘤可宁），青春期或青春前期使用，成年后可使 80% 的男性出现少精子症，如用药总量超过 25mg/kg，将发生不可逆的少精子症和无精子症。长春新碱可使精子生成严重减少。因此在接受肿瘤化疗术前，医生应告知患者治疗的相关特殊风险，需要接受辅助生殖技术（ART）助孕的患者，建议提前将精子冷冻保存起来（Carson et al，1991）。

（2）儿童生育力保存：儿童癌症包括恶性血液病、肉瘤、中枢神经系统损伤、肾癌和骨癌等。研究显示，由于治疗方案的不断优化，现阶段儿童癌症患者的死亡率低于其他年龄段，其生存率高达80%。由此看来，儿童患者生育能力的保存是生殖医学工作者一个亟待解决的重要课题（Schover et al，2002；Wallace et al，2005）。青春期前患儿不能产生成熟精子用于冷冻保存，尚无一种有效的保存生育能力的方法。2017年4月10日来自华盛顿州立大学的研究人员发现了一种保存生精干细胞的新方法（Helsel et al，2017），该研究或许可以使还没有度过青春期的男孩收集自体的精原干细胞，并利用特殊的冷冻技术来保存，在适当的时候使得这些精原干细胞复苏再转回患儿的睾丸中，当患儿度过青春期后也能够产生正常的精子。目前，作为基础和临床前研究，睾丸组织的获取和冷冻保存实验已获成功（Onofre et al，2016），这一技术能够使从性未成熟供体（包括人类）获得的生精细胞系干细胞在自然的生态状况下长期储存。在动物模型研究方面，通过对这些冷冻保存的未成熟组织进行异位移植显示，这些从未成熟供体中取出并经过长时间冷冻的组织仍具有产生精子的潜能。由此可见，这种正处于实验阶段的睾丸组织冷冻＋异体异位移植技术是一种对保存青春期前患者生育能力具有潜在应用前景的有效方法（Nayernia et al，2004）。

（3）高危职业人群：从事高危职业的人群，如军人、消防员、警察、运动员等；长期在高辐射或高温环境下的工作人员，如放射科医生、机场地勤工作人员、室外工作者等；长期接触有毒有害化学物质和重金属的人员，如从事印刷行业或化工行业的人群等，临床医生可以建议其到专业医院专业部门去冻存精液，以防生殖系统意外受伤导致无法生育。

（4）ART治疗需要的人群：有些患者在进入辅助生殖医疗过程中，担心妻子取（排）卵当日取精困难，或者是夫妻两地分居，或者女方取卵时男方不能确保在场者，以上这些情况下若预先进行精液冻存，就可以高枕无忧了。

（5）有生育要求的人群：患有生殖系统疾病的患者，如少、弱精子症患者，由于其精子质量不稳定，甚至精液质量呈下降趋势，为了避免将来出现无精子症，可以先把精子保存起来规避风险；无精子症患者在通过手术获得睾丸精子后，也可以先将精子保存起来。此外，某些取精困难的患者，如不射精症和逆行射精患者，也可以预先保存精子，用于辅助生殖技术治疗。

（6）无精子症患者：这些人群通常是通过附睾、睾丸穿刺术方能找到数量有限的精子。睾丸活检术及睾丸显微取精术获取存活精子者，为了能生育自己血缘的孩子，建议将获取的很少的精子标本冷冻起来，以备未来生育之需。

三、生育力保存方法

生育力保存涉及临床严重少、弱精子症、无精子症患者需要手术获取的精子，以及癌症患者治疗前精子的收集和储存，以减少实施辅助生育治疗时精子的不足或受到药物的影响。目前有多种精子富集技术供 IVF/ICSI 治疗。本节主要介绍生育力保存的男性患者可选择的方法。

1. 0.25ml 麦管冷冻法

（1）适用范围：①手淫留取精液样本，精子浓度 $< 2 \times 10^6/ml$，活动率 $< 5~10/LPF$。②逆行射精或电刺激的精液样本。

（2）冷冻方法：将离心沉淀处理后的精子样本，调整体积至 200~300μl，使用注射器或巴氏吸管缓慢滴加等体积稀少精子冷冻保护剂（经验表明，以 1/2 体积添加亦可），边滴加边混匀，使用注射器转接 0.25ml 麦管分装，使用封口机封口后，贴上标签（标签信息包括患者编号、夫妻双方姓名等），将冷冻麦管置于聚乙烯塑料管中倒扣在冷冻支架上，放入液氮面上（距离液氮液面 10cm），熏蒸 30min 后转入液氮储存罐中长期保存。留一根麦管样本分别存放用以复苏。

2. 超微量麦管（LSL 管）冷冻法

（1）适用范围：①手淫留取精液样本，精子浓度 $< 2 \times 10^6/ml$，全量

标本活动精子＞10/LPF。②睾丸组织及附睾活检获取的精子标本。③逆行射精或电刺激的精液样本。

（2）冷冻方法：调整样本体积至约100μl。在小皿中使用稀少精子冷冻保护剂做20μl液滴。使用移液器吸取样本40μl与保护剂滴轻轻混匀（图8-1A）。取一根超微量冷冻麦管（LSL管），将麦管的粗端通过连接头连接在去掉针头的1ml注射器上。向上滑动金属保护套，露出麦管的细端（图8-1B）。从液滴中央缓慢吸入混合液，避免产生气泡（图8-1C）。移去注射器，向下滑动金属保护套，以保护麦管的细端（图8-1D）。旋转管身取下LSL管，使用封口机对LSL管粗端封口，或使用配套塞杆封闭粗端。贴上标签，装入套管，予以液氮熏蒸（图8-1E）。30min后转入液氮长期保存。留一根样本分别存放，用以复苏进行质控检查。当样本组织较多，发生堵管现象时，也可用剪刀剪去前段太细的部分再吸取液滴。

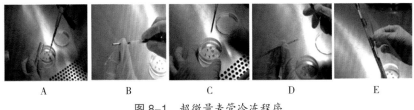

A　　　　　　B　　　　　　C　　　　　　D　　　　　　E

图8-1　超微量麦管冷冻程序

A：使用移液器吸取样本与保护滴轻轻混匀；B：将LSL管的粗端通过连接头连接在去掉针头的1ml注射器上，向上滑动金属保护套，露出麦管的细端；C：从液滴中央缓慢吸入混合液；D：移去注射器，向下滑动金属保护套，以保护麦管的细端；E：取下LSL管，封闭粗端，贴上标签，装入套管。

（3）复苏方法：取预温的复苏液（HTF+5%HSA）在培养皿中做成若干个20μl小滴（图8-2A）。从液氮罐中取出所需复苏的精液样本，检查LSL管标签上的编号、冷冻时间等信息，取标本的整个过程要做到准确且迅速（图8-2B）。将冷冻麦管放入37℃恒温水浴箱中，水浴复温3s，取出，擦干麦管，向上滑动金属保护器露出LSL管的尖端部分，将LSL管的粗端连接在套有橡胶连接头的1ml注射器上（图8-2C），轻轻将精液样本吹入已预温的复苏液中（图 8-2D），避免产生气泡，混匀后放入 37℃ 培养箱 5~10min，备显微受精时使用。

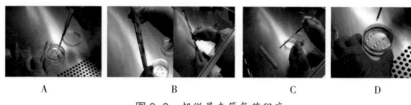

图 8-2　超微量麦管复苏程序

A：取预温的复苏液在培养皿中做成若干个小滴；B：从液氮罐中取出所需复苏的精液样本，核查 LSL 管标签上的编号、冷冻时间等信息；C：将 LSL 管的粗端连接在套有橡胶连接头的 1ml 注射器上；D：轻轻将精液样本吹入已预温的复苏液中。

3. 单精子冷冻

（1）适用范围：①手淫留取精液样本，精子全量活动精子＜10/LPF。②睾丸组织及附睾活检获取的精子标本，偶见活动精子。

（2）冷冻方法：冷冻样本先梯度洗涤后，将沉淀部分调整体积至约 50μl，加入约 1 倍体积的稀少精子体外培养液（含 5% HSA）混匀后孵育。准备一个 1006 皿（ICSI 专用皿），将加样器调至所需加样量的刻度，在 1006 培养皿内做 3 个含 5% HSA mHTF 的条状液滴，将处理后的精子标本加入上述平衡液（mHTF）的液滴内。取出一个旋盖式冷冻载体（图 8-3A）；打开旋转盖按钮（图 8-3B），取出一个超薄冷冻载片（图 8-3C），在超薄冷冻载片上标示的小圆环内加入 2μl 的冷冻保护液的微滴（图 8-4D），然后将它放入已含精子样本的培养皿中，覆盖矿物油（图 8-3E）。将培养皿转入倒置显微镜下（图 8-3F），利用显微操作系统抓取精子（图 8-3G），将获得的精子（不超过 5 条／每滴）一条条放至超薄冷冻载片上冷冻液的微滴内（图 8-3H）。用小镊子夹住超薄冷冻载片上的把柄取出超薄冷冻载片，用吸水纸将矿物油尽量吸干。冷冻片装入旋转盖内的卡口处，按上按钮，旋紧冷冻管盖（图 8-3I），固定在铝架上（图 8-3J），置于液氮面上方 5cm 的液氮蒸汽中 5~10min，转入液氮内长期保存。

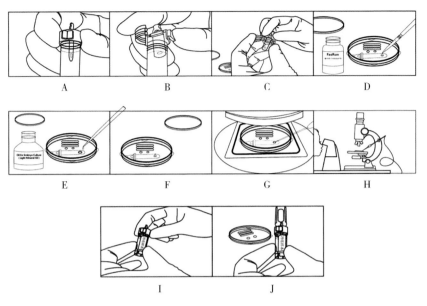

图 8-3　单精子冷冻程序

A：取出一个旋盖式冷冻载体；B：打开旋转盖按钮；C：取出一个超薄冷冻载片；D：在超薄冷冻载片上标示的小圆环内加入 2μl 的冷冻保护液的微滴；E：覆盖矿物油；F：将培养皿转入倒置显微镜下；G：利用显微操作系统抓取精子；H：将获得的精子一条条放至超薄冷冻载片上冷冻液的微滴内；I：冷冻片装入旋转盖内的卡口处，按上按钮，旋紧冷冻管盖；J：冷冻管固定在铝架上。

（3）复苏方法：将冷冻复苏液和所需试剂提前拿出冰箱，置室温下预温；取出一个 1006 皿，将复苏液 20μl 在培养皿底做成条状，覆盖上矿物油置 37℃、CO_2 培养箱内平衡 30min（图 8-4A）。将冷冻支架自液氮罐取出后，将支架上的冷冻管取出，擦去外套管上的霜痕（图 8-4B），打开旋盖上的按钮将超薄冷冻载片从冷冻管卡口内取出，迅速插入预先准备好的显微操作皿内（覆盖有 37℃ 矿物油）（图 8-4C）。在倒置显微镜下，利用显微操作针抓取复苏后的精子直接用于卵胞质内单精子注射（图 8-4D）。

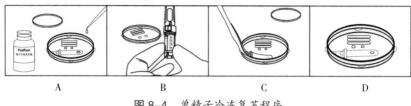

图 8-4　单精子冷冻复苏程序

A：将复苏液在培养皿底做成条状，覆盖上矿物油置 37℃、CO_2 培养箱内平衡 30min；B：将冷冻支架自液氮罐取出后，将支架上的冷冻管取出；C：将超薄冷冻载片从冷冻管内取出，迅速插入预先准备好的显微操作皿内；D：复苏后的精子直接用于卵胞质内单精子注射。

4. 精原干细胞保存法

精原干细胞（SSCs）是指位于生精小管基膜上的一种既能自我更新（self-renewal）维持自身群体恒定，又能定向分化，最终产生精子的一类原始精原细胞。它能向子代传递遗传信息，是男性成体内唯一可复制的双倍体的永生细胞。SSCs 可以体外培养、冷冻保存、遗传操作及睾丸内移植，故在医学、生物学及动物科学方面均有广阔应用前景（Meachem et al，2001；Schlatt，2002）。尽管精子冷冻保存已经成为保留男性生育力的首要解决方法，但仍不能帮助青春期前患癌症的男孩。其实，这些男孩生殖器官发育已经具有了精原干细胞（SSCs），在青春期启动之后便可以产生精子，这表明如果他们通过睾丸组织（TT）冷冻保存是可以保留生育力的。

SSC 移植（SSCT）、TT 移植是近期发展的技术，开创了保留男性生育力的新的可能性。日本横滨市立大学医学部的小川毅彦（Takehiko Ogawa）和日本国家儿童健康与发育研究所及理化学研究所的合作者们通过两种不同的冻存方法——缓慢冷冻法和玻璃化法（将样本转化为玻璃态的快速冷冻方法），超低温保存了新生小鼠的睾丸组织。将超低温保存的组织解冻后，研究者对这些组织进行了培养，发现其中的细胞能够保持分化成精子的能力，而且精子生成的效率与对照组中未经冷冻的组织一样高。研究者还利用圆形精子细胞注射技术（ROSI）进行了显微授精。这些圆形精子细胞和精子来自超低温保存了 4 个月的睾丸组织，最终共发育成 8 个可育后代。这些来自超冷组织的小鼠能够健康成长，并相互交配产生新的幼崽。超低温保存的睾丸组织解冻培养后产生的生殖细胞，在受精后发育成健康的小鼠个体，并能够通过正常繁殖生育下一代（Yokonishi et al，2014）。然而，这些技术仍在动物实验阶段，而且有效性取决于获取的能恢复生育力的 SSCs 的数量。因此，维持 SSCs 的数量是保留人类生育力的关键步骤。除此之外，睾丸组织细胞冷冻储存后移植，也有一定的医学风险。首先是污染，由于组织冻存需要加入保护剂及其他酶类，在操作过程中难免发生污染。其次，如果是异体睾丸组织细胞移植，又会不可避免地发生免疫排斥反应。所以，人类睾丸组织冷冻储存、移植仍处于实验研究阶段。小川的这项研究结果提供了一个有潜力的方法，但还需要更多的后续研究，才能最终将此技术应用于人类身上。

　　总之，随着社会科学发展，人们的生活节奏也越来越快，遇到各种风险的几率也相对增多；环境的污染、癌症高发，更多的生育期男性面临着这些危害。在威胁生命的疾病面前，人们往往忽略了未来生育力和生育力保存问题。所有治疗癌症和不育的医生都应该熟悉生育力保存的方法，并尽可能与患者讨论这些可选择的方案（Saito et al，2005）。理想的方案是，建议癌症患者在接受治疗前应进行精子冷冻保存；面对那些多年不育的男性及工作在危险岗位的生育男性（部队、警察、消防队员、运动员等）可以根据他们的具体情况，建议他们择机来医院冻存一份精子，以备日后想生育时使用，而且有许多方案可供选择。这些做了生育力保存后的男性，在需要考虑将来的生育问题时，建议与生殖医学专家去讨论评估、选择治疗方案。青少年期的生育力保存则是一个充满特殊挑战的问题，现在人类精原干细胞发育为成熟精子的研究仅限于动物实验，尚无人类精原干细胞富集和保存的标准方案。相信不远的将来，人类睾丸组织冷冻、移植和人类精原干细胞的研究会有个令人激动的突破。

　　　　　　　　　　　　　　　　　　　　　　（刘锋　李铮）

第九章 男性生育力评估的相关影像学检查

本章要点

超声影像检查是男性生育力评估的首选和必要临床影像检查方法，可以用于男性生育力评估的超声影像技术包括二维回波超声、多普勒超声、超声造影及超声弹性。

超声影像检查用于男性生育力评估的临床目的是，利用各种超声影像技术发现男性生殖系统各器官（睾丸、附睾、输精管、精索、精囊、射精管、前列腺、阴茎）是否存在可以或可能影响男性生育力的病变。

国内外研究已证实，超声检查结果的准确性可以达到临床要求；同时，超声检查方法对检查医师及受检患者均无损伤，十分适宜男性生育力的临床评估。超声影像的质量控制主要涉及检查操作和结果分析两个方面。

目前，临床利用超声影像检查可以发现影响男性生育力的主要病变包括：生殖系统发育异常、生殖系统炎症、生殖系统肿瘤、精索静脉曲张、射精管囊肿、器质性勃起功能障碍。同时，超声影像检查在男性无精子症病因评估和睾丸生精功能评估方面具有独特的临床价值。

在男性生殖系统疾病中，放射影像学检查方法有平片X线检查、造影、CT和MRI检查。平片检查主要检查精囊、输精管、前列腺有无结石或钙化；输精管精囊造影术主要显示精囊、输精管是否正常；膀胱造影用以间接显示前列腺肥大；CT主要用于检查前列腺和精囊病变；MRI检查优于CT检查，除可显示前列腺和精囊病变外，可用于睾丸及附睾疾病的诊断。

放射影像学诊断的常见男性生殖系统疾病包括生殖系统炎症、前列腺增生、精囊乳头状腺瘤、前列腺癌、睾丸鞘膜积液以及睾丸肿瘤等。

男性生殖系统常用的介入放射学技术有精索静脉曲张的栓塞、阴茎海绵体造影以及针对良性前列腺增生的球囊导管扩张术和留置支架等。

第一节　超声影像检查

一、概述

超声医学已成为男性生殖系统无创性影像学检查的首要手段（李凤华，2011）。

目前，超声影像进行男性生育力评估的主要技术包括：二维回波超声、多普勒超声、超声造影、超声弹性。其中，二维回波超声采用二维灰度（brightness）调制型，又称 B 型（brightness mode）超声，简称 B 超；多普勒超声包括彩色多普勒超声和频谱多普勒超声，彩色多普勒（color Doppler）超声简称彩超；超声造影包括血管内超声造影与血管外超声造影，男性生育力评估采用血管内超声造影；超声弹性包括组织超声弹性和血管内超声弹性，男性生育力评估采用组织超声弹性。

超声影像检查用于男性生育力评估的临床目的是，利用各种超声影像技术对男性生殖系统各器官（睾丸、附睾、输精管、精索、精囊、射精管、前列腺、阴茎）进行定性及定量检查，发现可以或可能影响男性生育力的病变。

二、检测原理

（1）回波超声的检测原理：超声波射入人体，在人体组织器官传播中，遇到界面产生反射或散射回声，将回声信号的强度转换成灰度的高低，形成灰度不同的图像，主要用于显示人体器官的解剖结构和组织病理（郭万学，2011）。

（2）多普勒超声的检测原理：利用发射超声波与接受回波之间的频率差异（频移）检测人体内的运动信号（例如流动的血液、活动的心脏瓣膜），并根据多普勒频移公式推导出运动信号的速度和方向，频谱多普勒通过波形（例如速度－时间曲线）的方式显示人体的运动信号，彩色多普勒通过彩色编码（例如朝向探头运动编为红色、背离探头运动编为蓝色）显示人体的运动信号，主要用于检测人体组织器官内的血流情况（郭万学，2011）。

（3）超声造影的检测原理：将声阻抗与人体组织存在明显差异或可以产生大量回波信号的造影剂注入人体的血管（例如肘静脉）或管腔（例如阴道），提高血流、组织、器官及病变显示的分辨力。血管内超声造影是将富含微气泡的超声造影剂注入静脉内，微气泡随血液流遍人体组织和器官，显著增强组织器官及病变血流灌注成像的敏感度（杜联芳，2008）。

（4）超声弹性的检测原理：通过检测人体组织的弹性参数进行成像和量化，根据检测的弹性参数，超声弹性分为振动幅度弹性成像、振动相位梯度弹性成像、组织压缩应变弹性成像、声辐射力弹性成像、剪切波弹性成像等。实时剪切波超声弹性成像（shear wave elastography，SWE）是一项已被批准应用于临床的超声弹性技术，该技术利用医学超声功率范围内的聚焦超声波触发所探查的人体弹性组织区域产生剪切波，同时，实时检测剪切波并处理分析形成反映组织弹性的图像和测值。

三、检测方法

利用超声影像进行男性生育力评估的检查方法主要包括经体表探查和经直肠探查，检查之前及检查结束均需进行探头消毒，超声造影必须严格遵守造影剂使用说明。

经体表探查适用于睾丸、附睾、输精管（阴囊段和腹股沟段）、精索、阴茎的检查，患者仰卧位，会阴部完全暴露，采用线阵探头，探头套隔离薄膜或袋，逐一检查每个器官，对每个器官进行多切面全面扫查。

经直肠探查适用于输精管（盆腔末段）、精囊、射精管、前列腺的检查，患者取截石位、左侧卧位、右侧卧位、胸膝位或坐位，一般以左侧卧位并屈膝。肛门完全暴露，采用直肠腔内探头，检查时在探头的换能器表面涂敷少量耦合剂，然后套上隔离套，用手指轻压隔离套使换能器和隔离套紧贴，中间不留气泡。再在隔离套外涂耦合剂，将探头插入肛门即可检查。逐一检查每个器官，对每个器官进行多切面全面扫查。

四、方法学评价与质量控制

超声影像可以清晰显示男性生殖系统每个器官（睾丸、附睾、输精管、精索、精囊、射精管、前列腺、阴茎）的解剖结构、组织特征、异常病灶、血流灌注，并能够进行血流动力学、组织弹性的定量分析。迄今为止，国内外研究已证实，超声检查结果的准确性可以达到临床要求；同时，超声检查方法对检查医师及受检患者均无损伤，十分适宜临床应用（张岐山等，2001）。

超声影像的质量控制主要涉及检查操作和结果分析两个方面。检查操作的质量控制包括：超声诊断仪器的正确调节、患者体位与配合动作的正确指导、检查部位的精准控制、成像切面的全面扫查、检查医师操作的精细流畅。结果分析的质量控制包括：超声图像的正确判读、超声伪像的正确鉴别、异常声像的精确分析、二维切面立体重构的正确推导、相关器官声像的综合分析、诊断医师专业知识的广度与深度、诊断医师临床经验的丰富程度。

1. 阴囊检查质量控制要点

（1）常规取仰卧位，充分暴露阴囊，嘱患者将阴茎沿腹壁向上提拉，使阴囊位置上移；选择线阵探头（频率 8~12MHz），探头包裹清洁套后作直接扫查。由于阴囊及其内容物活动度大，扫查时探头应轻放，上、下、左、右顺序检查阴囊内容物。

（2）观察睾丸形态大小及其内部回声，并测量睾丸上下径、左右径、前后径，建议使用公式校正计算睾丸体积（睾丸体积 = 上下径 × 左右径 × 前后径 × 0.71）。依次观察附睾的头部、体部及尾部。

2. 精索静脉检查质量控制要点

（1）精索静脉扫查应取仰卧位和站立位。

（2）观察精索静脉有无增粗，测量精索静脉内径，并用 Valsalva 试验判断有无精索静脉反流及程度（反流速度及反流持续时间）。

3. 经直肠检查质量控制要点

（1）经直肠超声主要检测前列腺、精囊、末段输精管和射精管。选用经直肠腔内探头，频率 5~10MHz，检查时，患者取左侧卧位暴露肛门，探头外套装有耦合剂的避孕套。缓慢进入直肠腔内，调节深度至显示前列腺和左、右精囊及末段输精管在合适位置。

（2）测量精囊最大长度和宽度、输精管直径。于前列腺横切面测量最大横径，矢状切面测量前后和上下径并显示尿道及射精管。

五、临床意义

生育能力不会影响男性的寿命与身体健康，因此，无创性检查应作为临床评估生育力的首选，而且，进行男性生育能力评估的患者普遍易于接受无创性检查。超声检查是一项无创性的方法；同时，超声检查可以准确发现影响男性生育力的病变，并具有一些独特优势，例如：①清晰显示输精管道，可以在一定程度上取代有创的输精管造影；②可以明确诊断梗阻性男性不育症，指导治疗方案的选择。因此，超声检查是一项不可替代的男性生育力临床评估方法。

目前，临床利用超声影像检查可以发现影响男性生育能力的主要病变如下：

1. 男性生殖系统发育异常

（1）睾丸缺如：睾丸缺如包括先天性和后天性（例如外伤手术切除）缺如，先天性睾丸缺如发病率很低，分为单侧和双侧睾丸先天性缺如。睾丸缺如直接导致患者无精子、无法生育。

超声影像检查结果：单侧或双侧阴囊内不能探及睾丸声学影像，常伴同侧附睾及输精管缺如，同时，在腹股沟区、腹膜后等部位未探及同侧的隐睾。

（2）睾丸发育不良：由于先天原因（例如性染色体异常）或后天原因（例如放射性损伤）导致双侧或单侧睾丸未发育正常。睾丸发育不良可以直接影响患者精子的生成与质量。

超声影像检查结果：睾丸体积未到达正常值，包膜完整，形态规则，内部回声正常或异常，睾丸内部回声异常表现包括回声不均匀、增粗、钙化斑 / 点；血供正常或减少。

（3）隐睾：双侧或单侧睾丸未正常下降移至阴囊内，而位于腹股沟、腹膜后等异常部位。隐睾可以直接影响患者精子的生成与质量。

超声影像检查结果：阴囊内未探查到双侧或单侧睾丸及附睾的声学影像，于腹股沟、腹腔等部位可探查到类似睾丸及附睾的声学影像，但睾丸及附睾体积通常小于正常睾丸，回声同正常睾丸或较正常睾丸粗糙不均；血供通常较正常睾丸稀少。

（4）睾丸微石症：该病病因尚不明确，主要特征为在睾丸生精小管内散在分布着许多钙化点，通常双侧睾丸均出现微石症。睾丸微石症可能会影响患者精子的生成与质量，但是，睾丸微石症患者的生育能力也可以是正常的。

超声影像检查结果：睾丸体枳正常或缩小，内部回声不均匀，整个或局部睾丸内可见散在分布的点状强回声，任意切面内的点状强回声的个数通常大于 5 个；血供正常或减少。

（5）附睾缺如：包括完全缺如和部分缺如。附睾缺如可以直接影响精子的成熟，并直接导致患侧精子输出通路阻断无法排出体外，双侧附睾缺如必定导致无精子症。

超声影像检查结果：完全缺如，患侧睾丸周围不能探及附睾声学影像；部分缺如的部位通常位于附睾体和 / 或附睾尾，附睾头通常体积肿大、内部回声不均匀并可见网状（或管状）低（或无）回声，不能探及整个附睾体的声学影像，或者仅可探及部分附睾体的声学影像，可见附睾体截断，通常不能探及完整附睾尾的声学影像；血供通常正常，网状（或管状）低（或无）回声内未见血流信号。

（6）输精管缺如：主要指先天性缺如，包括先天性双侧输精管缺如和单侧输精管缺如。输精管缺如直接导致患侧精子输出通路阻断无法排出体外，双侧输精管缺如必定导致无精子症。

超声影像检查结果：双侧或单侧输精管全程或部分不能探及，大部分患者输精管盆腔末段不能探及。

（7）输精管发育不良：成年后，输精管全程或部分节段的组织未发育正常，表现为纤细甚至闭锁，包括双侧和单侧输精管发育不良。输精管发育不良直接导致患侧精子输出通路的不通畅，影响精子排出体外，双侧输精管发育不良可以导致无精子症。

超声影像检查结果：患侧输精管全程或部分节段纤细、管腔显示不清，如果病变下段输精管扩张显示相应的声学图像（例如管状或囊状的无回声）。

（8）精囊缺如：先天性精囊缺如通常见于先天性输精管缺如的患者，包括先天性双侧精囊缺如和单侧精囊缺如。精囊缺如直接导致精囊液的分泌缺失，精囊液是精液的主要成分，因此，精囊缺如可以直接影响患者的生育能力。

超声影像检查结果：采用经体表探查和经直肠探查，于前列腺后上方均不能探及双侧或单侧精囊声学影像。

（9）精囊发育不良：成年后，精囊未能发育正常，通常体积小于正常精囊的30%，包括双侧和单侧精囊发育不良。精囊发育不良直接影响精囊液的分泌与质量，精囊液是精液的主要成分，因此，精囊发育不良可以直接影响患者的生育能力。

超声影像检查结果：采用经直肠探查，患侧精囊体积明显缩小，形态萎缩、呈条状或线状，内部结构不清；血供减少或消失。

（10）前列腺缺如：先天性前列腺缺如罕见，可见于先天性精囊缺如的患者。前列腺缺如直接导致前列腺液缺失，前列腺液和精囊液是精液的主要成分，因此，前列腺缺如可以直接影响患者的生育能力。

超声影像检查结果：采用经体表探查和经直肠探查，于前列腺区均不能探及前列腺声学影像。

（11）前列腺发育不良：成年后，前列腺未能发育正常，分泌前列腺液等功能出现异常。前列腺液是精液的主要成分，对保障精子完成受精具有重要作用，因此，前列腺发育不良可以直接影响患者的生育能力。

超声影像检查结果：采用经体表探查和经直肠探查，前列腺体积明显缩小，形态萎缩，内部回声强度不均匀，出现钙化显示斑点状强回声；彩色血流信号减少或消失。

2. 男性生殖系统炎症

（1）睾丸炎：由致病菌或病毒导致睾丸发生炎性反应，包括急性睾丸炎和慢性睾丸炎。睾丸炎可以影响患者精子的生成与质量。

超声影像检查结果：急性睾丸炎，患侧睾丸体积通常增大、内部回声强度不均匀，出现渗出或脓肿显示片状、无包膜的无或低回声区；血供通常丰富。慢性睾丸炎，患侧睾丸体积正常或缩小、内部回声强度不均匀，出现钙化显示斑点状强回声，出现纤维化显示线状、网状强回声；血供正常或减少。

（2）附睾炎：病原细菌等微生物经输精管逆行进入附睾引起的炎性反应，包括急性附睾炎和慢性附睾炎，左侧较右侧发病率高。附睾炎可以直接影响精子的成熟，导致生育能力下降；同时，附睾炎也可以引起附睾管的炎性狭窄或梗阻，影响精子排出体外。

超声影像检查结果：急性附睾炎，患侧附睾尾部体积增大、附睾体和附睾头体积正常或增大，附睾尾部形态肿胀不规则、附睾体和附睾头形态正常或肿胀，内部回声强度不均匀，出现渗出、脓肿或坏死显示片状、无包膜的无或低回声区；血供通常丰富；通常伴有睾丸鞘膜腔积液。慢性附睾炎，患侧附睾通常尾部体积增大、形态不规则，内部回声强度增高且不均匀，出现钙化显示斑点状强回声，出现纤维化显示线状、网状强回声，出现炎性假瘤显示瘤样声像；血供正常或减少。

（3）输精管炎：病原细菌引起的炎性反应，包括急性输精管炎和慢性输精管炎。输精管炎可以引起患侧输精管炎性狭窄或梗阻，影响精子排出体外。

超声影像检查结果：输精管外径增宽，管壁增厚、回声强度增高，管腔扩张，出现炎性渗出显示飘动的点状等回声，出现输精管梗阻显示相应的声学图像（例如附睾形态肿大、内见细网状结构）；血供正常或增多。

（4）精囊炎：又称精囊腺炎，是男科常见感染性疾病，可合并前列腺炎、附睾炎，包括急性精囊炎和慢性精囊炎。精囊炎影响精囊液的分泌与质量，精囊液是精液的主要成分，因此，精囊炎可以影响患者的生育能力；同时，精囊炎可以导致患侧精了输出通路炎性狭窄或梗阻，影响精子排出体外。

超声影像检查结果：急性精囊炎，患侧精囊体积增大，形态饱满，边缘不光滑、可见分叶状，内部回声强度不均匀，可见蜂窝状低或无回声，出现钙化显示斑点状强回声，出现输精管梗阻显示相应的声学图像（例如附睾形态肿大、内见细网状结构）；血供通常增多。慢性精囊炎，患侧精囊体积可以缩小，形态不规则，边缘不整齐，内部回声强度增高且不均匀，常出现钙化显示大小不等、形状各异的强回声；血供正常或减少。

（5）前列腺炎：由细菌感染或非感染因素所致的炎性反应，包括急性前列腺炎和慢性前列腺炎。前列腺炎可以影响前列腺液的分泌与质量，前列腺液是精液的主要成分，对保障精子完成受精具有重要作用，因此，前列腺炎可以影响患者的生育能力。

超声影像检查结果：前列腺体积增大，形态饱满，包膜完整，内部回声强度不均匀，通常可见钙化导致的斑点状强回声；血供丰富或正常。

3. 男性生殖系统肿瘤

（1）睾丸肿瘤：青春期绝大部分为恶性肿瘤，原发性睾丸肿瘤分为生殖细胞肿瘤和非生殖细胞肿瘤两类，生殖细胞肿瘤为主要类型，大部分生殖细胞肿瘤为精原细胞瘤，该病可以明显影响患者精子的生成与质量。

超声影像检查结果：患侧睾丸体积增大，睾丸形态规则或不规则，睾丸内可见异常团块，团块边界清晰或不清晰，团块回声通常为等或低回声、强度均匀或不均匀，血供通常较正常睾丸组织丰富。

（2）前列腺癌：多见于老年男性，也可见于中年或青年男性，该病可以影响生育能力。

超声影像检查结果：前列腺可以不对称性增大，前列腺包膜受侵可见包膜中断，病灶多位于周围区、形态不规则、边界不清晰、边缘不整齐、多为低回声、回声强度明显不均匀；血供通常较周围前列腺组织丰富；超声弹性测值通常高于周围前列腺组织。

4. 精索静脉曲张

病因至今不明，是精索蔓状静脉丛的异常伸长、扩张和迂曲。精索静脉曲张可以影响精子的生成与质量，已被公认为是导致男性不育的主要原因。

超声影像检查结果：目前，尚未建立统一的精索静脉曲张超声诊断国内及国际标准。典型超声影像显示（平静呼吸或 Valsalva 试验）精索区任意切面显示蜂窝样无回声区，大部分无回声区内径大于 3mm，内见丰富血流信号充盈并测得静脉血流频谱，无回声区数量、内径及血流丰富程度 Valsalva 试验较平静呼吸明显增加；特征超声影像显示（Valsalva 试验）精索区部分切面新出现或较平静呼吸增多的迂曲管状或网络样无回声区域，大部分无回声区内径大于 2mm，内见血流信号充盈并测得静脉血流频谱（李铮等，2016）。

5. 射精管囊肿

精子输出通路（多位于射精管）梗阻导致射精管扩张、膨胀形成囊肿，射精管梗阻分为完全梗阻和不完全梗阻，导致梗阻的病因分为先天性和后天性，后天性病因主要有炎症、结石、损伤等。射精管囊肿的明确诊断十分重要，因为该病提示患者的精子输出通路（多位于射精管）发生了梗阻，可能影响精子正常排出、影响患者的生育能力。

超声影像检查结果：采用经直肠探查，特征性声学影像为前列腺中央出现泪滴状无回声，泪滴底端与精囊相连、泪滴尖端与精阜相连，内无血流信号。

6. 器质性勃起功能障碍

（1）动脉性勃起功能障碍：由于动脉原因导致勃起时阴茎海绵体供血不足、无法完成正常性交。动脉性勃起功能障碍可以导致精液不能正常射入阴道，影响受精，降低患者的生育能力（郭军，2009）。

超声影像检查结果：采用多普勒超声探查，检测阴茎深动脉的血流动力学，测值包括收缩期峰值/最大流速（peak systolic velocity，PSV）、舒张末期流速（end-diastolic velocity，EDV）、阻力指数（resistance index，RI）[RI =（PSV − EDV）/PSV]。测量方法包括阴茎海绵体血管活性药物注射后勃起状态、口服枸橼酸西地那非联合视听性刺激勃起状态、疲软状态（Roy et al，2000；邢晋放等，2009；邢晋放等，2010）。目前，尚未建立统一的动脉性勃起功能障碍超声诊断国内及国际标准，国内外学者推荐的诊断标准包括：勃起状态 PSV < 25cm/s（或两侧 PSV 之和 < 50cm/s）、

EDV > 5cm/s、RI < 0.9，疲软状态 PSV < 10cm/s。

（2）海绵体性勃起功能障碍：由于阴茎海绵体组织病变导致的勃起功能障碍。海绵体性勃起功能障碍可以导致精液不能正常射入阴道，影响受精，降低患者的生育能力。

超声影像检查结果：采用二维超声探查，只有阴茎海绵体出现病灶（阴茎硬结）时，超声影像方显示阴茎组织内异常回声，例如阴茎硬结显示为高回声结节；采用实时二维剪切波超声弹性成像（real-time two-dimensional Shear Wave™ elastography，2D-SWE）探查，定量分析阴茎海绵体组织弹性，海绵体性勃起功能障碍患者的阴茎海绵体的 2D-SWE 弹性测值可以出现异常（Zhang et al，2015；张佳杰等，2015；乔晓慧等，2016）。

7. 无精子症病因评估

无精子症的原因有很多，包括：先天性的生殖系统发育异常，附属性腺的感染，后天性的睾丸损伤，疝气修补术、睾丸固定、输精管结扎等医源性的因素，少部分病例是由内分泌或全身性疾病引起的（Hauser et al，1994；Ezeh，2000）。随着超声成像技术的发展，经阴囊及经直肠高频超声图像质量及分辨率逐渐提高，可以提供丰富的形态学信息，已经能够清晰地显示睾丸及输精管道细微结构的改变，为睾丸及输精管道异常的诊断提供了可行性，可以在一定程度上取代输精管造影。

经阴囊联合直肠超声评估睾丸体积的大小和输精管管道的改变，可对梗阻和非梗阻性无精子症进行鉴别诊断和梗阻性无精子症的病因学分类诊断。

一般利用经阴囊及直肠超声对无精子症患者进行评估，重点观察睾丸纵隔，附睾头、体、尾，末端输精管及输精管壶腹部，精囊和射精管等生殖管道及睾丸的结构改变；并存储图片。应用 Lambert 经验公式：L×W×H×0.71 测量睾丸体积。

梗阻性无精子症睾丸生精功能大多正常，病变存在于输出管道，其与非梗阻性无精子症的鉴别诊断及病因学诊断是进一步治疗的关键。大部分非梗阻性无精子症患者睾丸生精功能低下或完全无生精功能，其睾丸的生精细胞因为发育阻滞而停留在精子发生的某一发育阶段或是缺乏生精细胞的唯支持细胞综合征，在睾丸内能找到成熟精子的可能性很小，在临床上应用药物和外科手术治疗效果很差。因此，明确无精子症的病因以及正确评估无精子症患者睾丸生精功能状况，将有助于指导无精子症患者选择适当的治疗方法来解决其不育的难题。随着超声成像技术的发展，经阴囊及经直肠高频超声可以清晰显示睾丸及输精管道的细微结构的改变，在无精子症病因学分类诊断上具有重要的临床应用价值。

（1）非梗阻性无精子症：是指多种病因所致的睾丸生精小管精子发生障碍，常见的原因有：先天性异常（克氏症、隐睾等）、感染、理化及环境因素、全身性疾病、损伤、手术、血管因素、免疫及特发性（Raman et al, 2003）。这类患者一般生殖管道均存在，然而睾丸体积较小，多数病例小于10ml。睾丸回声往往分布不均，CDFI示血流少于正常睾丸（图9-1）。在睾丸减小型中，绝大多数患者的精囊及前列腺大小形态正常，有极少部分患者精囊及前列腺体积明显减小，形态基本正常，此种病例一般见于染色体异常患者，如部分克氏综合征患者。

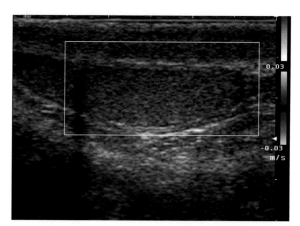

图9-1　克氏综合征患者睾丸超声影像图

睾丸体积小，仅1.4ml，血流明显减少

（2）梗阻性无精子症：是指由于双侧输精管道梗阻导致精液无精子，睾丸生精功能大多正常，睾丸体积和FSH一般也正常。病变存在于精子输出管道，按梗阻部位分为附睾梗阻、输精管梗阻和射精管梗阻及较罕见的睾丸内梗阻。

睾丸内梗阻约占梗阻性无精子症的15%，后天性因素多于先天性因素（引起睾丸网和睾丸输出管间的功能障碍），后天性因素如炎症性和外伤性梗阻，常伴有附睾和输精管的梗阻。声像图表现多为睾丸网呈细网状扩张（图9-2）。双侧睾丸、附睾体尾部、输精管、精囊、射精管及前列腺均无异常发现。

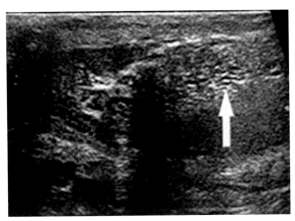

图9-2　睾丸网扩张（箭头所指处）

附睾梗阻包括先天性输精管道缺如引起的附睾梗阻和获得性附睾梗阻。先天性多发生于输精管缺如的患者，往往合并有附睾的部分缺如、精囊缺如或发育不良、肾缺如等。获得性附睾梗阻主要来自急、慢性附睾炎，主要致病菌为淋病双球菌、衣原体和结核杆菌等。其他如外伤、部分外科手术也可导致附睾损伤引起梗阻。输精管缺如患者可以在超声上观察到附睾的部分缺如、截断征、闭锁等改变（图9-3），并伴有附睾管的扩张。附睾管扩张表现定义为附睾部位多发管状或囊状结构，按照扩张程度分为：①细网状扩张：附睾管扩张最宽处内径 ≥ 0.3mm，小于1mm；②管状扩张：最宽处内径 ≥ 1mm，小于2mm，呈迂曲管状扩张；③多囊管状扩张：附睾管扩张内径 ≥ 2mm，形成多个囊管状结构（图9-4）。附睾炎性病变的超声可表现为附睾管均匀扩张，呈细网状改变，内径约 0.3mm，附睾管管壁可呈均匀低回声，亦可呈回声不均匀增高。部分附睾内可见境界清晰的结节状偏高回声区，范围约 5~12mm，呈圆形或椭圆形，内附睾管回声明显增强，常位于附睾尾部，附睾头体部偶见。大部分偏高回声区扩张的附睾管内，常可见到细小点状回声，有时呈斑片状强回声，形似钙化灶，在加压、移位或静置观察时，点状或斑状回声可发生漂移。

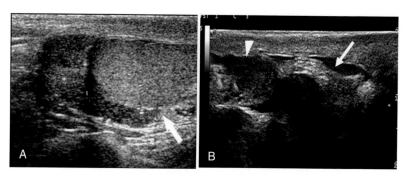

图 9-3 输精管缺如患者附睾超声影像图

A：附睾体中部截断征，下部缺如伴上部细网状扩张；B：右侧附睾体中下段变细为一条索状高回声（箭头所指），中上部附睾体囊管状扩张（箭符）

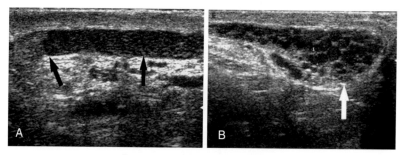

图 9-4 附睾管扩张超声影像图

A：附睾体部细网状改变；B：附睾体尾部囊管样改变

输精管梗阻常见于双侧输精管缺如，也可见于因节育而行输精管结扎术，少数见于疝气修补术的损伤。输精管缺如的患者声像图表现为正常、缺失、截断征及纤细。输精管阴囊段截断征：包括输精管阴囊段近端（附睾端）存在并截断、远端（前列腺端）缺失和远端（前列腺端）存在、近端（附睾端）缺失两种情况。阴囊段输精管扩张：内径＞1.0mm；阴囊段输精管纤细：外径≤1.3mm。输精管盆部末段是指输精管壶腹部及其远端超声可显示的20~30mm部分，声像图表现为缺如、存在或截断征。其截断征包括远端存在并截断、近端缺失和近端存在并截断、远端缺失两种情况。而输精管结扎后的患者在结扎处输精管可呈低回声结节，境界欠清晰，有的结节较大（＞1cm），边缘不规则，考虑是肉芽肿形成。有的结扎处呈明显的截断征，截断处断端回声增强。部分结扎近端的输精管扩张，内径均超过1.5mm（图9-5）。双侧附睾膨大，附睾管管腔均匀扩张。

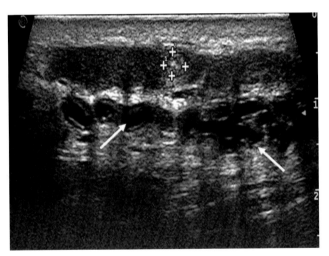

图9-5　输精管扩张超声影像图（白色箭头所指处）

　　射精管梗阻在梗阻性无精子症中占1%~3%，主要原因有囊肿性和炎症性两种。①苗勒管囊肿声像图特征：囊肿位于前列腺上部，尿道后侧近中线处，边界整齐，形态规则，囊内透声好，较为典型的形态为上圆下尖，呈倒置水滴形。②射精管囊肿声像图特征：前列腺纵切面出现沿射精管及输精管走行的无回声结构，位于膀胱与直肠之间；上圆、下尖，尖端沿射精管与对侧射精管汇入精阜，呈倒水滴状；横断面上常为圆形或椭圆形，单发时稍偏前列腺中线一侧（图 9-6）。射精管囊肿囊内可伴发结石。苗勒管囊肿与射精管囊肿多数合并单侧或双侧精囊扩张。部分可表现为单侧或双侧输精管、附睾管的扩张。

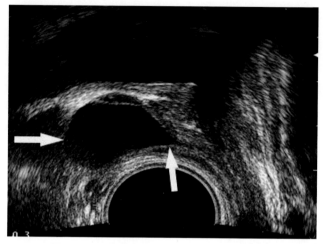

图 9-6　射精管囊肿超声影像图（呈泪滴型）

8. 男性睾丸生精功能评估

（1）实时超声弹性成像（real-time sonoelastography，RTE）评估睾丸生精功能：RTE 是一项新技术，能反映被测组织的弹性（即硬度）方面的信息，而组织的硬度与其内部病理结构密切相关。因此有可能通过探测睾丸组织各区域的不同硬度来评价睾丸生精功能，从而为诊断评估无精子症提供新的途径。

弹性成像是利用不同生物组织弹性系数（应力与应变之比）不同，在外力作用下产生的应变也不同，将组织内不同的应变分布进行成像即产生弹性图。国外学者 Schurich 等（2009）认为实时弹性成像技术能在分析睾丸组织结构的同时发现组织病理学变化，并在一个灰阶或彩色编码图像中显示组织各区域的不同硬度，而该作者的研究也发现睾丸的生精功能很可能和其弹性密切相关，这无疑成为了评价睾丸生精功能的新方法。

进行 RTE 检查时，患者平卧位，从切面显示睾丸最大切面，在弹性模式下，将探头垂直体表对睾丸进行细微的振动，即"轻压 – 解压"操作，以使睾丸尽量不发生侧向移动，施压幅度 1~2mm、频度每秒 1~2 次。压放的力度大小和频率以诊断仪显示屏上显示的压力与压放频率的综合指标稳定后存取图像。在睾丸及其周围阴囊表皮分别选择感兴趣区，计算两者应变比值。

非梗阻性无精子症患者睾丸的弹性应变比值较梗阻性无精子症者高，以应变比值 ≥ 0.395 为诊断非梗阻性无精子症的标准，其诊断敏感性、特异性、准确性、阳性预测值和阴性预测值分别为 84.42%、78.68%、82.06%、85.00% 和 77.91%。对于非梗阻性无精子症患者，应变比值对睾丸的手术取精结果具有一定的预测价值，根据应变比值和取精结果构建 ROC 曲线，确定 0.46 为最佳诊断临界点（图 9-7）。即应变比值 ≥ 0.46 时提示睾丸弹性较差，不能取得精子，应变比值 < 0.46 时提示睾丸弹性较好，可取得精子（吕仁华等，2014）。

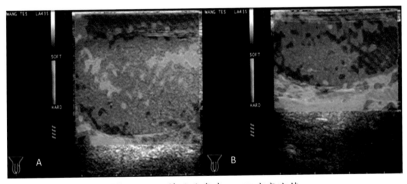

图 9-7　无精子症患者 RTE 应变比值

A：梗阻性无精子症，应变比值 0.27；B：非梗阻性无精子症，应变比值 0.47

弹性成像是新近发展起来的影像技术，根据无精子症患者睾丸的弹性应变值鉴别诊断梗阻性和非梗阻性无精子症，是对目前传统超声诊断的一种非常有用的补充（Li et al，2012）。对于非梗阻性无精子症的手术取精结果的预测，更是传统超声无法完成的项目。术前对睾丸是否取得精子的预测，可以减少不必要的手术，减少对睾丸的进一步伤害（Foresta et al，1998）。

（2）超声造影技术评估睾丸生精功能：非梗阻性无精子症患者往往是由于睾丸生精功能发生障碍从而导致无精子。然而现代研究发现非梗阻性无精子症患者睾丸内存在局灶性生精区域，这些生精区域一般存在于睾丸内微血管丰富区域，通过穿刺或显微取精术有可能取到正常精子，再经过卵胞质内单精子注射（intracytoplasmic sperm injection，ICSI）可以成功受孕。因此，有必要研究一种可以无创伤性评价睾丸生精功能，并有效指导介入性睾丸精子提取的影像学检查方法，能够在睾丸穿刺活检术前为临床提供可靠信息。

超声造影剂是一种直径 2~5μm 的微气泡，经静脉注入后，可以进入微血管，并且无法透过血管壁的细胞间隙进入组织间质，是真正的血池造影剂，其反射强度约为红细胞的 10^{10} 倍，使其所在部位的回声大大增强，有助于微小血管的显示。近年来，很多学者研究了睾丸生精功能与睾丸血供间的关系，认为对于非梗阻性无精子症，睾丸血流灌注好的区域往往预示着局灶性精子生发中心的存在。超声造影技术提供了观察睾丸微血管的新途径，根据局部组织微血管灌注的优劣，指导 ICSI 术前睾丸穿刺取精的部位选择。

进行超声造影检查时，患者取平卧位，暴露睾丸，仪器调节至造影模式，经肘静脉团注超声造影剂声诺维 2.4ml，同时记录并存储图像。采用专用造影分析软件对造影动态图像进行分析，将造影剂浓聚区作为感兴趣区分析造影参数，如起始增强时间、达峰时间、峰值强度、曲线下面积等。

非梗阻性无精子症患者睾丸内的局灶性生精中心往往存在于睾丸内微血管聚集区，因此，通过超声造影评估睾丸内的微血管分布情况，成为检测男性生育力的一项有效指标。我院对 120 例非梗阻性无精子症患者行超声造影评估睾丸内微血管分布，发现造影浓聚区的取精成功率高于常规取精法（66.7% vs 47.1%，$P < 0.05$），利用 ROC 曲线分析超声造影参数预测显微取精术能否取得精子的价值，其中起始增强时间（AT）、达峰时间（TTP）和峰值强度（PI）具有较高的诊断效能，当 AT ≤ 27s、TTP ≤ 45s、PI ≥ 11dB 时，患者具有较高的取得精子的可能性（图 9-8）。

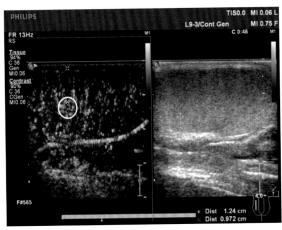

图 9-8 睾丸超声造影示意图

白色圈中代表微血管聚集区，定位该处最终取得精子

超声造影可以分析睾丸内的微血管分布，利用该微血管的分布特征，不仅可以预测该睾丸手术取精的成功率，还能对微血管浓聚区进行定位，引导外科医师对睾丸的手术取精，提高取精成功率的同时，降低了对睾丸的损伤（Har-Toov et al，2004；Herwig et al，2004）。

（李凤华　邢晋放　张时君）

第二节　放射影像检查

在男性生殖系统疾病中，放射影像学检查方法有 X 线、造影、CT 和 MRI 检查，各种检查手段对病变的诊断价值各异。对于结石、钙化，可直接行平片检查；对梗阻性无精子症和膀胱受侵害性疾病，可分别行输精管和膀胱造影；对于前列腺癌，应以 MRI 作为首选检查方法，能较早地发现肿瘤；对于睾丸肿瘤，尤其是进展期的恶性肿瘤，CT 和 MRI 检查均有助于显示病变并确定病变的范围和转移。故对于不同的病变和病期，优选并综合运用各种影像学检查方法是做出正确诊断的关键（李宏军等，2015）。

一、放射影像学检查方法

1. 平片检查

盆腔平片 X 线检查主要了解精囊、输精管、前列腺有无结石或钙化。患者仰卧，X 线球管向足侧斜 20°，中心射线从耻骨上缘投入，以避开耻骨影。

2. 输精管精囊造影

输精管精囊造影术是从射精管或输精管注入对比剂，以显示精囊、输精管是否正常。此方法用于寻找不孕症原因。但对碘过敏、急性炎症、一般情况不佳者不宜选择该项检查。

常用的输精管精囊造影术有两种方式，一种是切开皮肤后再穿刺或切开输精管进行造影，另一种是经阴囊皮肤直接穿刺输精管造影。前者创伤较大，术后输精管狭窄可能性大，临床应用有一定限制。李顺强等首先设计了经阴囊皮肤直接穿刺输精管精道造影术。经皮穿刺输精管是在局麻（穿刺点浸润麻醉及高位精索封闭）后，以皮外输精管固定钳将输精管固定于阴囊前壁皮下表浅位置。术者左手拇、食指捏住钳尖处的输精管，并使钳尖向上顶抬，用 8 号锐针头于输精管最突出处刺破输精管前壁，更换 6 号或 52 号钝针头沿穿刺孔道顺势插入输精管腔内。同法穿刺对侧。证实输精管穿刺成功后即可行精道造影。先摄骨盆区平片，然后以 50% 泛影葡胺每侧 2.5ml，约 1min 内推注完，立即摄片。先一侧，后双侧造影。必要时延迟摄片，可分别于数小时甚至 24h、48h、1 周、2 周后摄片复查。此法不仅有利于精道显影，而且可通过造影剂排空情况了解精道梗阻程度。

3. 膀胱造影

膀胱造影是用以间接显示前列腺肥大的方法，目前仍在应用。主要用于显示前列腺肥大。急性膀胱炎者不能检查。

检查方法：从尿道插管后，注入 6%~12.5% 的碘化钠溶液 100~

200ml 或空气 200ml，摄正位或左、右斜位片，间接显示前列腺对膀胱的影响。

4. CT 检查

在男性生殖系统病变中，CT 主要用于检查前列腺病变，CT 扫描对前列腺的形态、大小以及周围的解剖关系均能清楚显示。CT 可确切显示前列腺增大，而对前列腺增生和早期前列腺癌的鉴别尚有一定的限度。但是 CT 检查在显示前列腺增大的同时，可显示有无合并膀胱炎；尤其是在晚期前列腺癌，CT 扫描能做出诊断并能较准确显示肿瘤侵犯范围及有无骨、淋巴结等部位的转移，有利于肿瘤的分期。睾丸对射线敏感，CT 检查不作为常规检查，主要用于确定睾丸肿瘤的转移情况。

（1）CT 平扫检查：行盆腔横断面检查，检查前分次口服 1% 泛影葡胺溶液共 1000ml，以充盈盆腔肠管。检查时，应保持膀胱在充盈状态下。扫描时患者取仰卧位，扫描范围自耻骨联合下缘起向上至髂前上棘。层厚 10mm 或 5mm。

（2）CT 增强检查：该检查主要用于鉴别盆腔内血管影与增大的淋巴结。方法是静脉内快速推注对比剂后，即对病变区进行扫描。对比剂为 60% 泛影葡胺溶液或 300mg/ml 非离子对比剂 50~100ml。

5. MRI 检查

对于男性生殖系统疾病，MRI 检查优于 CT 检查。MRI 检查对前列腺增生及前列腺癌的显示和分期方面具有很高的敏感性及准确率。在 MRI 检查时，要选择理想的成像序列和方位，如矢状位和横断位 T2WI 的应用，不但有利于发现病变，而且可显示病变的某些特征。

（1）MRI 平扫检查：常规行 SE 序列 T1WI 和 T2WI 检查，用快速 SE（FSE）的 T2WI 检查可获得较高信 / 噪比并缩短了成像时间。一般用体部表面线圈，采用联合直肠内、外的相控阵线圈提高图像质量，尤其利于前列腺病变的诊断。层厚 5mm。

（2）MRI 增强检查：该检查的方法是静脉内注入顺磁性对比剂 Gd-DTPA，剂量为每千克体重 0.1mmol，对比剂注射完毕即对病变区行脂肪抑制前、后的 T1WI 检查。

二、正常影像学及病变的基本影像学表现

1. 平片表现

平片检查主要检查精囊、输精管、前列腺有无结石或钙化。输精管结石呈细线状排列的小颗粒影；精囊结石则见颗粒状或小斑点状钙化影，呈弯曲蜿蜒状排列；前列腺结石可见颗粒状或斑片状高密度影，前列腺钙化则可见形状不规则高密度影。

2. 输精管、精囊造影表现

正常精囊蜿蜒弯曲，在耻骨联合上方两侧。精囊的上方为输精管壶腹部扭曲膨大，向外上延伸，然后向两侧闭孔行走至阴囊部。两侧射精管在两侧精囊下方，相当于耻骨联合处，对比剂可进入膀胱，使膀胱同时显影。

3. 膀胱造影表现

正常前列腺在膀胱造影片中不造成对膀胱的压迹，膀胱下部边缘亦光滑整齐。

4. CT 表现

（1）前列腺：前列腺紧邻膀胱下缘，横断位呈圆形或椭圆形密度均匀的软组织影，大小随年龄而增大。前列腺的平均上下径、前后径和横径，30 岁以下者分别为 30mm、23mm 和 31mm，60 岁以上的老年人分别为 50mm、43mm 和 48mm。尽管 CT 有较高的密度分辨率，但仍不能分辨前列腺各区，也不能分辨前列腺被膜与前列腺组织。

若前列腺横径超过 50mm，均匀增大，可为前列腺增生或前列腺癌所致。尤其是前列腺形成分叶状肿块，并侵犯周围组织，是前列腺癌的表现。若前列腺或膀胱肿瘤侵犯精囊时，膀胱精囊角消失。

（2）精囊：精囊位于前列腺上方，膀胱之后，直肠之前，为一对椭圆形管状结构，内含精囊液。在膀胱底部呈"八"字形向两侧分开，在膀胱与前列腺之间有脂肪充填的低密度锐角，称为精囊角，仰卧位时此角约为

30°，俯卧位时精囊紧贴膀胱，此角消失。精囊在 CT 上表现为两侧对称性椭圆形软组织密度影，CT 值为 30~75HU，直径为 14mm，单侧长度约为 30mm。精囊大小与年龄有关，正常成人体积最大，呈囊状，老年人精囊萎缩变小。CT 检查的目的主要是观察精囊大小、形态、密度、两侧是否对称、精囊是否存在，必要时还要俯卧位扫描了解精囊角的改变。

（3）睾丸及附睾：睾丸是精子形成的地方，易被 X 线辐射，故一般不主张用 CT 检查外生殖器，采用物理检查或 B 超检查即可。正常睾丸在 CT 上表现为均匀的中等密度影，呈椭圆影，边缘光滑、整齐。附睾为卷曲的管状结构，位于两侧睾丸的后方，在 CT 上表现为条状或点状中等密度影，其间夹有低密度脂肪组织影。

5. MRI 表现

（1）前列腺：在 T1WI 上正常前列腺呈均匀低信号，强度类似肌肉信号，前列腺周围是高信号的脂肪组织，其中可见低信号的静脉丛。T2WI 上，自内向外前列腺各区因组织结构和含水量的差异而可分辨：前列腺移行区和中央区呈低信号；周边区信号较高，等于或高于脂肪组织；周边为前列腺被膜呈低信号环影。

前列腺增大及信号异常：当增大以前列腺移行区为主并伴有 T2WI 上信号不均时，常见于前列腺增生；若前列腺增大伴有周围区出现异常低信号灶，为前列腺癌的表现。

（2）精囊：MRI 显示精囊仍以轴位效果较好，其大小、形态及部位与 CT 轴位所见相同。由于精囊内含精囊液，故在 T1WI 上表现为长 T1 低信号，T2WI 上其信号强度明显增高。膀胱精囊角内为脂肪充填，故 T1WI 上表现呈明显高信号之锐角，两侧对称。在精囊周围可见点状或条索状长 T2 高信号，为静脉丛。

精囊肿块与前列腺肿块相连且信号强度一致，均呈短 T2 低信号灶，提示前列腺癌已侵犯精囊。精囊肿块呈 T1 低信号和长 T2 高信号，见于精囊囊肿。

（3）睾丸及附睾：现已公认 MRI 对人类生殖器官无损害，故可用于睾丸及附睾疾病的诊断，但其费用昂贵，故一般首先采用物理检查或 B

超检查，MRI 检查仅作为一种重要的补充手段。正常睾丸在 T1WI 上表现为低信号，在 T2WI 上睾丸信号强度明显增高。正常睾丸呈椭圆形，轮廓光滑整齐，信号均匀一致，睾丸周围白膜由纤维组织构成，故呈长 T1 短 T2 低信号。附睾呈"逗点"状，位于睾丸背侧，呈长 T1 长 T2 信号，阴茎各部在 T1 及 T2 均能显示。

三、常见疾病影像学诊断

1. 生殖系统炎症

炎症用常规 X 线输精管造影即可诊断。非特异性炎症输精管边缘模糊、粗大，重者可扩大扭曲，精囊扩大。结核可见输精管狭窄，边缘呈虫蚀状、串珠状，晚期可有钙化。

2. 前列腺增生

（1）病理与临床

前列腺增生（benign prostatic hyperplasia，BPH）是老年男性常见病之一，60 岁以上者发生率高达 75%，其病理目前尚不清楚，多数人认为本病与男性激素失调有关。在组织学上主要为腺体增殖而间质增殖较少。腺体增殖可为弥漫性，亦可为局限性，其中以尿道周围腺体弥漫性增殖为主。由于前列腺位于特殊的解剖部位，故增生的腺体可压迫膀胱颈部，在临床主要表现为下尿路梗阻症状。由于尿路不畅，可继发膀胱扩张甚至泌尿系炎症及结石等。直肠指检可触及增大的前列腺，表面光滑、富有弹性、中央沟变浅或消失。以往诊断 BPH 主要依靠膀胱造影或 B 超，但 CT 及 MRI 扫描更为全面直观，效果更佳。

（2）影像学表现

1）X 线片表现：静脉尿路造影或膀胱造影可见膀胱底部受压上抬，形成压迹。由于前列腺有五叶，如前叶肥大，膀胱造影斜位片上可见膀胱底前侧凹陷呈压迹状；如左或右叶增大，则见一侧受压。膀胱内充气造影中，除上述的抬高及压迫现象外，尚可见膀胱内有边缘光滑的软组织影，若加注碘化钠于膀胱，可鉴别是膀胱内或膀胱外的前列腺肿块。如为膀胱内的，则肿块表面被涂上一层对比剂，而前列腺肥大所造成的软组织块影则不被涂上造影剂。

2）CT 表现：①前列腺体积均匀性、对称性增大，其上缘超过耻骨联合上方 2cm，或（和）前列腺横径超过 5cm，常突入膀胱底部。②增大的前列腺边缘清楚，密度均匀，其内有时可见斑点状钙化。③CT 增强检查，增大的前列腺呈均匀性强化。

3）MRI 表现：①增生的前列腺在 T1WI 上表现为均匀的稍低信号。②在 T2WI 上，移行区和中央区依增生结节组织成分的不同而表现为不同信号，可以是低、等或高信号。③在 T2WI 上，周围区为高信号，并显示受压变薄。

4）介入放射学：老年前列腺增生肥大，多引起尿道狭窄造成排尿困难，过去多以手术或微波治疗为主。但当不适于手术及其他治疗方法时，可采用球囊导管扩张术和留置支架等介入疗法。介入治疗对患者损伤小，效果较好。尤其留置支架治疗尿道狭窄，疗效优于球囊扩张术。

（3）诊断与鉴别诊断

影像学检查可明确前列腺增大。但前列腺增生与局限于前列腺被膜内的早期前列腺癌鉴别时，膀胱造影、CT 检查和超声检查都有一定的局限性。MRI 检查具有较高的鉴别诊断价值，T2WI 增大的前列腺周围区受压变薄，而信号正常，是前列腺增生的主要诊断依据。

3. 精囊乳头状腺瘤

在输精管精囊造影术片中，精囊乳头状腺瘤表现为多个大小不等、边缘不规则充盈缺损。

4. 前列腺癌

（1）临床与病理

前列腺癌（prostate cancer）是我国老年男性常见的恶性肿瘤之一，其发病率约占所有恶性肿瘤的 0.1%，其中 99% 为腺癌。本病多发生在周围区（约 75%），其次为两侧叶，中叶较少发生。肿瘤生长可突破被膜，侵犯前列腺周围组织，也可发生淋巴转移和血行转移。

早期临床症状和体征类似前列腺增生。晚期出现膀胱和会阴部疼痛以及转移体征。直肠指检是诊断前列腺癌极为重要的方法之一，可触及前列腺结节，质地坚硬，表面不规则。但对判断肿瘤的侵犯程度及其分期无能为力，而 CT 及 MRI 检查则颇有价值。

化验检查：前列腺特异性抗原（PSA）增高。

（2）影像学表现

1）CT 表现：①早期诊断有一定限度，仅表现为前列腺增大，而密度无异常改变。②晚期可显示前列腺明显增大，边缘不规则呈分叶状肿块，且密度不均匀，尤其是精囊角消失常提示膀胱和精囊已受累。③ CT 检查可发现盆腔淋巴结转移以及局部骨转移。

2）MRI 表现：①对于发现前列腺癌和确定肿瘤大小、范围等 MRI 具有较高价值。②尤其是对于局限于前列腺被膜内的肿瘤，只有 MRI 检查能够做出诊断，T1WI 像上表现为前列腺的高信号周围区内出现低信号结节，而前列腺被膜尚完整。③当肿瘤突破被膜并侵犯邻近结构时，表现为前列腺非对称性增大，呈分叶状改变。④前列腺癌结节多位于周围区，T1WI 像上癌结节呈低信号，T2WI 像上表现为前列腺的正常较高信号的周围区内出现低信号结节影。⑤前列腺周围结构的信号随之改变，其中精囊角消失是常见表现，同时常可显示盆腔淋巴结转移等征象。

3）超声表现：①早期前列腺癌呈低回声结节，病变边缘多模糊不清，较大者可见局部被膜外突。②晚期前列腺癌呈不规则分叶状增大，被膜回声中断不完整，内外腺结构境界不清，内部回声强弱不均，后叶或侧叶局部可见低回声或强回声光团。③肿瘤常累及邻近组织器官。

（3）诊断与鉴别诊断

前列腺癌的诊断取决于临床表现、肛门指检并活检、PSA 检查以及影像学检查，并对以上检查结果进行综合分析，方可做出正确诊断。影像学检查的目的是发现病变、确定肿瘤的范围、观察肿瘤周围转移情况及进行肿瘤分期。前列腺癌主要需与前列腺增生鉴别。对于早期前列腺癌的诊断，MRI 是首选影像学检查方法，T2WI 像上前列腺的正常较高信号的周围区内发现低信号结节影是诊断的主要依据。晚期前列腺癌与前列腺增生的鉴别诊断并不困难，表现为前列腺明显增大且有分叶状肿块，前列腺被膜中断，病变局部外突，邻近器官受累以及盆腔淋巴结、骨转移等均提示前列腺肿瘤属晚期。

5. 睾丸鞘膜积液

睾丸鞘膜积液（hydrocele）是指睾丸鞘膜的脏层与壁层之间有过多液体积存，可为先天性或炎症、肿瘤所致。正常睾丸鞘膜内有少量液体。临床透光试验是睾丸鞘膜积液常用的诊断方法，但当鞘膜增厚或内容物浑浊时，透光试验可为阴性。

超声、CT 和 MRI 检查均可发现睾丸鞘膜积液，表现为无回声、低密度或长 T1 低信号和长 T2 高信号影包绕了睾丸大部及附睾头。其中超声是主要的检查方法，根据积液范围，还可进一步判断积液的类型，并能查出睾丸肿瘤等病变。

6. 睾丸肿瘤

（1）临床与病理

睾丸肿瘤（testicular tumor）大多数为恶性、原发性、生殖细胞肿瘤，包括精原细胞瘤（seminoma）、胚胎瘤（embryonal cell carcinoma）、畸胎瘤、绒毛膜上皮癌（chorionepithelioma）。其中以精原细胞瘤最为常见，多发生于 30~40 岁。肿瘤早期症状不明显，典型临床表现为一侧睾丸肿块，质地坚硬。肿瘤也可起于隐睾。病变晚期可出现一系列转移体征。

化验检查：随肿瘤的起源不同，可有血中甲胎蛋白或绒毛膜促性腺激素水平升高等。

（2）影像学表现

对于睾丸肿瘤，多用超声和 MRI 检查。当需判断恶性睾丸肿瘤的腹膜后淋巴结转移和（或）脏器转移时，可选用 CT、MRI 和超声检查。

1）CT 检查：一般不用 CT 检查睾丸局部肿块，然而常用来检查睾丸肿瘤的腹膜后有无淋巴结转移。表现为腹膜后淋巴结增大，治疗后复查可显示增大的淋巴结变小，用于观察治疗效果。

2）MRI 检查：主要表现为一侧睾丸肿块，由于睾丸精原细胞瘤质地均匀，很少有坏死和出血，故 T1WI 像上与正常睾丸组织呈等信号，而 T2WI 像上则低于正常睾丸组织。同样，MRI 可显示恶性睾丸肿瘤的腹膜后淋巴结转移和相关脏器的转移征象。

3）超声表现：①患侧睾丸增大，表面可不光滑，内多无正常睾丸回声。②精原细胞瘤多呈实质低回声，肿块边界清楚，内回声强弱不均，可有粗大点状回声，少数可伴有不规则液性暗区。③彩色多普勒检查可见肿瘤内血流信号增多。

（3）诊断与鉴别诊断

睾丸肿瘤临床上都有确切表现，诊断不难。影像学检查如超声和 MRI 等均可显示睾丸肿块，易于确定为睾丸肿瘤，同时可发现腹膜后淋巴结转移和其他脏器转移的征象，有利于肿瘤的分期和治疗。

四、介入放射学

介入放射学属微创医学的范畴，它以影像诊断学为基础，并在 X 线电视透视、DSA、CT、MRI 和超声等影像设备的导向下，利用经皮穿刺和导管技术等，对一些疾病进行非手术治疗或活检以明确病变性质。

男性生殖系统常用的介入放射学技术有精索静脉曲张的栓塞、阴茎海绵体造影，以及针对良性前列腺增生的球囊导管扩张术和留置支架等。

1. 精索静脉曲张

（1）临床与病理

精索静脉曲张（varicocele，VC）是指精索静脉因回流不畅、血流淤积而造成的精索静脉伸延、迂曲、扩张。本病大多无临床症状，仅在体检时被发现。部分患者表现为病侧阴囊松弛下垂，有下坠和胀痛感，疼痛可向下腹部、腹股沟或腰部放散，站立过久或行走劳累后症状加重，而平卧休息则疼痛减轻或消失。

一般来说，精索静脉曲张占男性疾病发病率的 15%~20%，可能因解剖原因，几乎 95% 的精索静脉曲张发生在左侧。至于精索静脉曲张通过何种机制影响生育功能，一直存在很大争议。目前存在许多说法，诸如由于静脉压升高导致灌注不足，使睾丸萎缩；阴囊局部温度升高；肾源性毒性物质的反流；还有人认为，精索静脉曲张是对其他睾丸损害的自然代偿。

（2）诊断

体检站立位时仔细触诊蔓状静脉丛是重要的诊断方法。Valsalva 运动可以增加蔓状静脉丛的充血。长期的精索静脉曲张还可以使患侧睾丸发生萎缩。根据触诊结果，精索静脉曲张的程度可以分为 3 个级别。

Ⅰ级：曲张的蔓状静脉丛只有在 Valsalva 运动时才能触到。

Ⅱ级：可以明显触到曲张的蔓状静脉丛。

Ⅲ级：可以看到增粗的蔓状静脉丛。

彩色多普勒超声（CDFI）诊断精索静脉曲张敏感而且准确，无创伤性，重复性好，可为临床提供精索静脉的形态及血流动力学改变的双重信息，可作为精索静脉曲张的首选检查，但目前超声诊断及分类仍缺乏统一的标准。多数学者主张以下标准：

1）临床型：触诊时在阴囊根部发现条索样曲张的精索静脉、静息状态下彩色多普勒超声检测到 3 支以上精索静脉呈蜂窝状或蚯蚓状，管径 ≥ 3.0cm，Valsalva 试验后可见血液明显反流。

2）亚临床型精索静脉曲张（SVC）：临床触诊时触不到曲张的精索静脉，超声检测精索静脉内径 ≥ 1.8cm，平静呼吸时无血液反流，Valsalva 试验出现反流，反流时间 ≥ 1.5 秒。

（3）介入治疗

介入治疗是用一般内脏导管插入靶血管内 5~10cm，也可用可控芯导丝引导插入，将医用明胶海绵切成长约 2mm 的小块，泡在 10ml 30% 泛影葡胺溶液内，搅拌后徐徐注入，使细小静脉栓塞，再推入直径 5mm 不锈钢圈 2 枚于主干内，加强栓塞效果。10min 后将导管退至肾静脉内再造影，观察是否完全栓塞。栓塞前见精索静脉曲张如蚯蚓状、网状，栓塞后再注入对比剂时，精索静脉不通畅，曲张的静脉不显影。

2. 海绵体造影

阴茎海绵体造影术是把造影剂直接注射入阴茎海绵体的放射显影技术。对阴茎夜间勃起不佳或不能勃起，阴茎海绵体血管活性物质注射后可疑静脉回流异常，并有勃起功能障碍（ED）病史但其他临床非损伤性检查未找出 ED 原因者，常用以下两种方法进行检查：

（1）药物性海绵体造影法：做碘过敏试验后，常规消毒阴茎皮肤，在阴茎根部用橡皮筋加压后用 7 号针头于阴茎后 1/3 处注射血管活性物质，如罂粟碱、前列腺素 E1，观察阴茎勃起 15min 后，选用 30% 泛影葡胺 80ml，直接注入一侧阴茎海绵体，显影满意后摄正位及左、右斜位片。

（2）连续灌入造影法：阴茎海绵体血管活性物质注射后，勃起在 60° 以下或勃起很快消失，阴茎动脉系统检查在正常范围时，用瑞士 Gombro 灌注泵，自动控制液体每分钟流速，患者平卧位，常规消毒，将连接灌注泵的导管一端接 9 号针头刺入一侧阴茎海绵体内，导管另一端接输液瓶，以每分钟 80~120ml 的流速注入生理盐水，直接诱发阴茎勃起，并记录开始勃起的流速，然后减慢流速维持勃起，并记录维持勃起的速度，最后注入 30% 泛影葡胺溶液 100ml，在荧光屏监护下摄片，摄片后拔除针头，局部压迫 3~5min。

正常显影为双侧阴茎海绵体对称，造影剂分布均匀，密度一致，边缘光滑，间隔清晰，左右阴茎脚对称。X 线片上可见阴茎脚与坐骨下支"分离"，观察有无阴茎静脉系统显影。若阴茎静脉显影，常见的有阴茎背静脉漏型、阴茎脚漏型、海绵体间隔漏型、异位静脉漏型、海绵体型和混合型。

阴茎海绵体造影术是了解阴茎静脉系统异常比较直接的检查，它可反映阴茎静脉回流的途径，阴茎海绵体内部结构及病理的变化，为阴茎血管重建或阴茎假体植入提供全面的考虑，但它为创伤性检查，应严格掌握好适应证。

3. 良性前列腺增生

良性前列腺增生，最有效的治疗手段是外科手术，但对不适宜手术的患者，可采用介入治疗，常用的方法有 X 线引导下球囊扩张术和尿道内支架放置术。

（1）球囊扩张术：所用材料为一次性导尿管，5ml、10ml、20ml 注射器和 UDBS-090029 球囊扩张管等。方法是首先通过 B 超或 CT 检查确诊为前列腺良性增生，进行各项辅助检查后又无介入手术禁忌证。然后医生在 X 线电视引导下，常规消毒、铺巾，局部黏膜浸润麻醉。用一次性导尿管行逆行尿道造影，确诊前列腺对尿道的挤压情况、尿道狭窄段的长度及程度，最后用 UDBS-090029 球囊行尿道逐级间歇扩张，保持一定压力 10~15min，退出球囊，再次造影，确定尿道通畅为止，保留尿管 24h。术后给予冲洗膀胱、抗感染和对症处理。

（2）尿道内支架放置术：尿道内支架放置的基本过程包括：① 1% 丁卡因溶液 5ml 尿道表面麻醉；②插入导尿管，导出潴留尿；③膀胱造影，确定有无中叶肥大；④置入导丝，沿导丝置入特制测量球囊导管，测量前列腺尿道长度，确定膜部位置；⑤选择长度适合的支架，将支架有安全环的一端向后，穿上 7 号手术线，置入输送器内，沿导丝推送支架上端至膀胱颈口，固定位置，缓慢释放支架；⑥将安全环上的丝线固定于阴茎上；⑦观察 3 天如自主排尿，即可拆除丝线；⑧如需拆除支架，注入 300ml 冰水，缓慢拉出丝线，即可拆除支架。

（金保方）

本章要点

睾丸活检是男性不育症病理检查的主要方法，对精子缺乏和内分泌所见正常者特别适用。睾丸活检能直接评价生精功能及生精障碍的程度、间质细胞的情况，为评估生育能力提供直接资料，对男性不育症的诊断、治疗措施的选择和预后判断是必要的方法之一。

开放活检被认为是获取睾丸组织，评价精子发生的金标准。但是，开放活检存在一些并发症，使其应用受到限制。睾丸穿刺活检技术以其微创、痛苦小、恢复快、并发症少、易于患者接受而在临床应用广泛。

睾丸活检病理诊断有两种方式，一种为形态学功能诊断，一种为定量性诊断。定量性诊断中以 Johnsen 评分方法应用较广。在睾丸活检诊断中联合应用 WT-1、AR、Ki-67、CD117 四个标记物可以区分生精细胞与 Sertoli 细胞，使睾丸活检病理诊断的准确性得到保障。

一份规范化书写的睾丸活检病理诊断报告应包括一般信息、诊断意见、辅助检查结果等内容并经诊断医师签署生效。

1. 概述

对男性不育症的评估包括详尽的临床病史和检查、精液分析、精液中白细胞的定量以及寻找抗精子抗体等。选择性病例进行的另外一些试验包括经直肠超声检查、静脉造影和睾丸活检。睾丸活检是男性不育症病理检查的主要方法，对精子缺乏和内分泌所见正常者特别适用。为了从活检中获得最大的信息，临床应提供先前的病史、精液分析、体检发现和生殖腺刺激测量结果。这些临床资料不应改变活检的诊断，但是可以更好地分析病理所见和有助于预后的判断。男性不育症的原因可分为睾丸前性、睾丸性和睾丸后性，睾丸前性是由于生殖腺外的内分泌器官，如垂体、肾上腺、甲状腺等功能缺陷引起；睾丸性是由睾丸的原发疾病引起；睾丸后性是精子的输出管道阻塞引起，阻塞可能是先天性的、炎症后的或外科手术后的。精子运动的减弱，推测是由于成熟不完全或精子在附睾中的贮存所致，在睾丸后原因引起的不育症中还有免疫学因素。

通过睾丸活检观察，能直接评价生精功能及生精障碍的程度、间质细胞的情况，为评估生育能力提供直接资料，对男性不育症的诊断、治疗措施的选择和预后判断也是必要的方法（冼志勇等，2009；谷守义等，2010；张小松，2015）。

2. 取材标准

开放活检被认为是获取睾丸组织，评价精子发生的金标准。但是，开放活检存在一些并发症，如血肿、感染以及对睾丸血供的影响导致睾丸萎缩等，使其应用受到限制。睾丸穿刺活检技术以其微创、痛苦小、恢复快、并发症少、易于患者接受而得到快速普及。有研究表明，睾丸穿刺活检诊断的准确程度与开放活检的一致率达到 95% 以上。活检标本用 Bouin 液固定效果好于福尔马林，取材合格标准为每个活检标本组织切片上应有 15~20 个生精小管断面。

3. 组织学形态分析

睾丸活检病理诊断有两种方式，一种为形态学功能诊断，一种为定量性诊断。

形态学功能诊断依据生精小管内细胞成分及间质成分的改变作出相应诊断，包括：

（1）正常生精功能：所有生精小管内都有活跃的生精现象，此时应确定患者是否有输精管阻塞。组织学上正常生精功能可以发生在精子计数正常但活动能力低下的患者。

（2）生精功能低下：各阶段的生精细胞数目减少，偶尔一些小管可出现硬化及生精细胞脱落管腔现象，可见胶原沉积和间质纤维化。生精功能低下可以发生在各种情况包括接触毒物、过热、精索静脉曲张或甲状腺功能减退。

（3）精子成熟停滞：当生精小管内所有生精细胞只成熟到某一阶段时，诊断为完全性成熟停滞。在生精小管边缘尚可见少数接近成熟的生精细胞时，称为不完全性成熟停滞。在完全性成熟停滞时，精子计数一般为零。

（4）生精细胞不发育：生精小管变小，为 Sertoli 细胞充塞，又称唯 Sertoli 细胞综合征。

（5）生精细胞发育不全伴局灶性生精功能：可见大小两种生精小管，直径较小的表现为生精细胞不发育，较大的生精小管可见生精，但数量较少。精子计数一般明显减少。

（6）合并染色体异常的睾丸改变：多见于克氏（Klinefelter）综合征，特征是 47，XXY 染色体。青春期前生精小管内一般只有 Sertoli 细胞；青春期后睾丸形态学改变包括生精功能低下、生精小管硬化和 Leydig 细胞结节。

（7）生精小管硬化和间质纤维化：常见于隐睾或染色体异常患者，偶见于生精功能低下，可合并 Leydig 细胞缺失。

已经提出几种定量性诊断方法分析生殖细胞成分以及精子发生与精子浓度的相互关系，其中 Johnsen 评分方法应用较广，根据以下标准对每一个小管的横切面进行 1~10 分计分：

10 分：精子发生完全且小管结构完好；

9 分：生精功能轻度改变，后期精子细胞较多，排列紊乱，出现许多精子但精子发生不规律；

8 分：仅见少量精子（每个小管少于 5 条精子），后期精子细胞较少（图 10-1）；

7 分：没有精子但有许多精子细胞出现；

6 分：仅见少量精子细胞（图 10-2）；

5 分：没有精子或精子细胞，但有许多精母细胞出现（图 10-3）；

4分：仅见少量精母细胞；

3分：仅见精原细胞；

2分：没有生殖细胞，可见 Sertoli 细胞（图 10-4，图 10-5）；

1分：没有生殖细胞或 Sertoli 细胞出现（图 10-6）。

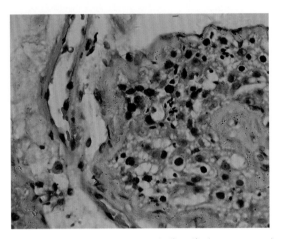

图 10-1　Johnsen 评分 8 分的生精小管（HE，×400）

生精小管内见少量精子

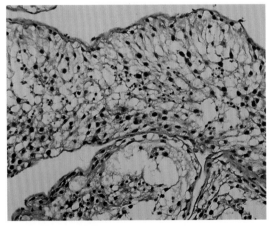

图 10-2　Johnsen 评分 6 分的生精小管（HE，×400）

生精小管内见精子细胞，未见精子

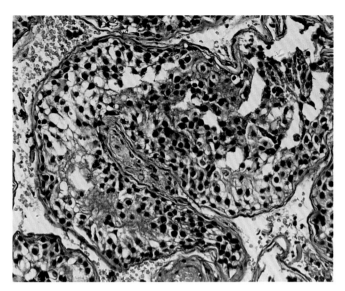

图 10-3　Johnsen 评分 5 分的生精小管（HE，×200）

生精小管内见精母细胞，未见精子细胞及精子

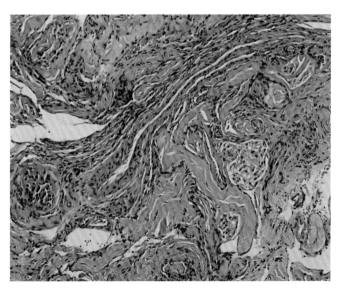

图 10-4　Johnsen 评分 2 分的生精小管（HE，×100）

隐睾，间质纤维化，萎缩生精小管内仅见支持细胞

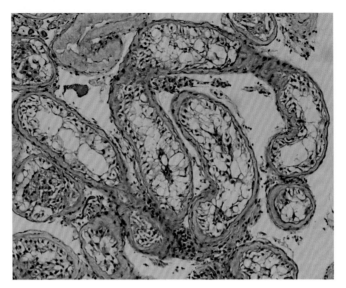

图 10-5　Johnsen 评分 2 分的生精小管（HE，×100）

生精小管基底膜增厚，小管内仅见支持细胞

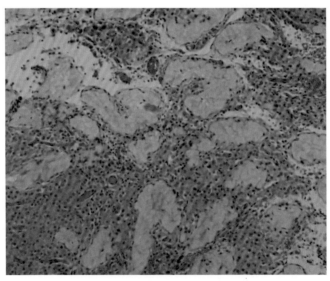

图 10-6　Johnsen 评分 1 分的生精小管（HE，×100）

克氏征，生精小管硬化，Leydig 细胞增生

正常成人睾丸，计分中位值应在 8.90 以上，平均值为 9.38，并且至少 60% 的生精小管应计 10 分。

两种睾丸活检诊断方法内容基本相互对应，Johnsen 评分方法更加直观，便于临床研究与应用。

4. 常用辅助诊断检查技术

睾丸活检组织标本较少，且常因病理原因或机械挤压作用致生精小管内组织结构紊乱、细胞脱落管腔，生精细胞与 Sertoli 细胞相互混杂，尤其当标本固定不佳时，以上两种细胞难以辨别，给诊断带来一定难度。针对生精细胞与 Sertoli 细胞的相对特异性标志物可在睾丸活检病理诊断中发挥重要作用。WT-1（Wilms tumor nuclear protein 1）是一种转录因子，在 Sertoli 细胞中表达（图 10-7），AR（androgen receptor）亦在 Sertoli 细胞中表达（图 10-8），两者在生精细胞中均不表达；增殖核抗原 Ki-67 可标记精母细胞和部分精原细胞（图 10-9），而 Sertoli 细胞不表达；CD117（c-kit oncoprotein）可标记精原细胞（图 10-10）。因此，在睾丸活检诊断中联合应用 WT-1、AR、Ki-67、CD117 四个标记物可以区分生精细胞与 Sertoli 细胞，使睾丸活检病理诊断的准确性得到保障（吴惠等，2015）。

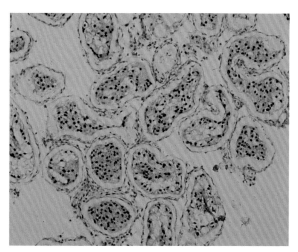

图 10-7　生精小管的 WT-1 免疫组化

标记 Sertoli 细胞，核染色，Johnsen 评分 2 分

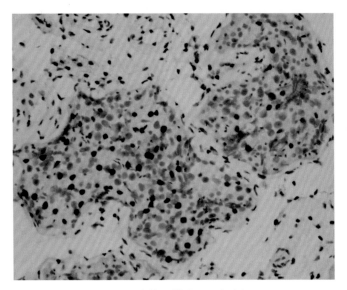

图 10-8　生精小管的 AR 免疫组化

标记 Sertoli 细胞，核染色，Johnsen 评分 8 分

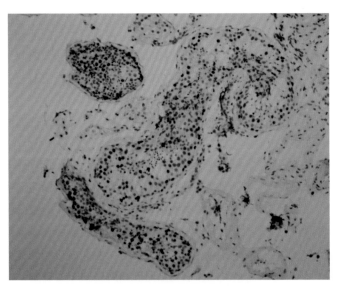

图 10-9　生精小管的 Ki-67 免疫组化

标记生精细胞，核染色，Johnsen 评分 8 分

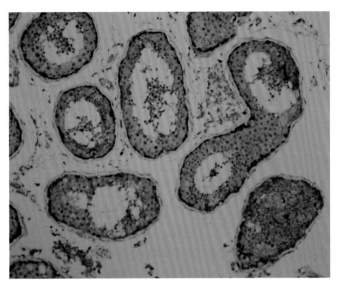

图 10-10　生精小管的 CD117 免疫组化

标记精原细胞，胞质染色，Johnsen 评分 8 分

5. 睾丸活检病理诊断报告

一份规范化书写的睾丸活检病理诊断报告应包括一般信息、诊断意见、辅助检查结果等内容并经诊断医师签署生效（中山医科大学病理学教研室等，1999）。

（1）一般信息：应包括病理编号、门诊 / 住院号、床位号、患者姓名、性别、年龄以及标本收到的时间。

（2）诊断内容：应包括标本的解剖部位、组织类型以及标本获得方法（例如：左侧睾丸穿刺活检标本）。诊断方法推荐 Johnsen 评分法，评分前先描述镜下所见，包括：生精小管有无萎缩，基底膜有无增厚、玻璃样变性及小管硬化，小管内有无生精细胞（精原细胞、初级 / 次级精母细胞、精子细胞）、精子、Sertoli 细胞及小管内两种细胞数量有无增多或减少；间质 Leydig 细胞有无增多或减少，间质有无纤维化。如各生精小管病变表现不均一，需标明各病变所占百分比（例如硬化生精小管百分比例、可见精子的生精小管百分比例）。最后写明 Johnsen 评分分数。

（3）其他辅助检查：列出免疫组化标记物检测结果。

（4）备注说明：如果病理诊断结果与临床诊断或术中精子检查所见明显不符合，需给临床以提示并及时沟通。

（薛云婧　高峰）

参考文献

［1］ Akin H, Onay H, Turker E, et al. Primary male infertility in Izmir/Turkey: a cytogenetic and molecular study of 187 infertile Turkish patients. J Assist Reprod Genet, 2011, 28（5）: 419-423.

［2］ Alexandrino AP, Rodrigues MA, Matsuo T, et al. Evaluation of seminal zinc levels by atomic absorption in men with spinal cord injury. Spinal Cord, 2011, 49（3）: 435-438.

［3］ Andersson AM, Petersen JH, Jorgensen N, et al. Serum inhibin B and follicle-stimulating hormone levels as tools in the evaluation of infertile men: significance of adequate reference values from proven fertile men. J Clin Endocrinol Metab, 2004, 89: 2873-2879.

［4］ Asadi F, Sadighi Gilani MA, Ghaheri A, et al. The prevalence of Y chromosome microdeletions in Iranian infertile men with azoospermia and severe oligospermia. Cell J, 2017, 19（1）: 27-33.

［5］ Aslam I, Fishel S, Moore H, et al. Fertility preservation of boys undergoing anti-cancer therapy: A review of the existing situation and prospects for the future. Hum Reprod, 2000, 15: 2154.

［6］ Azizollahi G, Azizollahi S, Babaei H, et al. Effects of supplement therapy on sperm parameters, protamine content and acrosomal integrity of varicocelectomized subjects. J Assisted Reprod Genet, 2013, 30（4）: 593-599.

［7］ 白双勇, 王剑松, 赵庆华. 男性不育患者精子线粒体膜电位检测结果分析. 中国生育健康杂志, 2015, 26（6）: 555-558.

［8］ Bao T, Chen R, Zhang J, et al. Simultaneous detection of Ureaplasma parvum, Ureaplasma urealyticum, Mycoplasma genitalium and Mycoplasma hominis by fluorescence polarization. J Biotech, 2010, 150（1）: 41–43.

［9］ Benchaib M, Lornage J, Mazoyer C, et al. Sperm deoxyribonucleic acid fragmentation as a prognostic indicator of assisted reproductive technology outcome. Fertil Steril, 2007, 87（1）: 93–100.

［10］ Beyaz CC, Gunes S, Onem K, et al. Partial deletions of Y–chromosome in infertile men with non–obstructive azoospermia and oligoasthenoteratozoospermia in a Turkish population. In Vivo, 2017, 31（3）: 365–371.

［11］ Bleil JD, Wassarman PM. Identification of a ZP3–binding protein on acrosome-intact mouse sperm by photo affinity cross linking. Proc Nat Acad Sci USA, 1990, 87（14）: 5563–5567.

［12］ Bonduelle M, Wennerholm UB, Loft A, et al. A multi–centre cohort study of the physical health of 5–year–old children conceived after intracytoplasmic sperm injection, in vitro fertilization and natural conception. Hum Reprod, 2005, 20（2）: 413–419.

［13］ Borini A, Tarozzi N, Bizzaro D, et al. Sperm DNA fragmentation: paternal effect on early post–implantation embryo development in ART. Hum Reprod, 2006, 21（11）: 2876–2881.

［14］ Buffone MG, Zhuang T, Ord TS, et al. Recombinant mouse sperm ZP3–binding protein（ZP3R/sp56）forms a high order oligomer that binds eggs and inhibits mouse fertilization in vitro. J Biol Chem, 2008, 283（18）: 12438–12445.

［15］ 蔡文伟, 毛金观, 常永富. 精浆中性 α– 葡糖苷酶水平与精子质量相关性分析. 浙江医学, 2011, 33（11）: 1678–1679.

［16］ 曹云霞主编. 人类生育力保存. 北京: 人民卫生出版社. 2015.

［17］ Carson SA, Gentry WL, Smith AL, et al. Feasibility of semen collection and cryopreservation during chemotherapy. Hum Reprod, 1991, 6: 992.

［18］ Chatziparasidou A, Christoforidis N, Samolada G, et al. Sperm aneuploidy in infertile male patients: a systematic review of the literature. Andrologia, 2015, 47（8）: 847–860.

［19］ Chen F, Lu JC, Xu HR, *et al*. Chymotrypsin effects on the determination of sperm parameters and seminal biochemistry markers. Clin Chem Lab Med, 2006, 44（11）: 1335–1339.

[20] 陈芳, 陆金春, 徐会茹, 等. 精浆酸性磷酸酶和γ–L–谷氨酰转肽酶检测的比较及其与精液参数的相关性研究. 中华男科学杂志, 2006, 12（10）: 879–882.

[21] Chen H, Zhao HX, Huang XF, et al. Does high load of oxidants in human semen contribute to male factor infertility? Antioxid Redox Sign, 2012, 16（8）: 754–759.

[22] 陈振文主编. 辅助生殖男性技术. 北京: 人民卫生出版社, 2016.

[23] Christiansen P, Andersson AM, Skakkebaek NE, et al. Serum inhibin B, FSH, LH and testosterone levels before and after human chorionic gonadotropin stimulation in prepubertal boys with cryptorchidism. Eur J Endocrinol, 2002, 147（1）: 95–101.

[24] Chung K, Irani J, Knee G, et al. Sperm cryopreservation for male patients with cancer: An epidemiological analysis at the University of Pennsylvania. Eur J Obstet Gynecol Reprod Biol, 2004, 113（Suppl 1）: S7.

[25] Collodel G, Moretti E, Micheli L, et al. Semen characteristics and malondialdehyde levels in men with different reproductive problems. Andrology, 2015, 3（2）: 280–286.

[26] 丛玉隆主编. 实用检验医学. 第2版. 北京: 人民卫生出版社, 2013.

[27] Cooper TG, Noonan E, von Eckardstein S, et al. World Health Organization reference values for human semen characteristics. Hum Reprod Update, 2010, 16（3）: 231–245.

[28] Cui YH, Zhao RL, Wang Q, et al. Determination of sperm acrosin activity for evaluation of male fertility. Asian J Androl, 2000, 2（3）: 229–232.

[29] Dada R, Gupta NP. AZF microdeletions associated with idiopathic and non-idiopathic cases with cryptorchidism and varicocele. Asian J Androl, 2002, 4（4）: 259–263.

[30] Dada R, Kumar R, Shamsi MB, et al. Azoospermia factor deletions in varicocele cases with severe oligozoospermia. Indian J Med Sci, 2007, 61（9）: 505–510.

［31］ Dai RL, Hou Y, Li FB, et al. Varicocele and male infertility in Northeast China：Y chromosome microdeletion as an underlying cause. Genet Mol Res, 2015, 14（2）：6583–6590.

［32］ Dai RL, Sun LK, Yang X, et al. Expansion and de novo occurrence of Y chromosome microdeletions occurring via natural vertical transmission in northeastern China. J Int Med Res, 2012, 40（3）：1182–1191.

［33］ 党连凯，陈生，王彤，等. 不育患者精子头部超微结构变化的电镜观察. 生殖医学杂志, 2013, 22（1）：48–52.

［34］ Daris B, Goropevsek A, Hojnik N, et al. Sperm morphological abnormalities as indicators of DNA fragmentation and fertilization in ICSI. Arch Gynecol Obstet, 2010, 281（2）：363–367.

［35］ de Jonge CJ, Barratt CLR ed. Assisted reproductive technology：accomplishment and new horizons. Cambridge：Cambridge University Press. 2002.

［36］ 丁萍，关鲁雄，秦旭阳，等. 尿酸检测方法及进展. 湖南人文科技学院学报, 2004,（2）：7–9.

［37］ Dondero F, Sciarra F, Isidori A. Evaluation of relationship between plasma testosterone and human seminal citric acid. Fertil Steril, 1972, 23（3）：168.

［38］ 杜家菊，赵建飞. 食品中柠檬酸检测方法的研究进展. 山东理工大学学报（自然科学版）, 2009, 23（5）：98–103.

［39］ 杜联芳主编. 超声造影新技术的临床实践. 上海：上海科技教育出版社, 2008.

［40］ Ehsan Yousefi-Razin E, Nasiri MJ, Omrani MD. Frequency of Y chromosome microdeletions among Iranian infertile men with azoospermia and severe oligozoospermia：A meta-analysis. J Reprod Infertil, 2016, 17（4）：208–212.

［41］ Ezeh UI. Beyond the clinical classification of azoospermia: opinion. Hum Reprod, 2000, 15：2356–2359.

［42］ Feng RX, Lu JC, Zhang HY, et al. A pilot comparative study of 26 biochemical markers in seminal plasma and serum in infertile men. BioMed Res Int, 2015, 2015：805328.

［43］ Ferandon C, Peuchant O, Janis C, et al. Development of a real-time PCR targeting the yid C gene for the detection of Mycoplasma hominis and comparison with quantitative culture. Clin Microbiol Infect, 2011, 17（2）: 155-159.

［44］ Ferlin A, Arredi B, Speltra E, et al. Molecular and clinical characterization of Y chromosome microdeletions in infertile men: a 10-year experience in Italy. J Clin Endocrinol Metab, 2007, 92（3）: 762-770.

［45］ Ferlin A, Bettella A, Tessari A, et al. Analysis of the DAZ gene family in cryptorchidism and idiopathic male infertility. Fertil Steril, 2004, 81（4）: 1013-1018.

［46］ Ferlin A, Tessari A, Ganz F, et al. Association of partial AZFc region deletions with spermatogenic impairment and male infertility. J Med Genet, 2005, 42（3）: 209-213.

［47］ Flannigan R, Schlegel PN. Genetic diagnostics of male infertility in clinical practice. Best Pract Res Clin Obstet Gynaecol, 2017, 44: 26-37.

［48］ Foresta C, Garolla A, Bettella A, et al. Doppler ultrasound of the testis in azoospermic subjects as a parameter of testicular function. Hum Reprod, 1998, 13（11）: 3090-3093.

［49］ Foresta C, Moro E, Ferlin A. Prognostic value of Y deletion analysis. The role of current methods. Hum Reprod, 2001, 16（8）: 1543-1547.

［50］ Foresta C, Moro E, Ferlin A. Y chromosome microdeletions and alterations of spermatogenesis. Endocr Rev, 2001, 22（2）: 226-239.

［51］ Foresta C, Moro E, Garolla A, et al. Y chromosome microdeletions in cryptorchidism and idiopathic infertility. J Clin Endocrinol Metab, 1999, 84（10）: 3660-3665.

［52］ Gambera L, Governini L, De Leo V, et al. Successful multiple pregnancy achieved after transfer of frozen embryos obtained via intracytoplasmic sperm injection with testicular sperm from an AZFc-deleted man. Fertil Steril, 2010, 94（6）: 2330.

［53］ 高佃军, 陈韵, 高逸文, 等. 伴及不伴精索静脉曲张的无精子、严重少精子症患者 Y 染色体微缺失对比研究. 中华男科学杂志, 2016, 22（4）:

325–329.

[54] García-Contreras A, De LY, García-Artiga C, et al. Elevated dietary intake of Zn-methionate is associated with increased sperm DNA fragmentation in the boar. Reprod Toxicol, 2011, 31（4）: 570–573.

[55] Garcia PC, Piffer RC, Gerardin DC, et al. Could zinc prevent reproductive alterations caused by cigarette smoke in male rats? Reprod Fertil Dev, 2012, 24（4）: 559–567.

[56] Garrett C, Liu DY, Baker HWG. Selectivity of the human sperm-zona pellucida binding process to sperm head morphometry. Fertil Steril, 1997, 67（2）: 362–371.

[57] Ghasemi N, Babaci II, Azizallahi S, et al. Effect of long-term administration of zinc after scrotal heating on mice spermatozoa and subsequent offspring quality. Andrologia, 2009, 41（4）: 222–228.

[58] Gong X, Dubois DH, Miller DJ, et al. Activation of a G protein complex by aggregation of β-1，4-galactosyltransferase on the surface of sperm. Science, 1995, 269（5231）: 1718–1721.

[59] Goulis DG, Polychronou P, Mikos T, et al. Serum inhibin-B and follicle stimulating hormone as predictors of the presence of sperm in testicular fine needle aspirate in men with azoospermia. Hormones（Athens）, 2008, 7（2）: 140–147.

[60] 顾本宏, 刘锋, 李君, 等. 高原环境对世居藏族与移居汉族男性精液特征的影响. 中华男科学杂志, 2018, 24（1）: 27–32.

[61] 谷守义, 王刚, 陈康宁, 等. 精子发生阻滞不育患者睾丸病理特征. 河北医药, 2010, 32（17）: 2317–2319.

[62] 谷翊群, 陈振文, 卢文红, 等译. 世界卫生组织人类精液检查与处理实验室手册. 第5版. 北京: 人民卫生出版社, 2011.

[63] 郭军主编. 男性性功能障碍诊断与治疗. 北京: 人民军医出版社, 2009.

[64] 郭万学主编. 超声医学. 第6版. 北京: 人民军医出版社, 2011.

[65] Gurbuz N, Ozbay B, Aras B, et al. Do microdeletions in the AZF region of the Y chromosome accompany cryptorchidism in Turkish children? Int Urol

Nephrol, 2008, 40（3）: 577–581.

［66］ Hadjkacem–Loukil L, Hadj kacem H, Salem IH, et al. Analysis of azoospermia factor loci polymorphisms among Tunisian infertile men with varicocele. Genet Test Mol Biomarkers, 2011, 15（9）: 664.

［67］ Hadwan MH, Almashhedy LA, Alsalman ARS. Oral zinc supplementation restore high molecular weight seminal zinc binding protein to normal value in Iraqi infertile men. BMC Urology, 2012, 12（1）: 32.

［68］ 韩茜, 贺彩军, 段丽. 精液白细胞含量与精液质量主要参数的关系. 中国优生与遗传杂志, 2010, 18（7）: 121.

［69］ Har–Toov J, Eytan O, Hauser R, et al. A new power Doppler ultrasound guiding technique for improved testicular sperm extraction. Fertil Steril, 2004, 81: 430–434.

［70］ Hauser R, Temple–Smith PD, Southwick GJ, et al. Fertility in cases of hypergonadotropic azoospermia. Fertil Steril, 1994, 63: 631–636.

［71］ 赫捷, 陈万青主编. 2012 中国肿瘤登记年报. 北京: 军事医学科学出版社, 2012.

［72］ Helsel AR, Oatley MJ, Oatley JM. Glycolysis–optimized conditions enhance maintenance of regenerative integrity in mouse spermatogonial stem cell during long–term CuI. Stem Cell Reports, 2017, 8: 1–12.

［73］ Herwig R, Tosun K, Pinggera GM, et al. Tissue perfusion essential for spermatogenesis and outcome of testicular sperm extraction（TESE）for assisted reproduction. J Assist Reprod Genet, 2004, 21: 175–180.

［74］ 黄宇烽主编. 实用精液细胞学彩色图谱. 南京: 东南大学出版社. 1994.

［75］ 回允中译. Rosai & Ackerman 外科病理学. 第 9 版. 北京: 北京大学医学出版社, 2006.

［76］ Jain M, V V, Chaudhary I, et al. The Sertoli cell only syndrome and glaucoma in a sex–determining region Y（SRY）positive XX infertile male. J Clin Diagn Res, 2013, 7（7）: 1457–1459.

［77］ Jensen TK, Andersson AM, Hjollund NH, et al. Inhibin B as a serum marker of spermatogenesis: correlation to differences in sperm concentration and follicle–

stimulating hormone levels. A study of 349 Danish men. J Clin Endocrinol Metab, 1997, 82: 4059-4063.

［78］ Jeyendran RS, Van der Ven HH, Perez-Pelaez M, et al. Development of an assay to assess the functional integrity of the human sperm membrane and its relationship to other semen characteristics. J Reprod Fertil, 1984, 70: 219-228.

［79］ 揭志军, 罗勇, 徐卫国, 等. 急性肺损伤患者血清中中性粒细胞弹性蛋白酶活性的变化. 中华急诊医学杂志, 2005, 14（6）: 497-499.

［80］ John Morris G, Acton E, Murray BJ, et al. Freezing injury: the special case of the sperm cell. Cryobiology, 2012, 64（2）: 71-80.

［81］ Jungwirth A, Diemer T, Kopa Z, et al. EAU Guidelines on Male Infertility 2017. https://www.researchgate.net

［82］ Jurstrand M, Jensen JS, Magnuson A, et al. A serological study of the role of Mycoplasma genitalium in pelvic inflammatory disease and ectopic pregnancy. Sex Transm Infect, 2007, 83（4）: 319-323.

［83］ Karaer A, Karaer K, Ozaksit G, et al. Y chromosome azoospermia factor region microdeletions and recurrent pregnancy loss. Am J Obstet Gynecol, 2008, 199（6）: 662. e1-5.

［84］ Katayama M, Koshida M, Miyake M. Fate of the acrosome in ooplasm in pigs after IVF and ICSI. Hum Reprod, 2002, 17: 2657-2664.

［85］ Kennedy WP, Kaminski JM, Vanderven HH, et al. A simple, clinical assay to evaluate the acrosin activity of human spermatozoa. J Androl, 1989, 10（3）: 221-231.

［86］ Kent-First MG, Kol S, Muallem A. The incidence and possible relevance of Y linked microdeletion in babies born after intracytoplasmic sperm injection and their infertile fathers. Mol Hum Reprod, 1996, 2（12）: 934-950.

［87］ Khan MS, Zaman S, Sajjad M, et al. Assessment of the level of trace element zinc in seminal plasma of males and evaluation of its role in male infertility. Int J Appl Basic Med Res, 2011, 1（2）: 93-96.

［88］ Kimura Y, Yanagimachi R, Kuretake S, et al. Analysis of mouse oocyte activation suggests the involvement of sperm perinuclear material. Biol Reprod, 1998, 58: 1407-1415.

[89] Krausz C. Genetic analysis in male infertility. In: Simoni M, Huhtaniemi I. ed. Endocrinology of the testis and male reproduction. Springer, Cham. 2017.

[90] Krausz C, Degl'Innocenti S. Y chromosome and male infertility: update, 2006. Front Biosci, 2006, 11: 3049-3061.

[91] Krausz C, Forti G, McElreavey K. The Y chromosome and male fertility and infertility. Int J Androl, 2003, 26 (2): 70-75.

[92] Krausz C, Hoefsloot L, Simoni M, et al. EAA/EMQN best practice guidelines for molecular diagnosis of Y-chromosomal microdeletions: state-of-the-art 2013. Andrology, 2014, 2 (1): 5-19.

[93] Krausz C, McElreavey K. Y chromosome and male infertility. Front Biosci, 1999, 4: E1-8.

[94] Kuhnert B, Gromoll J, Kostova E, et al. Case report: natural transmission of an AZFc Y-chromosomal microdeletion from father to his sons. Hum Reprod, 2004, 19 (4): 886-888.

[95] Kunej T, Zorn B, Peterlin B. Y chromosome microdeletions in infertile men with cryptorchidism. Fertil Steril, 2003, 79 (Suppl 3): 1559-1565.

[96] Kuroda-Kawaguchi T, Skaletsky H, Brown LG, et al. The AZFc region of the Y chromosome features massive palindromes and uniform recurrent deletions in infertile men. Nat Genet, 2001, 29 (3): 279-286.

[97] Lass A, Akagbosu F, Abusheikha N, et al. A programme of semen cryopreservation for patients with malignant disease in a tertiary infertility centre: Lessons from 8 years' experience. Hum Reprod, 1998, 13: 3256.

[98] La Vignera S, Condorelli RA, Vicari E, et al. Microbiological investigation in male infertility: a practical overview. J Med Microbiol, 2014, 63 (Pt 1): 1-14.

[99] Lee SJ, Schover LR, Partridge AH, et al. American Society of Clinical Oncology recommendations on fertility preservation in cancer patients. J Clin Oncol, 2006, 24: 2917.

［100］Lee S, Kim NK, Kim HJ, et al. Genetic analysis of three polymorphic sites of the luteinizing hormone beta-subunit gene in infertile Korean men with nonobstructive azoospermia. Fertil Steril, 2003, 79（3）: 517-521.

［101］Leigh MW, Pittman JE, Carson JL, et al. Clinical and genetic aspects of primary ciliary dyskinesia/Kartagener syndrome. Genet Med, 2009, 11（7）: 473-487.

［102］李朝献, 张志华, 李好蓉. 分光光度法和原子吸收法测定精浆锌结果比较观察. 现代检验医学杂志, 2014, 29（2）: 89-91.

［103］李凤华主编. 男性不育症超声动态图鉴. 上海: 上海交通大学出版社, 2011.

［104］李红, 杨学农, 赵萌, 等. 不育男性的精子DNA完整性与活性氧及尿酸的关系. 中国计划生育学杂志, 2010, 18（3）: 149-151.

［105］李宏军, 黄宇烽主编. 实用男科学. 第2版. 北京: 科学出版社, 2015.

［106］李晶, 刘睿智. 白细胞精子症的研究进展. 中华男科学杂志, 2006, 12（8）: 730-732, 736.

［107］李克, 李伟, 黄宇烽, 等. 精浆游离L-肉毒碱水平及其与精子密度、活动率及活力的相关性研究. 中华男科学杂志, 2007, 13（2）: 143-146.

［108］李克, 李伟, 黄宇烽, 等. 精浆中游离L-肉碱水平与附属性腺生化指标的相关性研究. 中华男科学杂志, 2007, 13（6）: 507-510.

［109］李克, 李伟, 时永辉, 等. L-肉毒碱的生物学功能及其对男性生育的影响. 生命的化学, 2005, 25（5）: 380-382.

［110］李克, 李伟, 时永辉, 等. HPLC法测定精浆L-肉毒碱的研究及其临床意义. 中华检验医学杂志, 2007, 30（2）: 153-156.

［111］Li M, Du J, Wang ZQ, et al. The value of sonoelastography scores and the strain ratio in differential diagnosis of azoospermia. J Urol, 2012, 188（5）: 1861-1866.

［112］李敏, 李凤华, 杜晶, 等. 实时超声弹性成像评估无精子症睾丸生精功能的初步研究. 中国超声医学杂志, 2012, 28（2）: 163-166.

［113］李铮, 黄煜华, 李朋, 等. 应加强男性不育的规范化诊疗. 中华医学杂志, 2015, 95（36）: 2897-2899.

［114］李铮，夏术阶主编. 2016 中国男科疾病诊疗指南. 北京：中国医药科技出版社，2016.

［115］廖春盛，戴小波，李慎果，等. 精浆锌测定与男性不育的分析. 中国医药导报，2011，8（22）：86.

［116］林凯，吴燕，张硕，等. 高原低氧环境部队官兵精子质量研究. 军医进修学院学报，2011，32（7）：698-700.

［117］Liu DY, Clarke GN, Martic M, et al. Frequency of disordered zonapellucida（ZP）-induced acrosome reaction in infertile men with normal semen analysis and normal spermatozoa-ZP binding. Hum Reprod, 2001, 16（6）: 1185-1190.

［118］Liu DY, Sie BS, Liu ML, et al. Relationship between seminal plasma zinc concentration and spermatozoa-zonapellucida binding and the ZP-induced acrosome reaction in subfertile men. Asian J Androl, 2009, 11（4）: 499-507.

［119］刘锋，丘映，邹彦，等. 精子与卵母细胞透明带结合对 ICSI 治疗结局的影响. 生殖与避孕，2011，31（1）：25-29.

［120］刘睿智，马淑敏，许宗革，等. 精子顶体酶活性与精液常规参数的相关性. 吉林大学学报：医学版，2003，29（1）：82-84.

［121］刘维. 电子显微镜的原理和应用. 现代仪器使用与维修，1996，（1）：9-12.

［122］Liu XY, Wang RX, Fu Y, et al. Outcomes of intracytoplasmic sperm injection in oligozoospermic men with Y chromosome AZFb or AZFc microdeletions. Andrologia, 2017, 49（1）. doi: 10.1111/and.12602.

［123］刘雅峰，欧建平，钟依平，等. 不育男性精浆/精子乳酸脱氢酶活性检测及其临床意义. 中国优生与遗传杂志，2011，19（9）：113-114.

［124］刘雅峰，郑克立，戴宇平，等. 精子顶体酶检测对男性不育症辅助诊断的价值分析. 中国优生与遗传杂志，2005，13（5）：91-92.

［125］刘雅峰，郑克立，戴宇平，等. 精浆精子结合抗体 IgG 对男性不育症患者精液参数的影响分析. 中国优生与遗传杂志，2005，13（1）：104-105.

［126］陆金春. 精子形态学分析的标准化与质量控制. 临床检验杂志，2012，30（10）：834-836，841.

［127］陆金春. 精子形态学分析的是与非. 中华男科学杂志，2013，19（4）：291-295.

［128］陆金春.精子 DNA 损伤的相关因素研究进展.中华男科学杂志，2015，21（8）：675-680.

［129］陆金春.精子 DNA 损伤检测的临床应用价值及面临的问题.中华医学杂志，2015，9（36）：2989-2993.

［130］陆金春.我国男科实验室精液分析现状与应对策略.中华临床实验室管理电子杂志，2017，5（2）：65-70.

［131］Lu JC, Chen F, Xu HR, et al. Comparison of three sperm-counting methods for the determination of sperm concentration in human semen and sperm suspensions. LabMed, 2007, 38（4）：232-236.

［132］Lu JC, Chen F, Xu HR, et al. Standardization and quality control for the determination of fructose in seminal plasma. J Androl, 2007, 28（2）：207-213.

［133］Lu JC, Huang YF, Lu NQ. Computer-aided sperm analysis（CASA）：Past, present and future. Andrologia, 2014, 46（4）：329-338.

［134］Lu JC, Huang YF, Lu NQ. Antisperm immunity and infertility. Expert Rev Clin Immunol, 2008, 4（1）：113-126.

［135］陆金春，黄宇烽，张红烨主编.现代男科实验室诊断.上海：第二军医大学出版社，2009.

［136］陆金春，卢坤刚，张红烨，等.全自动精浆锌检测方法的建立及评价.中国男科学杂志，2015，29（2）：31-35.

［137］陆金春，卢坤刚，张红烨，等.精浆果糖速率检测法的初步评价.临床检验杂志，2015，33（1）：6-8.

［138］陆金春，卢坤刚，张红烨，等.全自动精浆 γ-L-谷氨酰转肽酶检测方法的建立及评价.中华男科学杂志，2013，19（12）：1077-1081.

［139］Lu JC, Xu HR, Chen F, et al. Standardization and quality control for the determination of alpha-glucosidase in seminal plasma. Arch Androl, 2006, 52（6）：447-453.

［140］陆金春，徐会茹，黄宇烽.半自动生化分析仪检测精浆 α 葡糖苷酶活性的研究.中华男科学杂志，2007，13（9）：791-794.

［141］陆金春，岳茹倩，冯瑞祥，等.精子计数池深度对精子活力影响的实验研

究.中华男科学杂志,2013,19(9):776-779.

[142] 陆金春,岳茹倩,冯瑞祥,等.精子计数板深度与精子浓度的关系研究.中国男科学杂志,2013,27(12):17-20,33.

[143] Lu JC, Yue RQ, Feng RX, et al. Accuracy evaluation of the depth of six kinds of sperm counting chambers for both manual and computer-aided semen analyses. Int J Fertil Steril, 2016, 9(4): 527-533.

[144] 吕仁华,李凤华,杜晶,等.实时超声弹性成像应变比值对非梗阻性无精子症手术取精结果的预测价值.中国男科学杂志,2014,28(4):35-38.

[145] 卢卫国,周迎春,何静.精子膜表面 IgG 型抗精子抗体的检测应用.实用医技杂志,2007,14(25):3448-3449.

[146] Luetjens CM, Gromoll J, Engelhardt M, et al. Manifestation of Y-chromosomal deletions in the human testis: a morphometrical and immunohistochemical evaluation. Hum Reprod, 2002, 17(9): 2258-2266.

[147] Luna M, Cervantes E, Vela G, et al. Polymorphic variant karyotypes are not innocuous to IVF outcome. Fertil Steril, 2012, 98(3): S277.

[148] Martinez MC, Bernabe MJ. Screening for AZF deletion in a large series of severely impaired spermatogenesis patients. J Androl, 2000, 21(5): 651-655.

[149] Mater Bohm H, Hornle R. Prevalence of Chlamydia trachomatis infection in a Berlin public health advisory centre for venereal diseases. Offentliche Gesundheitswesen, 1991, 53(10): 693-697.

[150] Maurer B, Gromoll J, Simoni M, et al. Prevalence of Y chromosome microdeletions in infertile men who consulted a tertiary care medical centre: the Münster experience. Andrologia, 2001, 33(1): 27-33.

[151] Meachem S, von Schonfeldt V, Schlatt S. Spermatogonia: Stem cells with a great perspective. Reproduction, 2001, 121(6): 825-834.

[152] 孟冬娅,何莉,万楠,等.2003-2006年泌尿生殖道支原体感染流行病学及耐药性变异.中国实验诊断学,2007,11(6):765-768.

[153] Miller D, Brinkworth M, Iles D. Paternal DNA packaging in spermatozoa: more than the sum of its parts? DNA, histones, protamines and epigenetics.

Reproduction, 2010, 139（2）: 287–301.

［154］Mirfakhraie R, Mirzajani F, Kalantar SM, et al. High prevalence of AZFb microdeletion in Iranian patients with idiopathic non–obstructive azoospermia. Indian J Med Res, 2010, 132: 265–270.

［155］Mirnejad R, Amirmozafari N, Kazemi B. Simultaneous and rapid differential diagnosis of Mycoplasma genitalium and Ureaplasma urealyticum based on a polymerase chain reaction–restriction fragment length polymorphism. Indian J Med Microbiol, 2011, 29（1）: 33–36.

［156］Mittal RD, Singh G, Srivastava A, et al. Y chromosome microdeletions in idiopathic infertility from Northern India. Ann Genet, 2004, 47（4）: 331–337.

［157］Morozumik, Yanagimachi R. Incorporation of the acrosome into the oocyte during intracytoplasmic sperm injection could be potentially hazardous to embryo development. Proc Natl Acad Sci USA, 2005, 102: 14209–14214.

［158］Moskovtsev SI, Willis J, White J, et al. Sperm DNA damage: correlation to severity of semen abnormalities. Urology, 2009, 74（4）: 789–793.

［159］《男性生殖遗传学检查专家共识》编写组，商学军，陈亮，等. 男性生殖遗传学检查专家共识. 中华男科学杂志，2015，21（12）: 1138–1142.

［160］Nayernia K, Li M, Engel W. Spermatogonial stem cells. Methods Mol Biol, 2004, 253: l05–520.

［161］Nematollahimahani SN, Azizollahi GH, Baneshi MR, et al. Effect of folic acid and zinc sulphate on endocrine parameters and seminal antioxidant level after varicocelectomy. Andrologia, 2014, 46（3）: 240–245.

［162］牛嗣云，王小杰，高禄福，等. 睾丸生精功能局部调节因素的改变对衰老大鼠生精功能的影响. 中国老年学杂志，2009，29: 1469–1471.

［163］Niu ZH, Huang XF, Jia XF, et al. A sperm viability test using SYBR–14/propidium iodide flow cytometry as a tool for rapid screening of primary ciliary dyskinesia patients and for choosing sperm sources for intracytoplasmic sperm injection. Fertil Steril, 2011, 95（1）: 389–392.

［164］Oehninger S, Franken DR, Ombelet W. Sperm functional tests. Fertil Steril,

2014, 102（6）: 1528-1533.

［165］Okumura A, Fuse H, Kawauchi Y, et al. Changes in male reproductive function after high altitude mountaineering. High Alt Med Biol, 2003, 4（3）: 349-353.

［166］Onofre J, Baert Y, Faes K, et al. Cryopreservation of testicular tissue or testicular cell suspensions: a pivotal step in fertility preservation. Hum Reprod Update, 2016, 22（6）: 744.

［167］Pereza N, Črnjar K, Buretić-Tomljanović A, et al. Y chromosome azoospermia factor region microdeletions are not associated with idiopathic recurrent spontaneous abortion in a Slovenian population: association study and literature review. Fertil Steril, 2013, 99（6）: 1663-1667.

［168］Pereza N, Ostojić S, Kapović M, et al. Genetics of recurrent spontaneous abortion: Advances and controversies. Medicina fluminensis, 2016, 52（2）: 203-210.

［169］Peskin AV, Winterbourn CC. A microtiter plate assay for superoxide dismutase using a water-soluble tetrazolium salt（WST-1）. Clin Chim Acta, 2000, 293（1-2）: 157-166.

［170］Plotton I, Garby L, Morel Y, et al. Decrease of anti-Mullerian hormone in genetic spermatogenic failure. Andrologia, 2012, 44（5）: 349-354.

［171］Poongothai J, Gopenath TS, Manonayaki S. Genetics of human male infertility. Singapore Med J, 2009, 50（4）: 336-347.

［172］Puzuka A, Pronina N, Grinfelde I, et al. Y chromosome--a tool in infertility studies of Latvian population. Genetika, 2011, 47（3）: 394-400.

［173］钱江, 马晓航, 钱峰, 等. 酶分光光度法测定 L- 肉碱的方法. CN 103499547A. 2014.

［174］乔晓慧, 邢晋放, 杜联芳, 等. 非勃起状态阴茎海绵体剪切波硬度正常值的定量测量. 海南医学, 2016, 27（15）: 2471-2473.

［175］Ramalho-Santos J, Simerly CR, Hewitson L, et al. Acrosome components after intracytoplasmic sperm injection: the decondensation frontier. Fertil Steril, 2001, 76: 196-197.

[176] Raman JD, Schlegel PN. Testicular sperm extraction with intracytoplasmic sperm injection is successful for the treatment of non-obstructive azoospermia associated with cryptorchidism. J Urol, 2003, 170: 1287–1290.

[177]《人类辅助生殖技术与人类精子库评审、审核和审批管理程序》卫科教发 [2006] 4 号.

[178]《人类精子库管理办法》卫生部令 [2001] 第 15 号.

[179]《人类精子库基本标准、技术规范和伦理原则》卫科教发 [2003] 176 号.

[180] Repping S, Skaletsky H, Lange J, et al. Recombination between palindromes P5 to P1 on the human Y chromosome causes massive deletions and spermatogenic failure. Am J Hum Genet, 2002, 71 (4): 906–922.

[181] Roy C, Saussine C, Tuchmann C, et al. Duplex Doppler sonography of the flaccid penis: potential role in the evaluation of impotence. J Clin Ultrasound, 2000, 28 (6): 290–294.

[182] Ruwanpura SM, McLachlan RI, Meachem SJ. Hormonal regulation of male germ cell development. J Endocrinol, 2010, 205 (2): 117–131.

[183] Sachdeva K, Saxena R, Majumdar A, et al. Use of ethnicity-specific sequence tag site markers for Y chromosome microdeletion studies. Genet Test Mol Biomarkers, 2011, 15 (6): 451–459.

[184] Saito K, Suzuki K, Iwasaki A, et al. Sperm cryopreservation before cancer chemotherapy helps in the emotional battle against cancer. Cancer, 2005, 104: 521.

[185] Saxena R, de Vries JW, Repping S, et al. Four DAZ genes in two clusters found in the AZFc region of the human Y chromosome. Genomics, 2000, 67 (3): 256–267.

[186] Schlatt S. Spermatogonial stem cell preservation and transplantation. Mol Cell Endocrinol, 2002, 187 (122): 107–111.

[187] Schover LR, Brey K, Lichtin A, et al. Knowledge and experience regarding cancer, infertility, and sperm banking in younger male survivors. J Clin Oncol, 2002, 20: 1880.

[188] Schurich M, Aigner F, Frauscher F, et al. The role of ultrasound in assessment

of male fertility. Eur J Obstet Gynecol Reprod Biol, 2009, 144S: S192-S198.

［189］商学军，王修来，黄宇烽. 肉碱与男性生殖. 中华男科学杂志，2006,12（8）: 726-729.

［190］沈健，王浩飞，冯云. 血清抑制素 B 水平对无精子症行附睾／睾丸诊断性穿刺结局的预测价值. 生殖与避孕，2007, 27: 45-48.

［191］世界卫生组织编. 人类精液及精子－宫颈黏液相互作用实验室检验手册. 第 4 版. 北京：人民卫生出版社，2001.

［192］世界卫生组织编. 人类精液检查与处理实验室手册. 第 5 版. 北京：人民卫生出版社，2011.

［193］史庭燕，施惠娟. 化学发光氧化应激检测在精液质量评价中的应用. 国际生殖健康／计划生育杂志，2008, 27（5）: 302-304.

［194］双卫兵，章惠平主编. 男性生殖道疾病与生育调节技术. 北京：人民卫生出版社，2015.

［195］Simoni M, Bakker E, Eurlings MC, et al. Laboratory guidelines for molecular diagnosis of Y chromosomal microdeletions. Int J Androl, 1999, 22（5）: 292-299.

［196］Simoni M, Bakker E, Krausz C. EAA/EMQN best practice guidelines for molecular diagnosis of y-chromosomal microdeletions. State of the art 2004. Int J Androl, 2004, 27（4）: 240-249.

［197］Simoni M, Kamischke A, Nieschlag E. Current status of the molecular diagnosis of Y-chromosomal microdeletions in the work-up of male infertility. Initiative for international quality control. Hum Reprod, 1998, 13（7）: 1764-1768.

［198］Simoni M, Tüttelmann F, Gromoll J, et al. Clinical consequences of microdeletions of the Y chromosome: the extended Münster experience. Reprod Biomed Online, 2008, 16（2）: 289-303.

［199］Soleimanian S, Kalantar SM, Sheikhha MH, et al. Association between Y-chromosome AZFc region microdeletions with recurrent miscarriage. Iran J Reprod Med, 2013, 11（5）: 431-434.

［200］Stouffs K, Seneca S, Lissens W. Genetic causes of male infertility. Ann

Endocrinol, 2014, 75（2）: 109-111.

［201］孙华宾, 刘雅峰, 刘燕, 等. 男性不育者精浆及精子乳酸脱氢酶活性的研究. 中华全科医学, 2010, 8（8）: 974.

［202］孙卓祥, 张金萍, 靳光娴. 精浆超氧化物歧化酶 RIA 定量分析. 济宁医学院学报, 1998,（3）: 31-32.

［203］Szarras-Czapnik M, Gajewska M, Ksiazyk J, et al. Anti-Müllerian hormone（AMH）measurements in the assessment of testicular function in prepubertal boys and in sexual differentiation disorders. Endokrynol Diabetol Chor Przemiany Materii Wieku Rozw, 2006, 12（3）: 195-199.

［204］谭艳. Y 染色体微缺失与男性不育. 湖北医药学院学报, 2014, 33（3）: 197-203.

［205］Tatem AJ, Brannigan RE. The role of microsurgical varicocelectomy in treating male infertility. Transl Androl Urol, 2017, 6（4）: 722-729.

［206］Tauber PF, Zaneveld LJ, Propping D, et al. A new technique to measure the liquefaction rate of human semen: the bag method. Fertil Steril, 1980, 33（5）: 567-570.

［207］田志军, 贺卫萍, 叶小平, 等. 高原缺氧环境成年男性精子质量分析. 西北国防医学杂志, 2009, 30（6）: 441-442.

［208］Tully TG, Taylor-Robinson D, Cole RM, et al. A newly discovered Mycoplasma in the human urogenital tract. Lancet, 1981, 1: 1288-1291.

［209］Ursi D, Crucitti T, Smet H, *et al*. Evaluation of the Bio-Rad Dx CT/NG/MG® assay for simultaneous detection of Chlamydia trachomatis, Neisseria gonorrhoeae and Mycoplasma genitalium in urine. Eur J Clin Microbiol Infect Dis, 2016, 35（7）: 1159-1163.

［210］Vollrath D, Foote S, Hilton A, et al. The human Y chromosome: A 43-interval map based on naturally occurring deletions. Science, 1992, 258（5079）: 52-59.

［211］Wallace WH, Anderson RA, Irvine DS. Fertility preservation for young patients with cancer: Who is at risk and what can be offered? Lancet Oncol, 2005, 6: 209.

［212］Wang B，Wu JR，Guo HJ，et al．The prevalence of six species of Mycoplasmataceae in an HIV/AIDS population in Jiangsu Province，China．Int J STD AIDS，2012，23（8）：e7-e10．

［213］王和主编．男科感染病学．北京：科学出版社，2011．

［214］王会，吴青，施惠娟．无精子因子 AZFc 微缺失的相关研究进展．生殖与避孕，2011，31（6）：403-408．

［215］王家雄，史轶超．支原体和衣原体感染对男性生殖的影响．中华男科学杂志，2017，23（2）：183-188．

［216］汪小波，胡洪亮，朱勇，等．染色体多态性对男性生育力的影响．中华医学会生殖医学分会人类精子库管理学组年会 / 全国男性生殖医学和精子库管理新进展研讨会汇编，2012．

［217］王晓峰主编．中国男科疾病诊断治疗指南．北京：人民卫生出版社，2013．

［218］王亚轩，杨书文，瞿长宝，等．左旋肉碱治疗弱精子症患者的疗效观察．中华男科学杂志，2010，16（5）：420-422．

［219］王艳梅．睾丸 Sertoli 细胞在精子发生中的作用及辐射损伤．中国组织工程研究与临床康复，2009，13：3053-3056．

［220］王一飞．21 世纪的精液分析技术：现状·争议·展望．国际生殖健康 / 计划生育杂志，2010，29（3）：131-132．

［221］Wassarman PM．Towards molecular mechanisms for gamete adhesion and fusion during mammalian fertilization．Curr Opin Cell Biol，1995，7（5）：658-664．

［222］魏小斌，白志明．精浆中性粒细胞弹性蛋白酶检测的临床应用．中国热带医学，2006，6（5）：896-899．

［223］Welsh M，Saunders PT，Atanassova N，et al．Androgen action via testicular peritubular myoid cells is essential for male fertility．FASEB J，2009，23：4218-4230．

［224］Wettasinghe TK，Jayasekara RW，Dissanayake VH．Y chromosome microdeletions are not associated with spontaneous recurrent pregnancy loss in a Sinhalese population in Sri Lanka．Hum Reprod，2010，25（12）：3152-3156．

［225］World Health Organization．Sexually transmitted infections（STIs）．Geneva：WHO，2013．

［226］World Health Organization. WHO laboratory manual for the Examination and processing of human semen. 5th Ed. Geneva: World Health Organization. 2010.

［227］World Health Organization. WHO manual for the standardized investigation, diagnosis and management of the infertile male. Cambridge, UK: Cambridge University Press, 2000.

［228］吴艾霖，栗群英. 高原低氧对成年男性精液质量的影响分析. 西南军医，2009，11（2）：213.

［229］吴惠，孟宇宏，路平，等. WT-1、AR 和 Ki-67 在睾丸穿刺活检组织病理诊断中的应用. 临床与实验病理学杂志，2015，31（8）：846-849.

［230］吴立新，陈方玉. 扫描电镜的发展及其在材料科学中的应用. 武钢技术，2005，（6）：36-40.

［231］夏欣一，吴永明，侯宝山，等. JC-1 单标法流式细胞术检测精子线粒体膜电位的研究. 中华男科学杂志，2008，14（2）：135-138.

［232］冼志勇，邹亚光，李飞，等. 538 例男性无精症睾丸活检的临床病理分析及临床意义. 南方医科大学学报，2009，29（5）：1030-1031.

［233］肖春花，王忠山，左文静，等. 精子顶体酶活性检测新方法与临床应用. 男性学杂志，1994，8（4）：198-201.

［234］肖卓妮，徐望明，杨菁. Y 染色体多态性对体外受精－胚胎移植妊娠结局的影响. 中华临床医师杂志：电子版，2012，6（18）：150-152.

［235］Xin AJ, Cheng L, Diao H, et al. Comprehensive profiling of accessible surface glycans of mammalian sperm using a lectin microarray. Clin Proteom, 2014, 11：10.

［236］Xin AJ, Diao H, Shi CG, et al. Lectin binding of human sperm associates with DEFB126 mutation and serves as a potential biomarker for subfertility. Sci Rep, 2016, 6：20249.

［237］辛暨丽，刘睿智，韩淑酶，等. 精浆 α- 葡糖苷酶和酸性磷酸酶活性与顶体酶活性的关系. 中华现代外科学杂志，2005，2（2）：97-98.

［238］邢晋放，杜联芳，李凡. 多普勒超声联合口服西地那非评价阴茎血流动力学. 中国医学影像技术，2010，26（8）：1527-1529.

［239］邢晋放，杜联芳，李慧峰，等．正常人口服枸橼酸西地那非后勃起功能的超声评价．中华男科学杂志，2009，15（7）：621-624．

［240］熊承良，商学军，刘继红主编．人类精子学．北京：人民卫生出版社，2013．

［241］许斌主编．医院检验科建设管理规范．第2版．南京：东南大学出版社，2013．

［242］徐军红，胡海翔，董静，等．不同海拔高度对男性精液质量的影响．白求恩军医学院学报，2008，6（6）：328-330．

［243］徐开生，商学军，陈永刚，等．男性不育患者精浆尿酸的检测及临床意义初探．中华男科学杂志，2004，10（12）：900-906．

［244］徐淑屏，占葆娥．男性不育患者精液质量与精子顶体酶活性关系分析．中华男科学杂志，2016，12（5）：439-440．

［245］Yang JJ. Apoptosis of endothelial cells induced by neutrophil serine proteases proteinase 3 and elastase. Am J Pathol, 1996, 149（5）: 1617-1626.

［246］杨元，张思仲，彭黎明，等．中国人原发无精与严重少精症Y染色体AZF区域微缺失的分子流行病学研究．中华医学遗传学杂志，2003，20（5）：385-389．

［247］Yeruva L, Myers GS, Spencer N, et al. Early microRNA expression profile as a prognostic biomarker for the development of pelvic inflammatory disease in a mouse model of chlamydial genital infection. Mbio, 2013, 5（3）: 01241-14.

［248］尹彪，刘红杰，赵明，等．精浆中锌、果糖和肉碱含量与精液参数的关系．中华男科学杂志，2013，19（11）：1051-1053．

［249］Yokonishi T, Sato T, Komeya M, et al. Offspring production with sperm grown in vitro from cryopreserved testis tissues. Nat Commun, 2014, 5: 4320.

［250］Yu XW, Wei ZT, Jiang YT, et al. Y chromosome azoospermia factor region microdeletions and transmission characteristics in azoospermic and severe oligozoospermic patients. Int J Clin Exp Med, 2015, 8（9）: 14634.

［251］Zalata A, El-Samanoudy AZ, Shaalan D, et al. In vitro effect of cell phone radiation on motility, DNA fragmentation and Clusterin gene expression in human sperm. Int J Fertil Steril, 2015, 9（1）: 129-136.

[252] 张凤翔.黄嘌呤氧化酶法测定血清中超氧化物歧化酶活力的影响因素.云南医药，2001,（6）：473-474.

[253] Zhang HY, Lu JC, Huang YF, et al. Standardization and quality control for the determination of uric acid level in seminal plasma. LabMed, 2009, 40（1）：23-26.

[254] 张红烨，陆金春，卢坤刚，等.精浆 α 葡糖苷酶全自动检测方法的建立及评价.中华男科学杂志，2014, 20（10）：886-889.

[255] 张佳杰，邢晋放，李凡，等.剪切波超声弹性成像评价阴茎海绵体硬度.中国医学影像技术，2015, 31（2）：279-281.

[256] 张金萍，张雷家，孟庆余，等.精浆超氧化物歧化酶与男性不育的关系分析.济宁医学院学报，1999,（2）：18-19.

[257] Zhang JJ, Qiao XH, Gao F, et al. A new method of measuring the stiffness of corpus cavernosum penis with ShearWave™ Elastography. Br J Radiol, 2015, 88：20140671.

[258] 张岐山，郭应禄主编.泌尿系超声诊断治疗学.北京：科学技术文献出版社，2001.

[259] 张小松.男性无精症睾丸活检的临床病理分析及临床意义.医学信息，2015, 28（7）：281-282.

[260] 赵洪鑫，史庭燕，时伟丽，等.应用化学发光法检测男性不育人群精液活性氧水平.中国男科学杂志，2009, 23（4）：14-17.

[261] 赵洪鑫，袁瑶，华敏敏，等.用 Transgreen/PI 荧光复染法检测精子的存活率.中国男科学杂志，2008, 22（4）：1-4.

[262] Zheng L, Li C, Sun Y, et al. Expression of brain-derived neurotrophic factor in mature spermatozoa from fertile and infertile men. Clin Chim Acta, 2011, 412（1-2）：44-47.

[263] 中华人民共和国卫生部医政司编.全国临床检验操作规程.第 3 版.南京：东南大学出版社，2006.

[264] 中华人民共和国卫生部医政司编.全国临床检验操作规程.第 4 版.北京：人民卫生出版社，2015.

[265] 中华医学会.临床技术操作规范——辅助生殖技术和精子库分册.北京：人

民军医出版社. 2008.

［266］中华医学会男科学分会,《非淋菌性尿道炎病原学诊断专家共识》编写组. 非淋菌性尿道炎病原学诊断专家共识. 中华男科学杂志, 2016, 22（11）: 1038-1043.

［267］中山医科大学病理学教研室, 同济医科大学病理学教研室编著. 外科病理学. 第 2 版. 武汉: 湖北科学技术出版社. 1999.

［268］周慧. 血清抑制素 B 在非梗阻无精子症患者中的应用. 中国妇幼保健, 2009, 24: 3986-3988.

［269］朱晓斌, 冯云, 智二磊, 等. 1052 例 Y 染色体微缺失检测及 14 例微缺失家系调查. 中华男科学杂志, 2012, 20（7）: 637-640.

［270］朱晓斌, 李铮, 郭安亮, 等. Y 染色体微缺失父子间垂直遗传分析. 中华遗传学杂志, 2007, 24（2）: 203-205.

［271］Zini A, Phillips S, Courchesne A, et al. Sperm head morphology is related to high deoxyribonucleic acid stainability assessed by sperm chromatin structure assay. Fertil Steril, 2009, 91（6）: 2495-2500.

男科实验室的基本仪器、设备和材料

1. **常用仪器和设备**　主要包括：医用冰箱、超低温冰箱、离心机、恒温箱、水浴箱、实验操作台、纯净水制备装置、电子天平、各种规格的移液管、滴管、试管、量筒、微量加样器、各种规格的吸头、漩涡混匀器、载玻片、生物安全柜等。

2. **精液分析所需基本仪器、设备和材料**　主要包括：独立的精液样本留样室、广口容器（供收集精液用）、精子计数池、计算机辅助精液分析系统、显微镜、计数器、各种染色液、全自动生化分析仪等。

3. **抗精子抗体检测所需基本仪器、设备和材料**　主要包括：酶标仪、各种检测试剂盒、洗板机、洁净干燥的纱布、盖板或保鲜膜等。

4. **性传播疾病检测所需基本仪器、设备和材料**　主要包括：培养箱、培养液、显微镜、香柏油、棉签拭子、革兰染液、细菌鉴定及药敏分析仪等。

5. **遗传性疾病检测所需基本仪器、设备和材料**　主要包括：CO_2培养箱、培养液、显微镜、香柏油、PCR仪、电泳仪、琼脂糖、凝胶成像系统、全自动染色体分析仪等。

6. **其他**　前列腺液检查通常在临床检验室进行；生殖激素检测通常在放射免疫室进行。其所需仪器、设备参考临床检验相关文献。

男科实验室诊断指标的正常参考值

精液常规分析	精液体积	≥ 1.5ml
	pH	≥ 7.2
	外观	灰白色、均质、半流体状液体
	气味	罂粟碱味
	液化时间	< 60min
	黏稠度	精液液化后的拉丝 ≤ 2cm
	精子浓度	≥ 15×10^6/ml
	精子总数	≥ 39×10^6/ 每次射精
	前向运动精子百分率（PR）	≥ 32%
	精子活动率（PR+NP）	≥ 40%
	正常形态精子百分率	≥ 4%
	精子存活率	≥ 58%
精浆生化指标	精浆总 α 葡糖苷酶	109.63~570.76U/L
	精浆酸性磷酸酶	152~1665U/ml
	精浆 γ-L-谷氨酰转肽酶	503.84~1849.57U/L
	精浆锌	1.09~4.86mmol/L
	精浆中性 α 葡糖苷酶	≥ 10.12U/L
	精浆果糖	≥ 6.04mmol/L
	精浆柠檬酸	≥ 11.80mmol/L
	精浆 SOD	≥ 27.26U/ml
	精浆尿酸	≥ 39.08μmol/L

	精浆肉碱	≥ 145.83μmol/L
	抗精子抗体检测免疫珠试验	< 50%
	MAR 试验	< 50%
	ELISA 试验	阴性
精子顶体检测	顶体完整率	≥ 75%
	顶体反应发生率	≥ 75%
	精子顶体酶活性（明胶法）	阳性率：> 60%，亮环直径：> 120μm
	精子顶体酶活性（全自动检测法）	≥ 14.51U/L 或 ≥ 1.451mU/10^6 精子
	精子顶体酶活性（固相 BAPNA 法）	≥ 64.9μIU/10^6 精子
	精子顶体酶活性（精氨酸酰胺酶活性测定法）	> 36IU/10^6 精子
精子功能指标	低渗膨胀率	≥ 58%
	精子 LDH–C4 活性	≥ 30.83U/L 或 ≥ 3.083mU/10^6 精子
	精子悬液 ROS	≤ 100×10^4cpm/（20×10^6）个精子
	精子 DFI	≤ 15%； 15%~30% 为男性生育力减弱 > 30% 可致男性不育
	双链 DNA 精子百分率	> 66%
	精子核未解聚的精子百分率	> 70%
	苯胺蓝阳性精子百分率	≤ 30%
	性交后试验	
	标准试验 宫颈口及宫颈管黏液中快速前向运动精子 ≥ 10 个 /HP	
	延迟试验 宫颈管内黏液中活动精子 ≥ 5 个 /HP	
	毛细管穿透试验	优或良
	玻片试验	优或良
	精子穿卵试验	卵子受精率 ≥ 10%

生殖道炎症指标	精液白细胞计数	$< 1 \times 10^6/\text{ml}$
	精液游离弹性蛋白酶	$\leqslant 4.41\text{U/L}$
男性生殖激素	血清 FSH	1.5~11.5mIU/ml
	血清 LH	1.1~8.2mIU/ml
	血清 PRL	$< 15\text{ng/ml}$
	血清睾酮	9.4~37nmol/L
	血清游离睾酮	50 岁以下男性 12.4~40ng/L
		50 岁以上男性 10.8~24.6ng/L
	血清雌二醇	0.11~0.26pmol/L
	血清 AMH、抑制素 B	参照试剂盒厂家提供的正常参考范围
遗传学检测	正常男性的核型	46，XY
	Y 染色体微缺失检测	Y 染色体 AZF 区域无缺失
前列腺液	颜色	乳白、稀薄
	卵磷脂小体	满视野
	白细胞	< 10 个 /HP
	红细胞	< 5 个 /HP
	颗粒细胞	< 5 个 /HP
	淀粉样体	少量
	上皮细胞	少量
	精子	少量
	滴虫	未见或（—）
	霉菌	未见或（—）
性传播疾病	淋病双球菌	未查见革兰阴性双球菌
	解脲脲原体	阴性
	生殖支原体	阴性
	沙眼衣原体	阴性

（陆金春）